临床护理疾病预防与技能

主编◎李春香 李 娜 田 敏 李建丽 孙迎春 刘 毓

吉林科学技术出版社

图书在版编目（C I P）数据

临床护理疾病预防与技能 / 李春香等主编. — 长春:
吉林科学技术出版社，2024.5
ISBN 978-7-5744-1313-9

Ⅰ. ①临… Ⅱ. ①李… Ⅲ. ①护理学 Ⅳ. ①R47

中国国家版本馆CIP数据核字(2024)第092109号

临床护理疾病预防与技能

主　　编　李春香　等
出 版 人　宛　霞
责任编辑　钟金女
封面设计　山东道克图文快印有限公司
制　　版　山东道克图文快印有限公司
幅面尺寸　185mm×260mm
开　　本　16
字　　数　403 千字
印　　张　17.25
印　　数　1~1500 册
版　　次　2024 年 5 月第 1 版
印　　次　2024 年12月第 1 次印刷

出　　版　吉林科学技术出版社
发　　行　吉林科学技术出版社
地　　址　长春市福祉大路5788 号出版大厦A 座
邮　　编　130118
发行部电话/传真　0431-81629529 81629530 81629531
81629532 81629533 81629534
储运部电话　0431-86059116
编辑部电话　0431-81629510
印　　刷　廊坊市印艺阁数字科技有限公司

书　　号　ISBN 978-7-5744-1313-9
定　　价　98.00元

《临床护理疾病预防与技能》编委会

主　编

李春香　济南市第二妇幼保健院
李　娜　枣庄市立医院
田　敏　山东省滕州市中医医院
李建丽　菏泽市第三人民医院
孙迎春　潍坊滨海经济技术开发区人民医院
刘　毓　青岛西海岸第二医院

副主编

刘　云　山西临汾市人民医院
赵欣欣　淄博市博山区八陡镇卫生院
刘　萍　山东省泰安市泰山区邱家店中心卫生院
潘　霞　淄博市临淄区金岭卫生院
李蜜桃　四川大学华西医院
刘培培　德州市中医院
吴锦波　中国人民解放军联勤保障部队第九七〇医院
栾　恬　青岛市市南区江苏路街道
　　　　黄县路社区卫生服务中心
孙洁莹　济宁医学院附属医院
雷　芬　山东省滨州市阳信县水落坡镇卫生院
侯　静　新乡市中心医院（东院区）
程　媛　郑州大学第三附属医院
高维岩　郑州大学第三附属医院
汪　琦　孝感市中心医院

《临床护理疾病预防与技能》编委会

编　委

徐玉霜	德州市中医院
李林蔚	栖霞市人民医院
张丽君	郑州大学第三附属医院
卢　娜	郑州大学第一附属医院
孙凤娇	郑州大学第一附属医院
文宁函	郑州大学第一附属医院
胡瑞娟	郑州大学第三附属医院
邢雪靓	郑州大学第一附属医院
沈　根	吉林市中心医院

前　言

近年来，随着现代医学的迅速发展和医学模式的转变，以手术为主要治疗手段的外科学在国际上有着突飞猛进的发展，手术方法、手术器械不断更新，这也为护理学引入许多新理念，使大量的新技术运用到临床护理工作中。为了便于低年资护理工作者及时掌握常见疾病的护理常规，我们编写了《临床护理疾病预防与技能》一书。

为了适应现代医学模式的转变，满足新形势下护理工作的需要，同时能够为广大临床护理人员提供有效的指导和帮助，本书重点介绍了护理学的基本理论与护理学基础知识，以各科常见病、多发病为主要对象，根据患者的健康需求，着重叙述了护理诊断、预期目标和护理措施等内容。全书内容简明扼要、通俗易懂、理论联系实际、章节编排合理、结构严谨、条理清晰，适合各级护理人员阅读与参考，对护理人员的理论学习与临床应用提供了很大帮助。

本书力求将基础理论与临床实践相结合，为新形势下常见疾病的护理提供系统性指导，成为广大临床护理人员的案头工具书。但由于护理学内容繁多，作者水平及经验也有限，书中难免有不足和疏漏之处，敬请各位同仁批评指正。

编　者

目　录

第一章　内科护理

第一节　急性呼吸道感染

急性呼吸道感染通常包括急性上呼吸道感染和急性气管一支气管炎。急性上呼吸道感染是鼻腔、咽或喉部急性炎症的总称。常见病原体为病毒，仅有少数由细菌引起。本病全年皆可发病，但冬春季节多发，具有一定的传染性，有时引起严重的并发症，应积极防治。急性气管一支气管炎是指感染、物理、化学、过敏等因素引起的气管一支气管黏膜的急性炎症。可由急性上呼吸道感染蔓延而来。多见于寒冷季节或气候多变或突变时高发。

一、护理评估

(一)病因及发病机制

1.急性上呼吸道感染

急性上呼吸道感染有 70%～80%由病毒引起，其中主要包括流感病毒、副流感病毒、呼吸道合胞病毒、腺病毒、鼻病毒等。由于感染病毒类型较多，又无交叉免疫，人体产生的免疫力较弱且短暂，同时在健康人群中有病毒携带者，故一个人可有多次发病。细菌感染占 20%～30%，可直接或继病毒感染之后发生，以溶血性链球菌最为多见，其次为流感嗜血杆菌、肺炎球菌和葡萄球菌等。偶见革兰阴性杆菌。当全身或呼吸道局部防御功能降低时，尤其是年老体弱或有慢性呼吸道疾病者更易患病，原先存在于上呼吸道或外界侵入的病毒和细菌迅速繁殖，通过含有病毒的飞沫或被污染的用具传播，引起发病。

2.急性气管一支气管炎

(1)感染：由病毒、细菌直接感染，或急性上呼吸道病毒(如腺病毒、流感病毒)、细菌(如流感嗜血杆菌、肺炎链球菌)感染迁延而来，也可在病毒感染后继发细菌感染。也可为衣原体和支原体感染。

(2)物理、化学性因素：过冷空气、粉尘、刺激性气体或烟雾的吸入使气管一支气管黏膜受到急性刺激和损伤，引起本病。

(3)变态反应：花粉、有机粉尘、真菌孢子等的吸入以及对细菌蛋白质过敏等，均可引起气管一支气管的变态反应。寄生虫(如钩虫、蛔虫的幼虫)移行至肺，也可致病。

(二)健康史

有无受凉、淋雨、过度疲劳等使机体抵抗力降低等情况，应注意询问本次起病情况，既往健康情况，有无呼吸道慢性疾病史等。

(三)身体状况

1.急性上呼吸道感染

急性上呼吸道感染主要症状和体征个体差异大，根据病因不同可有不同类型，各型症状、体征之间无明显界定,也可互相转化。

(1)普通感冒:又称急性鼻炎或上呼吸道卡他,以鼻咽部卡他症状为主要表现,俗称“伤风”。成人多为鼻病毒所致,起病较急,初期有咽干、咽痒或咽痛,同时或数小时后有打喷嚏、鼻塞、流清水样鼻涕,2～3日后分泌物变稠,伴咽鼓管炎可引起听力减退,伴流泪、味觉迟钝、声嘶、少量咳嗽、低热不适、轻度畏寒和头痛。检查可见鼻腔黏膜充血、水肿、有分泌物,咽部轻度充血。如无并发症,一般经5～7日痊愈。

流行性感冒(简称流感)则由流感病毒引起,起病急,鼻咽部症状较轻,但全身症状较重,伴高热、全身酸痛和眼结膜炎症状。而且常有较大或大范围的流行。

流行性感冒应及早应用抗流感病毒药物:起病1～2天内应用抗流感病毒药物治疗,才能取得最佳疗效。目前抗流感病毒药物包括离子通道 M_2 阻滞剂和神经氨酸酶抑制剂两类。离子通道 M_2 阻滞剂包括金刚烷胺和金刚乙胺,主要对甲型流感病毒有效。金刚烷胺类药物是治疗甲型流感的首选药物,有效率达70%～90%。金刚烷胺的不良反应有神经质、焦虑、注意力不集中和轻微头痛等中枢神经系统不良反应,一般在用药后几小时出现,金刚乙胺的毒副作用较小。胃肠道反应主要为恶心和呕吐,停药后可迅速消失。肾功能不全的患者需要调整金刚烷胺的剂量,对于老年人或肾功能不全者需要密切监测不良反应。神经氨酸酶抑制剂:奥司他韦(商品名达菲),作用机制是通过干扰病毒神经氨酸酶保守的唾液酸结合位点,从而抑制病毒的复制,对A(包括H5N1)和B不同亚型流感病毒均有效。奥司他韦成人每次口服75 mg,每天2次,连服5天,但须在症状出现2天内开始用药。奥司他韦不良反应少,一般为恶心、呕吐等消化道症状,也有腹痛、头痛、头晕、失眠、咳嗽、乏力等不良反应的报道。

(2)病毒性咽炎和喉炎:临床特征为咽部发痒、不适和灼热感、声嘶、讲话困难、咳嗽、咳嗽时咽喉疼痛,无痰或痰呈黏液性,有发热和乏力,伴有咽下疼痛时,常提示有链球菌感染,体检发现咽部明显充血和水肿、局部淋巴结肿大且触痛,提示流感病毒和腺病毒感染,腺病毒咽炎可伴有眼结合膜炎。

(3)疱疹性咽峡炎:主要由柯萨奇病毒A引起,夏季好发。有明显咽痛、常伴有发热,病程约一周。体检可见咽充血,软腭、腭垂、咽和扁桃体表面有灰白色疱疹及浅表溃疡,周围有红晕。多见儿童,偶见于成人。

(4)咽结膜热:常为柯萨奇病毒、腺病毒等引起。夏季好发,游泳传播为主,儿童多见。表现为发热、咽痛、畏光、流泪、咽及结膜明显充血。病程4～6日。

(5)细菌性咽－扁桃体炎多由溶血性链球菌感染所致,其次为流感嗜血杆菌、肺炎球菌、葡萄球菌等引起。起病急,咽痛明显、伴畏寒、发热,体温超过39 ℃。检查可见咽部明显充血,扁桃体充血肿大,其表面有黄色点状渗出物,颌下淋巴结肿大伴压痛,肺部无异常体征。

本病如不及时治疗可并发急性鼻窦炎、中耳炎、急性气管－支气管炎。部分患者可继发病毒性心肌炎、肾炎、风湿热等。

2.急性气管－支气管炎

急性气管－支气管炎起病较急,常先有急性上呼吸道感染的症状,继之出现干咳或少量黏液性痰,随后可转为黏液脓性或脓性痰液,痰量增多,咳嗽加剧,偶可痰中带血。全身症状一般较轻,可有发热,38 ℃左右,多于3～5日后消退。咳嗽、咳痰为最常见的症状,常为阵发性咳嗽,可延续 2～3 周才消失,如迁延不愈,则可演变为慢性支气管炎。呼吸音常正常或增粗,两肺可听到散在干、湿性啰音。

(四)实验室及其他检查

1.血常规

病毒感染者白细胞正常或偏低,淋巴细胞比例升高;细菌感染者白细胞计数和中性粒细胞增高,可有核左移现象。

2.病原学检查

可做病毒分离和病毒抗原的血清学检查,确定病毒类型,以区别病毒和细菌感染。细菌培养及药物敏感试验,可判断细菌类型,并可指导临床用药。

3.X 线检查

胸部 X 线多无异常改变。

二、主要护理诊断及医护合作性问题

(一)舒适的改变

鼻塞、流涕、咽痛、头痛与病毒和(或)细菌感染有关。

(二)潜在并发症

鼻窦炎、中耳炎、心肌炎、肾炎、风湿性关节炎。

三、护理目标

患者躯体不适缓解,日常生活不受影响;体温恢复正常;呼吸道通畅;睡眠改善;无并发症发生或并发症被及时控制。

四、护理措施

(一)一般护理

注意隔离患者,减少探视,避免交叉感染。患者咳嗽或打喷嚏时应避免对着他人。患者使用的餐具、痰盂等用具应按规定消毒,或用一次性器具,回收后焚烧弃去。多饮水,补充足够的热量,给予清淡易消化、高热量、丰富维生素、富含营养的食物。避免刺激性食物,戒烟、酒。患者以休息为主,特别是在发热期间。部分患者往往因剧烈咳嗽而影响正常的睡眠,可给其提供容易入睡的休息环境,保持病室适宜温度、湿度和空气流通。保证周围环境安静,关闭门窗。指导患者运用促进睡眠的方式,如睡前泡脚、听音乐等。必要时可遵医嘱给予镇咳、祛痰或镇静药物。

(二)病情观察

关注疾病流行情况、鼻咽部发生的症状、体征及血常规和 X 线胸片改变。注意并发症,如耳痛、耳鸣、听力减退、外耳道流脓等提示中耳炎;如头痛剧烈、发热、伴脓涕、鼻窦有压痛等提示鼻窦炎;如在恢复期出现胸闷、心悸、眼睑水肿、腰酸和关节痛等提示心肌炎、肾炎或风湿性关节炎,应及时就诊。

(三)对症护理

1.高热护理

体温超过 37.5 ℃,应每 4 小时测体温 1 次,观察体温过高的早期症状和体征,体温突然升高或骤降时,应随时测量和记录,并及时报告医师。体温＞39 ℃时,要采取物理降温。降温效果不好可遵照医嘱选用适当的解热剂进行降温。患者出汗后应及时处理，保持皮肤的清洁和干燥，并注意保暖。鼓励多饮水。

2.保持呼吸道通畅

清除气管、支气管内分泌物，减少痰液在气管、支气管内的聚积。指导患者采取舒适的体位进行有效咳嗽。观察咳痰情况，如痰液较多且黏稠，可嘱患者多饮水，或遵照医嘱给予雾化吸入治疗，以湿润气道、利于痰液排出。

(四)用药护理

1.对症治疗

选用抗感冒复合剂或中成药减轻发热、头痛，减少鼻、咽充血和分泌物，如对乙酰氨基酚(扑热息痛)、银翘解毒片等。干咳者可选用右美沙芬、喷托维林(咳必清)等；咳嗽有痰可选用复方氯化铵合剂、溴己新(必嗽平)，或雾化祛痰。咽痛者可含服喉片或草珊瑚片等。气喘者可用平喘药，如特布他林、氨茶碱等。

2.抗病毒药物

早期应用抗病毒药有一定疗效，可选用利巴韦林、奥司他韦、金刚烷胺、吗啉胍和抗病毒中成药等。

3.抗菌药物

如有细菌感染，最好根据药物敏感试验选择有效抗菌药物治疗，常可选用大环内酯类、青霉素类、氟喹诺酮类及头孢菌素类。

根据医嘱选用药物，告知患者药物的作用、可能发生的不良反应和服药的注意事项，如按时服药；应用抗生素者，注意观察有无迟发变态反应发生；对于应用解热镇痛药者注意避免大量出汗引起虚脱等。发现异常及时就诊等。

(五)心理护理

急性呼吸道感染预后良好，多数患者于一周内康复，仅少数患者可因咳嗽迁延不愈而发展为慢性支气管炎，患者一般无明显心理负担。但如果咳嗽较剧烈，加之伴有发热，可能会影响患者的休息、睡眠，进而影响工作和学习，个别患者产生急于缓解咳嗽等症状的焦虑情绪。护理人员应与患者进行耐心、细致的沟通，通过对病情的客观评价，解除患者的心理顾虑，建立治疗疾病的信心。

(六)健康指导

1.疾病知识指导

帮助患者和家属掌握急性呼吸道感染的诱发因素及本病的相关知识，避免受凉、过度疲劳，注意保暖；外出时可戴口罩，避免寒冷空气对气管、支气管的刺激。积极预防和治疗上呼吸道感染，症状改变或加重时应及时就诊。

2.生活指导

平时应加强耐寒锻炼，增强体质，提高机体免疫力。规律生活，避免过度劳累。室内空气保持新鲜。少去人群密集的公共场所。戒烟、酒。

五、护理评价

患者舒适度改善；睡眠质量提高；未发生并发症或发生后被及时控制。

第二节 慢性阻塞性肺疾病

慢性阻塞性肺疾病(COPD)是一种以不完全可逆性气流受限为特征,呈进行性发展的肺部疾病。COPD是呼吸系统疾病中的常见病和多发病,由于其患病人数多,死亡率高,社会经济负担重,已成为一个重要的公共卫生问题。在世界范围内,COPD的死亡率居所有死因的第四位。在我国,COPD同样是严重危害人民群体健康的重要慢性呼吸系统疾病,据对我国北部及中部地区农村102 230名成人调查显示,COPD约占15岁以上人群的3%,近年来对我国7个地区20 245名成年人进行调查,COPD的患病率占40岁以上人群的8.2%,患病率之高是十分惊人的。

COPD与慢性支气管炎及肺气肿密切相关。慢性支气管炎(简称慢支)是指气管、支气管黏膜及其周围组织的慢性、非特异性炎症。如患者每年咳嗽、咳痰达3个月以上,连续2年或以上,并排除其他已知原因的慢性咳嗽,即可诊断为慢性支气管炎。阻塞性肺气肿(简称肺气肿)是指肺部终末细支气管远端气腔出现异常持久的扩张,并伴有肺泡壁和细支气管的破坏而无明显肺纤维化。当慢性支气管炎和(或)肺气肿患者肺功能检查出现气流受限并且不能完全可逆时,可视为COPD。如患者只有慢性支气管炎和(或)肺气肿,而无气流受限,则不能视为COPD,而视为COPD的高危期。支气管哮喘也具有气流受限。但支气管哮喘是一种特殊的气道炎症性疾病,其气流受限具有可逆性,它不属于COPD。

一、护理评估

(一)病因及发病机制

确切的病因不清,可能与下列因素有关。

1.吸烟

吸烟是最危险的因素。国内外的研究均证明吸烟与慢支的发生有密切关系,吸烟者慢性支气管炎的患病率比不吸烟者高2～8倍,吸烟时间愈长,量愈大,COPD患病率愈高。烟草中的多种有害化学成分,可损伤气道上皮细胞使巨噬细胞吞噬功能降低和纤毛运动减退;黏液分泌增加,使气道净化能力减弱;支气管黏膜充血水肿、黏液积聚,而易引起感染。慢性炎症及吸烟刺激黏膜下感受器,引起支气管平滑肌收缩,气流受限。烟草、烟雾还可使氧自由基增多,诱导中性粒细胞释放蛋白酶,抑制抗蛋白酶系统,使肺弹力纤维受到破坏,诱发肺气肿。

2.职业性粉尘和化学物质

职业性粉尘及化学物质,如烟雾、过敏原、工业废气及室内污染空气等,浓度过大或接触时间过长,均可导致与吸烟无关的COPD。

3.空气污染

大气污染中的有害气体(如二氧化硫、二氧化氮、氯气等)可损伤气道黏膜,并有细胞毒作用,使纤毛清除功能下降,黏液分泌增多,为细菌感染创造条件。

4.感染

感染是COPD发生发展的重要因素之一。长期、反复感染可破坏气道正常的防御功能,损伤细支气管和肺泡。主要病毒为流感病毒、鼻病毒和呼吸道合胞病毒等；细菌感染以肺炎链球菌、流感嗜血杆菌、卡他莫拉菌及葡萄球菌为多见，支原体感染也是重要因素之一。

5.蛋白酶一抗蛋白酶失衡

蛋白酶对组织有损伤和破坏作用；抗蛋白酶对弹性蛋白酶等多种蛋白酶有抑制功能。在正常情况下，弹性蛋白酶与其抑制因子处于平衡状态。其中，α_1-抗胰蛋白酶(α_1-AT)是活性最强的一种。蛋白酶增多和抗蛋白酶不足均可导致组织结构破坏产生肺气肿。

6.其他

机体内在因素如呼吸道防御功能及免疫功能降低、自主神经功能失调、营养、气温的突变等都可能参与COPD的发生、发展。

(二)病理生理

COPD的病理改变主要为慢性支气管炎和肺气肿的病理改变。COPD对呼吸功能的影响，早期病变仅局限于细小气道，表现为闭合容积增大。病变侵入大气道时，肺通气功能明显障碍；随肺气肿的日益加重，大量肺泡周围的毛细血管受膨胀的肺泡挤压而退化，使毛细血管大量减少，肺泡间的血流量减少，导致通气与血流比例失调，使换气功能障碍。由通气和换气功能障碍引起缺氧和二氧化碳潴留，进而发展为呼吸衰竭。

(三)健康史

询问患者是否存在引起慢支的各种因素如感染、吸烟、大气污染、职业性粉尘和有害气体的长期吸入、过敏等；是否有呼吸道防御功能及免疫功能降低、自主神经功能失调等。

(四)身体状况

1.主要症状

(1)慢性咳嗽：晨间起床时咳嗽明显，白天较轻，睡眠时有阵咳或排痰。随病程发展可终生不愈。

(2)咳痰：一般为白色黏液或浆液性泡沫痰，偶可带血丝，清晨排痰较多。急性发作伴有细菌感染时，痰量增多，可有脓性痰。

(3)气短或呼吸困难：早期仅在体力劳动或上楼等活动时出现，随着病情发展逐渐加重，日常活动甚至休息时也感到气短。是COPD的标志性症状。

(4)喘息和胸闷：重度患者或急性加重时出现喘息，甚至静息状态下也感气促。

(5)其他：晚期患者有体重下降，食欲减退等全身症状。

2.护理体检

早期可无异常，随疾病进展慢性支气管炎病例可闻及干啰音或少量湿啰音。有喘息症状者可在小范围内出现轻度哮鸣音。肺气肿早期体征不明显，随疾病进展出现桶状胸，呼吸活动减弱，触觉语颤减弱或消失；叩诊呈过清音，心浊音界缩小或不易叩出，肺下界和肝浊音界下移，听诊心音遥远，两肺呼吸音普遍减弱，呼气延长，并发感染时，可闻及湿啰音。

3.COPD严重程度分级

根据第一秒用力呼气容积占用力肺活量的百分比($FEV_1/FVC\%$)、第一秒用力呼气容积占预计值百分比($FEV_1\%$预计值)和症状对COPD的严重程度做出分级。

Ⅰ级：轻度，$FEV_1/FVC<70\%$、$FEV_1\geqslant80\%$预计值，有或无慢性咳嗽、咳痰症状。

Ⅱ级：中度，$FEV_1/FVC<70\%$、50%预计值$\leqslant FEV_1<80\%$预计值，有或无慢性咳嗽、咳痰症状。

Ⅲ级：重度，$FEV_1/FVC<70\%$、30%预计值$\leq FEV_1<50\%$预计值，有或无慢性咳嗽、咳痰症状。

Ⅳ级：极重度，$FEV_1/FVC<70\%$、$FEV_1<30\%$预计值或$FEV_1<50\%$预计值，伴慢性呼吸衰竭。

4.COPD病程分期

COPD按病程可分为急性加重期和稳定期，前者指在短期内咳嗽、咳痰、气短和（或）喘息加重、脓痰量增多，可伴发热等症状；稳定期指咳嗽、咳痰、气短症状稳定或轻微。

5.并发症

COPD可并发慢性呼吸衰竭、自发性气胸、慢性肺源性心脏病。

(五)实验室及其他检查

1.肺功能检查

肺功能检查是判断气流受限的主要客观指标，对COPD诊断、严重程度评价、疾病进展、预后及治疗反应等有重要意义。第一秒用力呼气容积(FEV_1)占用力肺活量(FVC)的百分比($FEV_1/FVC\%$)是评价气流受限的敏感指标。第一秒用力呼气容积(FEV_1)占预计值百分比($FEV_1\%$预计值)，是评估COPD严重程度的良好指标。当$FEV_1/FVC<70\%$及$FEV_1<80\%$预计值者，可确定为不能完全可逆的气流受限。FEV_1的逐渐减少，大致提示肺部疾病的严重程度和疾病进展的阶段。

肺气肿呼吸功能检查示残气量增加，残气量占肺总量的百分比增大，最大通气量低于预计值的80%；第一秒时间肺活量常低于60%；残气量占肺总量的百分比增大，往往超过40%；对阻塞性肺气肿的诊断有重要意义。

2.胸部X线检查

早期胸片可无变化，可逐渐出现肺纹理增粗、紊乱等非特异性改变，肺气肿的典型X线表现为胸廓前后径增大，肋间隙增宽，肋骨平行，膈低平。两肺透亮度增加，肺血管纹理减少或有肺大泡征象。X线检查对COPD诊断特异性不高。

3.动脉血气分析

早期无异常，随病情进展可出现低氧血症、高碳酸血症、酸碱平衡失调等，用于判断呼吸衰竭的类型。

4.其他

COPD合并细菌感染时，血白细胞增高，核左移。痰培养可能检出病原菌。

(六)心理、社会评估

COPD由于病程长、反复发作，每况愈下，给患者带来较重的精神上和经济上的双重负担，表现焦虑、悲观、沮丧等心理反应，甚至对治疗丧失信心。病情一旦发展到影响工作就会导致患者心理压力增加，生活方式发生改变，甚至因无法工作而孤独。

二、主要护理诊断及医护合作性问题

(一)气体交换受损

气体交换受损与气道阻塞、通气不足、呼吸肌疲劳、分泌物过多和肺泡呼吸有关。

(二)清理呼吸道无效

清理呼吸道无效与分泌物增多而黏稠、气道湿度减低和无效咳嗽有关。

(三)低效性呼吸型态

低效性呼吸型态与气道阻塞、膈肌变平以及能量不足有关。

(四)活动无耐力

活动无耐力与疲劳、呼吸困难、氧供与氧耗失衡有关。

(五)营养失调,低于机体需要量

营养失调,低于机体需要量与食欲降低、摄入减少、腹胀、呼吸困难、痰液增多关。

(六)焦虑

焦虑与健康状况的改变、病情危重、经济状况有关。

三、护理目标

患者痰能咳出,喘息缓解;活动耐力增强;营养得到改善;焦虑减轻。

四、护理措施

(一)一般护理

1.休息和活动

患者采取舒适的体位,晚期患者宜采取身体前倾位,使辅助呼吸肌参与呼吸。发热、咳喘时应卧床休息,视病情安排适当的活动量,活动以不感到疲劳、不加重症状为宜。室内保持合适的温湿度,冬季注意保暖,避免直接吸入冷空气。

2.饮食护理

呼吸功的增加可使热量和蛋白质消耗增多,导致营养不良。应制订出高热量、高蛋白、高维生素的饮食计划。正餐进食量不足时,应安排少量多餐,避免餐前和进餐时过多饮水。餐后避免平卧,有利于消化。为减少呼吸困难,保存能量,患者饭前至少休息 30 分钟。每日正餐应安排在患者最饥饿、休息最好的时间。指导患者采用缩唇呼吸和腹式呼吸减轻呼吸困难。为促进食欲,提供给患者舒适的就餐环境和喜爱的食物,餐前及咳痰后漱口,保持口腔清洁;腹胀的患者应进软食,细嚼慢咽。避免进食产气的食物,如汽水、啤酒、豆类、马铃薯和胡萝卜等;避免易引起便秘的食物,如油煎食物、干果、坚果等。如果患者通过进食不能吸收足够的营养,可应用管喂饮食或全胃肠外营养。

(二)病情观察

观察患者咳嗽、咳痰的情况,痰液的颜色、量及性状,咳痰是否顺畅;呼吸困难的程度,能否平卧,与活动的关系,有无进行性加重;患者的营养状况、肺部体征及有无慢性呼吸衰竭、自发性气胸、慢性肺源性心脏病等并发症产生。监测动脉血气分析和水、电解质、酸碱平衡情况。

(三)氧疗的护理

呼吸困难伴低氧血症者,遵医嘱给予氧疗。一般采用鼻导管持续低流量吸氧,氧流量 1~2 L/min。对 COPD 慢性呼吸衰竭者提倡进行长期家庭氧疗(LTOT)。LTOT 为持续低流量吸氧它能改变疾病的自然病程,改善生活质量。LTOT 是指一昼夜吸入低浓度氧 15 小时以上,并持续较长时间,使 $PaO_2 \geqslant 60$ mmHg(7.99 kPa),或 SaO_2 升至 90%的一种氧疗方法。LTOT 指征:① $PaO_2 \leqslant 55$ mmHg(7.33 kPa)或 $SaO_2 \leqslant 88\%$,有或没有高碳酸血症。

②PaO_2 55～60 mmHg(7.99～7.33 kPa)或 SaO_2＜88％，并有肺动脉高压、心力衰竭所致的水肿或红细胞增多症(血细胞比容＞0.55)。LTOT 对血流动力学、运动耐力、肺生理和精神状态均会产生有益的影响，从而提高 COPD 患者的生活质量和生存率。

COPD 患者因长期二氧化碳潴留，主要靠缺氧刺激呼吸中枢，如果吸入高浓度的氧，反而会导致呼吸频率和幅度降低，引起二氧化碳潴留。而持续低流量吸氧维持 PaO_2≥60 mmHg(7.99 kPa)，既能改善组织缺氧，也可防止因缺氧状态解除而抑制呼吸中枢。护理人员应密切注意患者吸氧后的变化，如观察患者的意识状态、呼吸的频率及幅度、有无窒息或呼吸停止和动脉血气复查结果。氧疗有效指标：患者呼吸困难减轻、呼吸频率减慢、发绀减轻、心率减慢、活动耐力增加。

(四)用药护理

1.稳定期治疗用药

(1)支气管舒张药：短期应用以缓解症状，长期规律应用预防和减轻症状。常选用 β_2 肾上腺素受体激动剂、抗胆碱药、氨茶碱或其缓(控)释片。

(2)祛痰药：对痰不易咳出者可选用盐酸氨溴索或羧甲司坦。

2.急性加重期的治疗用药

使用支气管舒张药及对低氧血症者进行吸氧外，应根据病原菌类型及药物敏感情况合理选用抗生素治疗。如给予β内酰胺类/β内酰胺酶抑制剂；第二代头孢菌素、大环内酯类或喹诺酮类。如出现持续气道阻塞，可使用糖皮质激素。

3.遵医嘱用药

遵医嘱应用抗生素，支气管舒张药，祛痰药物，注意观察疗效及不良反应。

(五)呼吸功能锻炼

COPD 患者需要增加呼吸频率来代偿呼吸困难，这种代偿多数是依赖于辅助呼吸肌参与呼吸，即胸式呼吸，而非腹式呼吸。然而胸式呼吸的有效性要低于腹式呼吸，患者容易疲劳。因此，护理人员应指导患者进行缩唇呼气、腹式呼吸、膈肌起搏(体外膈神经电刺激)、吸气阻力器等呼吸锻炼，以加强胸、膈呼吸肌肌力和耐力，改善呼吸功能。

1.缩唇呼吸

缩唇呼吸的技巧是通过缩唇形成的微弱阻力来延长呼气时间，增加气道压力，延缓气道塌陷。患者闭嘴经鼻吸气，然后通过缩唇(吹口哨样)缓慢呼气，同时收缩腹部。吸气与呼气时间比为 1∶2 或 1∶3。缩唇大小程度与呼气流量，以能使距口唇 15～20 cm 处，与口唇等高点水平的蜡烛火焰随气流倾斜又不至于熄灭为宜。

2.膈式或腹式呼吸

患者可取立位、平卧位或半卧位，两手分别放于前胸部和上腹部。用鼻缓慢吸气时，膈肌最大程度下降，腹肌松弛，腹部凸出，手感到腹部向上抬起。呼气时用口呼出，腹肌收缩，膈肌松弛，膈肌随腹腔内压增加而上抬，推动肺部气体排出，手感到腹部下降。

另外，可以在腹部放置小枕头、杂志或书锻炼腹式呼吸。如果吸气时，物体上升，证明是腹式呼吸。缩唇呼吸和腹式呼吸每日训练 3～4 次，每次重复 8～10 次。腹式呼吸需要增加能量消耗，因此指导患者只能在疾病恢复期如出院前进行训练。

(六)心理护理

COPD患者因长期患病，社会活动减少、经济收入降低等方面发生的变化，容易形成焦虑和压抑的心理状态，失去自信，躲避生活。也可由于经济原因，患者可能无法按医嘱常规使用某些药物，只能在病情加重时应用。医护人员应详细了解患者及其家庭对疾病的态度，关心体贴患者，了解患者的心理、性格、生活方式等方面发生的变化，与患者和家属共同制订和实施康复计划，定期进行呼吸肌功能锻炼、合理用药等，减轻症状，增强患者战胜疾病的信心；对表现焦虑的患者，教会患者缓解焦虑的方法，如听轻音乐、下棋、做游戏等娱乐活动，以分散注意力，减轻焦虑。

(七)健康指导

1.疾病知识指导

使患者了解COPD的相关知识，识别和消除使疾病恶化的因素，戒烟是预防COPD的重要且简单易行的措施，应劝导患者戒烟；避免粉尘和刺激性气体的吸入；避免和呼吸道感染患者接触，在呼吸道传染病流行期间，尽量避免去人群密集的公共场所。指导患者要根据气候变化，及时增减衣物，避免受凉感冒。学会识别感染或病情加重的早期症状，尽早就医。

2.康复锻炼

使患者理解康复锻炼的意义，充分发挥患者进行康复的主观能动性，制订个体化的锻炼计划，选择空气新鲜、安静的环境，进行步行、慢跑、气功等体育锻炼。在潮湿、大风、严寒气候时，避免室外活动。教会患者和家属依据呼吸困难与活动之间的关系，判断呼吸困难的严重程度，以便合理地安排工作和生活。

3.家庭氧疗

对实施家庭氧疗的患者，护理人员应指导患者和家属做到以下几点。

(1)了解氧疗的目的、必要性及注意事项；注意安全，供氧装置周围严禁烟火，防止氧气燃烧爆炸；吸氧鼻导管需每日更换，以防堵塞，防止感染；氧疗装置定期更换、清洁、消毒。

(2)告诉患者和家属宜采取低流量(氧流量1～2 L/min或氧浓度25%～29%)吸氧，且每日吸氧的时间不宜少于10～15小时，因夜间睡眠时，部分患者低氧血症更为明显，故夜间吸氧不宜间断；监测氧流量，防止随意调高氧流量。

4.心理指导

引导患者适应慢性病并以积极的心态对待疾病，培养生活乐趣，如听音乐、培养养花种草等爱好，以分散注意力，减少孤独感，缓解焦虑、紧张的精神状态。

五、护理评价

氧分压和二氧化碳分压维持在正常范围内；能坚持药物治疗；能演示缩唇呼吸和腹式呼吸技术；呼吸困难发作时能采取正确体位，使用节能法；清除过多痰液，保持呼吸道通畅；使用控制咳嗽方法；增加体液摄入；减少症状恶化；根据身高和年龄维持正常体重；减少急诊就诊和入院的次数。

第三节　反流性食管炎

反流性食管炎(RE)是指胃、十二指肠内容物反流入食管所引起的食管黏膜炎症、糜烂、溃疡和纤维化等病变,甚至引起咽喉、气道等食管以外的组织损害。其发病男性多于女性,男女比例大约为(2～3)∶1,发病率为1.92%。随着年龄的增长,食管下段括约肌收缩力的下降,胃、十二指肠内容物自发性反流,而使老年人反流性食管炎的发病率有所增加。

一、病因与发病机制

(一)抗反流屏障削弱

食管下括约肌是指食管末端3～4 cm长的环形肌束。正常人静息时压力为10～30 mmHg(1.3～4.0 kPa),为一高压带,防止胃内容物反流入食管。由于年龄的增长,机体老化导致食管下括约肌的收缩力下降,引起食物反流。一过性食管下括约肌松弛也是反流性食管炎的主要发病机制。

(二)食管清除作用减弱

正常情况下,一旦发生食物的反流,大部分反流物通过1～2次食管自发和继发性的蠕动性收缩将食管内容物排入胃内,即容量清除,剩余的部分则由唾液缓慢地中和。老年人食管蠕动缓慢和唾液产生减少,影响了食管的清除作用。

(三)食管黏膜屏障作用下降

反流物进入食管后,可以凭借食管上皮表面黏液、不移动水层和表面HCO_3^-、复层鳞状上皮等构成上皮屏障,以及黏膜下丰富的血液供应构成的后上皮屏障,发挥其抗反流物对食管黏膜损伤的作用。随着机体老化,食管黏膜逐渐萎缩,黏膜屏障作用下降。

二、护理评估

(一)健康史

询问患者的饮食结构及习惯、有无长期服用药物史。

(二)身体评估

1.反流症状

反酸、反食、反胃(指胃内容物在无恶心和不用力的情况下涌入口腔)、嗳气等,多在餐后明显或加重,平卧或躯体前屈时易出现。

2.反流物引起的刺激症状

胸骨后或剑突下烧灼感、胸痛、吞咽困难等。常由胸骨下段向上伸延,常在餐后1小时出现,平卧、弯腰或腹压增高时可加重。反流物刺激食管痉挛导致胸痛,常发生在胸骨后或剑突下。严重时可为剧烈刺痛,可放射到后背、胸部、肩部、颈部、耳后,有的酷似心绞痛的特点。

3.其他症状

咽部不适,有异物感、棉团感或堵塞感,可能与酸反流引起食管上段括约肌压力升高有关。

4.并发症

(1)上消化道出血:因食管黏膜炎症、糜烂及溃疡可以导致上消化道出血。

(2)食管狭窄:食管炎反复发作致使纤维组织增生,最终导致瘢痕性狭窄。

(3)Barrett 食管:在食管黏膜的修复过程中,食管-贲门交界处 2 cm 以上的食管鳞状上皮被特殊的柱状上皮取代,称之为 Barrett 食管。Barrett 食管发生溃疡时,又称 Barrett 溃疡。Barrett食管是食管癌的主要癌前病变,其腺癌的发生率较正常人高 30～50 倍。

(三)辅助检查

1.内镜检查

内镜检查是反流性食管炎最准确、最可靠的诊断方法,能判断其严重程度和有无并发症,结合活检可与其他疾病相鉴别。

2. 24 小时食管 pH 值监测

应用便携式 pH 值记录仪在生理状态下对患者进行 24 小时食管 pH 值连续监测,可提供食管是否存在过度酸反流的客观依据。在进行该项检查前 3 日,应停用抑酸药与促胃肠动力的药物。

3.食管吞钡 X 线检查

对不愿意接受或不能耐受内镜检查者行该检查。严重患者可发现阳性 X 线征。

(四)心理社会状况

反流性食管炎长期持续存在,病情反复、病程迁延,因此患者会出现食欲减退,体重下降,心情烦躁、焦虑;合并消化道出血时会使患者紧张、恐惧。应注意评估患者的情绪状态及对本病的认知程度。

三、常见护理诊断及问题

(一)疼痛:胸痛

与胃食管黏膜炎性病变有关。

(二)营养失调:低于机体需要量

与害怕进食、消化吸收不良等有关。

(三)有体液不足的危险

与合并消化道出血引起活动性体液丢失、呕吐及液体摄入量不足有关。

(四)焦虑

与病情反复、病程迁延有关。

(五)知识缺乏

缺乏对反流性食管炎病因和预防知识的了解。

四、诊断要点与治疗原则

(一)诊断要点

临床上有明显的反流症状,内镜下有反流性食管炎的表现,食管过度酸反流的客观依据即可作出诊断。

(二)治疗原则

以药物治疗为主,对药物治疗无效或发生并发症者可做手术治疗。

1.药物治疗

目前多主张采用递减法,即开始使用质子泵抑制剂加促胃肠动力药,迅速控制症状,待症状控制后再减量维持。

(1)促胃肠动力药：目前主要常用的药物是西沙必利。常用量为每次5～15 mg，每天3～4次，疗程8～12周。

(2)抑酸药。①H_2受体拮抗剂(H_2RA)：西咪替丁400 mg、雷尼替丁150 mg、法莫替丁20 mg，每天2次，疗程8～12周。②质子泵抑制剂(PPI)：奥美拉唑20 mg、兰索拉唑30 mg、泮托拉唑40 mg、雷贝拉唑10 mg和埃索美拉唑20 mg，一日1次，疗程4～8周。③抗酸药：仅用于症状轻、间歇发作的患者作为临时缓解症状用。反流性食管炎有并发症或停药后很快复发者，需要长期维持治疗。H_2RA、西沙必利、PPI均可用于维持治疗，其中以PPI效果最好。维持治疗的剂量因患者而异，以调整至患者无症状的最低剂量为合适剂量。

2.手术治疗

手术为不同术式的胃底折叠术。手术指征为：①严格内科治疗无效。②虽经内科治疗有效，但患者不能忍受长期服药。③经反复扩张治疗后仍反复发作的食管狭窄。④确证由反流性食管炎引起的严重呼吸道疾病。

3.并发症的治疗

(1)食管狭窄：大部分狭窄可行内镜下食管扩张术治疗。扩张后予以长程PPI维持治疗可防止狭窄复发。少数严重瘢痕性狭窄需行手术切除。

(2)Barrett食管：药物治疗是预防Barrett食管发生和发展的重要措施，必须使用PPI治疗及长期维持。

五、护理措施

(一)一般护理

为减少平卧时及夜间反流可将床头抬高15～20 cm。睡前2小时内避免进食，白天进餐后亦不宜立即卧床。应避免食用使食管下括约肌压力降低的食物和药物，如高脂肪、巧克力、咖啡、浓茶及硝酸甘油、钙拮抗剂等。应戒烟及禁酒。减少一切影响腹压增高的因素，如肥胖、便秘、紧束腰带等。

(二)用药护理

遵医嘱给予药物治疗，注意观察药物的疗效及不良反应。

1.H_2受体拮抗剂

药物应在餐中或餐后即刻服用，若需同时服用抗酸药，则两药应间隔1小时以上。若静脉给药应注意控制速度，过快可引起低血压和心律失常。西咪替丁对雄激素受体有亲和力，可导致男性乳腺发育、阳痿以及性功能紊乱，应做好解释工作。该药物主要通过肾排泄，用药期间应监测肾功能。

2.质子泵抑制剂

奥美拉唑可引起头晕，应嘱患者用药期间避免开车或做其他必须高度集中注意力的工作。兰索拉唑的不良反应包括荨麻疹、皮疹、瘙痒、头痛、口苦、肝功能异常等，轻度不良反应不影响继续用药，较严重时应及时停药。泮托拉唑的不良反应较少，偶可引起头痛和腹泻。

3.抗酸药

该药在饭后1小时和睡前服用。服用片剂时应嚼服，乳剂给药前应充分摇匀。抗酸剂应避免与奶制品、酸性饮料及食物同时服用。

(三)饮食护理

(1)指导患者有规律地定时进餐,饮食不宜过饱,选择营养丰富,易消化的食物。避免摄入过咸、过甜、过辣的刺激性食物。

(2)制订饮食计划:与患者共同制订饮食计划,指导患者及家属改进烹饪技巧,增加食物的色、香、味,刺激患者食欲。

(3)观察并记录患者每天进餐次数、量、种类,以了解其摄入营养素的情况。

六、健康指导

(一)疾病知识的指导

向患者及家属介绍本病的有关病因,避免诱发因素。保持良好的心理状态,平时生活要有规律,合理安排工作和休息时间,注意劳逸结合,积极配合治疗。

(二)饮食指导

指导患者加强饮食卫生和饮食营养,养成有规律的饮食习惯;避免过冷、过热、辛辣等刺激性食物及浓茶、咖啡等饮料;嗜酒者应戒酒。

(三)用药指导

根据病因及病情进行指导,嘱患者长期维持治疗,介绍药物的不良反应,如有异常及时复诊。

第四节　胃十二指肠溃疡急性穿孔

胃十二指肠溃疡急性穿孔是胃十二指肠溃疡的严重并发症,为常见的外科急腹症。起病急,变化快,病情严重,需要紧急处理,若诊治不当可危及生命。其发生率呈逐年上升趋势,发病年龄逐渐趋于老龄化。十二指肠溃疡穿孔男性患者较多,胃溃疡穿孔则多见于老年妇女。

一、病因及发病机制

溃疡穿孔是活动期胃十二指肠溃疡向深部侵蚀、穿破浆膜的结果。胃溃疡穿孔60%发生在近幽门的胃小弯,而90%的十二指肠溃疡穿孔发生在壶腹部前壁偏小弯侧。急性穿孔后,具有强烈刺激性的胃酸、胆汁、胰液等消化液和食物进入腹腔,引起化学性腹膜炎和腹腔内大量液体渗出,6~8小时后细菌开始繁殖并逐渐转变为化脓性腹膜炎。病原菌以大肠埃希菌、链球菌多见。因剧烈的腹痛、强烈的化学刺激、细胞外液的丢失及细菌毒素吸收等因素,患者可出现休克。

二、临床表现

(一)症状

穿孔多突然发生于夜间空腹或饱食后,主要表现为突发性上腹部刀割样剧痛,很快波及全腹,但仍以上腹为重。患者疼痛难忍,常伴恶心、呕吐、面色苍白、出冷汗、脉搏细速、血压下降、四肢厥冷等表现。其后由于大量腹腔渗出液的稀释,腹痛略有减轻,继发细菌感染后,腹痛可再次加重;当胃内容物沿右结肠旁沟向下流注时,可出现右下腹痛。溃疡穿孔后病情的严重程度与患者的年龄、全身情况、穿孔部位、穿孔大小和时间以及是否空腹穿孔密切相关。

(二)体征

体检时患者呈急性病容,表情痛苦,踡屈位、不愿移动;腹式呼吸减弱或消失;全腹有明显的压痛、反跳痛,腹肌紧张呈“木板样”强直,以右上腹部最为明显,肝浊音界缩小或消失、可有移动性浊音,肠鸣音减弱或消失。

三、实验室及其他检查

(一)X 线检查

大约 80%的患者行站立位腹部 X 线检查时,可见膈下新月形游离气体影。

(二)实验室检查

提示血白细胞计数及中性粒细胞比例增高。

(三)诊断性腹腔穿刺

临床表现不典型的患者可行诊断性腹腔穿刺,穿刺抽出液可含胆汁或食物残渣。

四、治疗要点

根据病情选用非手术或手术治疗。

(一)非手术治疗

1.适应证

一般情况良好,症状及体征较轻的空腹状态下穿孔者;穿孔超过 24 小时,腹膜炎症已局限者;胃十二指肠造影证实穿孔已封闭者;无出血、幽门梗阻及恶变等并发症者。

2.治疗措施

(1)禁饮食、持续胃肠减压,减少胃肠内容物继续外漏,以利于穿孔的闭合和腹膜炎症消退。

(2)输液和营养支持治疗,以维持机体水、电解质平衡及营养需求。

(3)全身应用抗生素,以控制感染。

(4)应用抑酸药物,如给予 H_2 受体阻断剂或质子泵拮抗剂等制酸药物。

(二)手术治疗

1.适应证

(1)上述非手术治疗措施 6~8 小时,症状无减轻,而且逐渐加重者要改手术治疗。

(2)饱食后穿孔,顽固性溃疡穿孔和伴有幽门梗阻、大出血、恶变等并发症者,应及早进行手术治疗。

2.手术方式

(1)单纯缝合修补术:即缝合穿孔处并加大网膜覆盖。此方法操作简单,手术时间短,安全性高。适用于以下症状:穿孔时间超过 8 小时,腹腔内感染及炎症水肿严重者;以往无溃疡病史或有溃疡病史但未经内科正规治疗,无出血、梗阻并发症者;有其他系统器质性疾病不能耐受急诊彻底性溃疡切除手术者。

(2)彻底的溃疡切除手术(连同溃疡一起切除的胃大部切除术):手术方式包括胃大部切除术、对十二指肠溃疡穿孔行迷走神经切断加胃窦切除术、缝合穿孔后行迷走神经切断加胃空肠吻合术以及行高选择性迷走神经切断术。

五、常见护理诊断/问题

(一)疼痛

疼痛与胃十二指肠溃疡穿孔后消化液对腹膜的强烈刺激及手术后切口有关。

(二)体液不足

体液不足与溃疡穿孔后消化液的大量丢失有关。

六、护理措施

(一)术前护理/非手术治疗的护理

1.禁食、胃肠减压

溃疡穿孔患者要禁食禁水,有效地胃肠减压,以减少胃肠内容物继续流入腹腔。做好引流期间的护理,保持引流通畅和有效负压,注意观察和记录胃液的颜色、性质和量。

2.体位

休克者取休克体位(头和躯干抬高20°～30°、下肢抬高15°～20°),以增加回心血量;无休克者或休克改善后取半卧位,以利于漏出的消化液积聚于盆腔最低位和便于引流,减少毒素的吸收,同时也可降低腹壁张力和减轻疼痛。

3.静脉输液,维持体液平衡

(1)观察和记录24小时出入量,为合理补液提供依据。

(2)给予静脉输液,根据出入量和医嘱,合理安排输液的种类和速度,以维持水、电解质及酸碱平衡;同时给予营养支持和相应护理。

4.预防和控制感染

遵医嘱合理应用抗菌药。

5.做好病情观察

密切观察患者生命体征、腹痛、腹膜刺激征及肠鸣音变化等。若经非手术治疗6～8小时病情不见好转,症状、体征反而加重者,应积极做好急诊手术准备。

(二)术后护理

加强术后护理,促进患者早日康复。

第五节 病毒性肝炎

一、疾病概述

(一)概念和特点

病毒性肝炎是由多种肝炎病毒引起的,以肝脏炎症和坏死病变为主的一组传染病。临床上主要表现为疲乏、食欲减退,肝大及肝功能损害,部分病例出现黄疸,无症状感染者常见。目前已确定的病毒性肝炎有分甲型、乙型、丙型、丁型和戊型肝炎五种,各型之间无交叉免疫,可同时或先后感染、混合感染或重叠感染,使症状加重。

1.甲型肝炎

甲型肝炎病毒(HAV)对外界抵抗力较强,耐酸碱,能耐56 ℃高温30分钟,室温下可生存

1周，煮沸5分钟全部灭活。紫外线1分钟，1.5～2.5 mg/L余氯15分钟；3%甲醛5分钟可灭活。传染源主要是急性期患者和隐性感染者，以后尤其多见，是最重要的传染源。甲型肝炎病毒主要经粪-口传播。抗HAV阴性者均易感。

2.乙型肝炎

乙型肝炎病毒（HBV）抵抗力强，能耐60 ℃高温4小时及一般浓度消毒剂，煮沸10分钟、65 ℃高温10小时或高压蒸汽消毒可以灭活。急、慢性乙型肝炎患者和病毒携带者均可传播乙型肝炎，慢性患者和乙型肝炎表面抗原（HBsAg）携带者是乙型肝炎最主要的传染源。血液传播是主要的传播方式，另外也可由生活密切接触传播和母婴传播。HBsAg阳性母亲的新生儿、反复输血或血制品者、多个性伴侣者、血液透析患者、静脉药瘾者及接触血液的医务工作者等是感染HBV的高危人群。

3.丙型肝炎

丙型肝炎病毒（HCV）甲醛（1∶1000）6小时及60 ℃高温10小时可以灭活。传染源是急、慢性患者和病毒携带者，尤以病毒携带者有重要的意义。传播途径与乙型肝炎相似。各个年龄组均普遍易感。

4.丁型肝炎

丁型肝炎病毒（HDV）必须有HBV或其他嗜肝DNA病毒辅助才能复制、表达。传染源和传播途径与乙型肝炎相似。人类对HDV普遍易感。感染可以是混合感染，即正常人群或未受HBV感染的人群同时感染HBV和HDV，也可以是重叠感染，即已经感染HBV的人群在HBV感染基础上又感染HDV。

5.戊型肝炎

戊型肝炎病毒（HEV）对高热、氯仿等敏感。传染源和传播途径与甲肝相似。暴发流行均由粪便污染水源所致。

（二）发病机制与相关病理生理

各型病毒性肝炎的发病机制目前尚未完全明了。HAV导致肝细胞损伤机制可能是通过免疫介导引起。HBV引起肝细胞损伤主要由病毒诱发的免疫反应引起，即机体的免疫反应在清除HBV的过程中造成肝细胞损伤，而乙型肝炎的慢性化则可能与免疫耐受有关。HCV引起肝细胞损伤的机制与HCV的直接致病作用及免疫损伤有关。HDV对肝细胞有直接致病性。戊型肝炎是由于细胞免疫是引起肝细胞损伤的主要原因。

除甲型和戊型肝炎无慢性肝炎的病理改变以外，各型肝炎的病理改变基本相同。其基本病变为肝细胞肿胀、气球样变性或嗜酸性变性，可有点灶状或融合性坏死或凋亡小体，炎细胞浸润及库普弗细胞增生肥大。慢性病例可见肝纤维增生形成纤维间隔。肝衰竭可见肝细胞大量坏死。

（三）临床特点

1.急性肝炎

(1)急性黄疸型肝炎临床表现阶段性较为明显，可分为三期。①黄疸前期：主要表现为畏寒、发热、全身乏力，食欲不振，厌油，恶心，呕吐、腹痛、肝区痛、腹泻、尿色逐渐加深。②黄疸期：主要表现为发热减退，尿色继续加深，巩膜及皮肤出现不同程度黄染，约2周内达高峰。可有皮肤瘙痒，大便颜色变浅，心动过缓等梗阻性黄疸表现。肝功能改变明显。③恢复期：黄疸消退，精神及食欲好转。肿大的肝脏逐渐回缩。肝功能恢复正常。

(2)急性无黄疸型肝炎：除无黄疸外，其他临床症状与黄疸型相似。

2.慢性肝炎

患者反复出现疲乏、头晕、食欲减退、肝区不适、肝大、压痛。重度时腹胀明显，尿黄，伴有蜘蛛痣、肝掌、毛细血管扩张或肝病面容，进行性脾大，肝功能持续异常，或伴有肝外器官损害等。慢性肝炎肝功能损害程度见表 1-1。

表 1-1　慢性肝炎肝功能损伤程度参考指标

项目	轻度	中度	重度
ALT 和(或)AST(IU/L)	≤正常 3 倍	>正常 3 倍	>正常 3 倍
胆红素(μmol/L)	≤正常 2 倍	>正常 2～5 倍	>正常 5 倍
清蛋白(g/L)	≥35	32<清蛋白<35	≤32
A/G	≥1.4	1.0<A/G<1.4	≤1.0
γ-球蛋白(%)	≤21	21<γ-球蛋白<26	≥26
凝血酶原活动度(PTA)(%)	>70	60～70	40 < PTA <60
胆碱酯酶(CHE)(U/L)	>5400	4500<CHE≤5400	≤4500

3.肝衰竭

(1)急性肝衰竭：起病急，病程 2 周内出现黄疸迅速加深、肝脏迅速缩小、出血倾向、酶胆分离、中毒性鼓肠、肝臭、腹水、肝肾综合征及不同程度肝性脑病。

(2)亚急性肝衰竭：病程 15 天至 26 周内出现上述症状者。

(3)慢加急性肝衰竭：在慢性肝病基础上出现的急性肝功能失代偿。

(4)慢性肝衰竭：在慢性肝炎或肝炎后肝硬化基础上发生的肝衰竭，主要以同时具有慢性肝病的症状、体征和实验室检查的改变及肝衰竭的临床表现为特点。

4.淤胆型肝炎

淤胆型肝炎亦称毛细胆管型肝炎，主要表现为肝内梗阻性黄疸，例如出现皮肤瘙痒、粪便颜色变浅、肝大和梗阻性黄疸的化验结果。

5.肝炎后肝硬化

在肝炎基础上发展为肝硬化，表现为肝功能异常及门静脉高压。

(四)辅助检查

1.肝功能检查

肝功能检查包括谷丙转氨酶(ALT)及谷草转氨酶(AST)检测等，血清蛋白质测定，血清和尿胆色素检测，血清凝血酶时间(PT)及凝血酶原活动度 PTA 检测，甲胎蛋白(AFP)检测。

2.肝炎病毒标记物检测

(1)抗 HAV-IgM 阳性提示甲型肝炎现症感染，抗 HAV-IgG 阳性提示过去感染而产生免疫。

(2)HBV：血清学标志包括 HBsAg、抗-HBs、HBeAg、抗-HBe、抗-HBc 和抗 HBc-IgM。

HBV-DNA 定量检测可反映病毒复制水平。

(3)丙型肝炎：血清抗 HCV-IgM 或和 HCV-RNA 阳性可确诊。

3.肝脏弹性测定

肝脏弹性测定能够比较准确地识别出轻度肝纤维化和重度肝纤维化/早期肝硬化。

4.肝活体组织检查

肝活体组织检查能准确判断慢性肝炎患者所处的病变阶段及判断预后。

5.超声检查

超声检查能观察肝、脾、胆囊情况；探测并估计腹水量等。

(五)治疗原则

(1)以足够的休息营养为主，辅以适当药物，避免饮酒、过劳和肝损害药物。

(2)各临床类型肝炎治疗的侧重点不同。急性肝炎以一般治疗及对症支持治疗为主。慢性肝炎根据患者具体情况采取调节机体免疫、抗病毒、抗纤维化等治疗。肝衰竭患者以促进肝细胞再生，纠正低蛋白血症，预防和治疗并发症及人工肝支持系统治疗，符合条件者争取行肝移植。

二、护理评估

(一)流行病学史评估

甲型肝炎、戊型肝炎起病前有无进食不洁海产品，当地有无食物或水源型暴发流行，是否流行季节。乙型肝炎应评估有无乙型肝炎家族史及有无与乙型肝炎或 HBsAg 携带者密切接触史，乙型或丙型肝炎患者有无输血史，手术史等。有无疫苗接种史，有无吸毒史等流行病学史。

(二)一般评估

1.生命体征

急性肝炎患者体温可正常或偏高。大量腹水、中毒性鼓肠及肺部感染时是否存在呼吸困难。

2.患者主诉

患者有无疲乏、食欲不振、厌油、恶心、呕吐、腹痛、肝区痛、腹泻、尿黄、皮肤瘙痒等症状。

3.相关记录

记录患者神志、计算力、定向力。黄疸情况、体重、腹围及腹水情况、饮食情况。皮肤(注射部位)、黏膜情况。大便颜色、性状、次数，小便颜色、性状、次数及量，瞳孔大小、形状及对光反射等。

(三)身体评估

1.头颈部

观察有无肝病面容，巩膜有无黄染，有无蜘蛛痣。观察患者行为、计算力、定向力、理解力的变化，有无扑击样震颤等症状。

2.腹部

测量腹围，有无腹部膨隆，有无腹壁静脉曲张。有无移动性浊音阳性。腹部有无压痛及反跳痛。肝脏有无肿大或缩小，质地是否柔软等。脾脏有无增大。Murphy 征是否阳性。

3.其他(四肢、皮肤)

观察全身皮肤和黏膜有无黄疸,有无瘀点、瘀斑,搔抓痕迹及破损。有无肝掌,有无蜘蛛痣。双下肢有无凹陷性水肿情况。

(四)心理-社会评估

评估患者对肝炎一般知识的了解情况,对预后的认识、对所出现的各种症状的心理反应及表现;评估患者对患病后住院隔离的认识及疾病是否对工作、学习、家庭等造成影响;家庭经济状况、社会支持系统对肝炎的认识及对患者的关心程度;患者的应对能力等。

(五)辅助检查结果评估

1.实验室检查

评估患者是否有血清转氨酶升高、清蛋白下降、胆红素升高、凝血酶时间延长;肝炎病毒标记物是否阳性。

2.超声检查

评估患者是否有肝、脾的大小、形态、包膜情况、实质回声结构、血管分布及其走行的异常;有无腹水及估计腹水量等。

(六)常用药物治疗效果的评估

1.干扰素评估要点

(1)治疗初期常见感冒样综合征,可于注射后2小时,给予扑热息痛等解热镇痛剂,对症处理,不必停药;或将注射时间安排在晚上。

(2)骨髓抑制:一般停药后可自行恢复。当白细胞计数$<3.0\times10^9/L$或中性粒细胞计数$<1.5\times10^9/L$,或血小板计数$<40\times10^9/L$时,需停药,并严密观察,对症治疗,注意出血倾向。血常规恢复后可重新恢复治疗,但需密切观察。

(3)神经系统症状:例如焦虑、抑郁、兴奋、易怒、精神病。出现抑郁及精神病症状应停药。

(4)出现失眠、轻度皮疹时对症治疗,可不停药,有时可出现脱发。

(5)少见的不良反应有:癫痫、肾病综合征、间质性肺炎、诱发自身免疫性疾病和心律失常等,出现这些疾病和症状时,应停药观察。

2.核苷(酸)类似物不良反应的预防和处理

核苷(酸)类似物少见、罕见的不良反应,例如肾功能不全、肌炎、横纹肌溶解、乳酸酸中毒等,应引起关注。一旦确诊为尿毒症、肌炎、横纹肌溶解或乳酸酸中毒等,应及时停药或改用其他药物,并给予积极的治疗。

三、护理诊断/问题

(一)体温过高

体温过高与肝炎病毒感染有关。

(二)营养失调

低于机体需要量与摄入不足和呕吐有关。

(三)活动无耐力

活动无耐力与心排血量减少病毒性肝炎引起肝细胞受损有关。

(四)有皮肤完整性受损的危险

皮肤完整性受损与胆盐沉积刺激皮肤引起瘙痒有关。

(五)潜在并发症

1.出血

出血与凝血酶原合成减少引起凝血功能异常有关。

2.肝性脑病

肝性脑病与各种毒性物质引起大脑损害有关。

3.感染

感染与抵抗力下降有关。

4.肾功能不全

肾功能不全与肾血流灌注不足有关。

5.知识缺乏

患者缺乏肝炎相关知识。

四、护理措施

(一)适当休息

休息是急性肝炎治疗的重要措施。当症状好转、黄疸减轻、肝功能改善后,可逐渐恢复活动,以患者不感觉疲劳为度。重型肝炎患者应绝对卧床休息。

(二)合理饮食

急性肝炎早期应选择易消化、清淡、适合患者口味的饮食。保证足够热量,并鼓励患者多吃水果、蔬菜等含维生素丰富的食物。病情好转后避免暴饮暴食,防止诱发脂肪肝及糖尿病,维持体重在患病前水平或略有增加。不饮酒及含酒精饮料。重型肝炎患者限制蛋白质入量,每日蛋白摄入小于0.5 g/kg,有肝性脑病时限制蛋白质摄入。

(三)用药护理

应严格按医嘱用药,并注意观察常用药的不良反应,发现问题及时处理。抗病毒治疗时应强调患者的依从性,勿自行停药,以免引起病毒耐药和病情反复。

(四)心理护理

多关心体贴患者,使患者保持良好的情绪,向患者介绍疾病的传播途径、隔离的意义、方式,以取得患者合作。

(五)皮肤护理

皮肤瘙痒的患者鼓励使用温和沐浴露沐浴,使用炉甘石洗剂擦拭瘙痒部位。避免搔抓皮肤,剪指甲每周1~2次。协助患者改变体位,每2小时1次;加强骨隆突处皮肤的护理,预防压疮发生,保持床单位的平整、清洁、干燥。

(六)对症护理

1.肝性脑病的观察和护理

观察有无情绪异常、性格和行为反常。避免肝性脑病的诱因,例如高蛋白饮食、消化道出血、大剂量利尿剂使用、大量放腹水等。口服乳果糖保持大便通畅。发生肝性脑病时应加强患者的安全防范,使用床栏,防止坠床、出走、自伤。做好肝性脑病患者用药的观察。

2.出血的观察和护理

观察皮肤、黏膜情况，观察有无黑便，观察凝血酶原时间、血小板计数等情况。鼻出血者用0.1%肾上腺素棉签或可吸收性明胶海绵压迫止血，穿刺或注射部位应压迫止血10～15分钟。必要时输新鲜全血补充凝血因子。嘱患者勿用牙签剔牙，勿用硬牙刷刷牙。

3.肝肾综合征的观察和护理

观察24小时尿量，监测尿常规、尿比重及血尿素氮、肌酐及血清钾、钠等。避免使用肾毒性药物、大量利尿、大量多次放腹水、消化道出血等。

4.继发感染的观察和护理

加强皮肤、口腔、呼吸道、消化道及泌尿道感染的预防，观察感染的表现并按医嘱用药。

(七)健康教育

(1)指导患者及其家属有关疾病传播的知识。甲、戊型肝炎病毒主要从粪便排出体外，通过直接或间接污染手、饮水、食物、食具等经消化道传染。乙型肝炎主要通过输血、血制品及消毒不严的注射器的针头传染，也可通过性传染。丙型肝炎通过输血和注射途径传染。

(2)向患者介绍需要接受隔离及隔离的方法，以取得配合，防止疾病传播。

(3)避免肝炎反复发作的诱因，如过度劳累、暴饮暴食、酗酒、不合理用药、感染、不良情绪等。

(4)慢性肝炎患者出院后定期随诊，检测肝功能及肝炎病毒标记物。

(5)告诉患者如果出现下列任何一种情况时请速到医院就诊：①乏力、恶心、食欲下降。②皮肤、巩膜黄染、尿黄。③腹胀、双下肢水肿。④神志不清、计算力和定向力下降。⑤上消化道出血：呕血或便血等。

五、护理效果评估

(1)患者体温恢复正常，患者黄疸消退、食欲好转。

(2)患者皮肤瘙痒症状减轻，无皮肤破损、压疮发生。

(3)患者日常活动不感到疲乏，能够掌握交替活动和休息的方法。

(4)患者营养状况良好，表现为体重下降或稍有增加。

(5)患者神志、生命体征、尿量正常，无感染、肝性脑病、上消化道出血、肝肾综合征等并发症。

第六节　急性心包炎

急性心包炎为心包脏层和壁层的急性炎症，可由细菌、病毒、自身免疫、物理、化学等因素引起。主要病因为风湿热、结核及细菌性感染。近年来，病毒感染、肿瘤、尿毒症及心肌梗死性心包炎发病率明显增多。目前主要分为纤维蛋白性和渗出性两种。

一、病因

(一)感染性心包炎

感染性心包炎以细菌最为常见，尤其是结核菌和化脓菌感染，其他病菌有病毒、肺炎支原体、真菌和寄生虫等。

(二)非感染性心包炎

非感染性心包炎以风湿性为最常见,其他有心肌梗死、尿毒症性、结缔组织病性、变态反应性、肿瘤性、放射线性和乳糜性等。临床上以结核性、风湿性、化脓性和急性非特异性心包炎较为多见。

二、临床表现

(一)心前区疼痛

心前区疼痛为纤维蛋白性心包炎的主要症状。可放射到颈部、左肩、左臂及左肩胛骨。疼痛也可呈压榨样,位于胸骨后。

(二)呼吸困难

心包积液时最突出的症状。可有端坐呼吸、身体前倾、呼吸浅速、面色苍白、发绀。

(三)心包摩擦音

心包摩擦音是纤维蛋白性心包炎的特异性征象,以胸骨左缘第 3、第 4 肋间听诊最为明显。渗出性心包炎心脏叩诊浊音界向两侧增大为绝对浊音区,心尖冲动弱,心音低而遥远。大量心包积液时可出现心包积液征,可出现奇脉、颈静脉怒张、肝大、腹水及下肢水肿等。

三、诊断要点

根据心前区疼痛、呼吸困难、全身中毒症状,以及心包摩擦音、心音遥远等临床征象,结合心电图、X 线表现和超声心动图等检查,便可确诊。

四、治疗

如结核性心包炎应给予抗结核治疗,总疗程不少于半年至 1 年;化脓性心包炎除使用足量、有效的抗生素外,应早期施行心包切开引流术;风湿性心包炎主要是抗风湿治疗;急性非特异性心包炎目前常采用抗生素及皮质激素合并治疗。心包渗液较多且心脏受压明显者,可行心包穿刺,以解除心包填塞症状。

五、评估要点

(一)一般情况

观察生命体征有无异常,询问有无过敏史、家族史、有无发热、消瘦等,了解患者对疾病的认识。

(二)专科情况

(1)呼吸困难的程度、肺部啰音的变化。

(2)心前区疼痛的性质、部位及其变化,是否可闻及心包摩擦音。

(3)是否有颈静脉怒张、肝大、下肢水肿等心功能不全的表现。

(4)是否有心包积液征:左肩胛骨下出现浊音及左肺受压时引起的支气管呼吸音。心脏叩诊的性质。

(三)实验室及其他检查

1.心电图

心电图改变主要由心外膜下心肌受累而引起,多个导联出现弓背向下的 ST 段抬高;心包渗液时可有QRS 波群低电压。

2.超声心动图

超声心动图是简而易行的可靠方法,可见液性暗区。

3.心包穿刺

心包穿刺证实心包积液的存在,并进一步确定积液的性质以及药物治疗。

六、护理诊断

(一)气体交换受损

气体交换受损与肺瘀血、肺或支气管受压有关。

(二)疼痛

心前区痛与心包炎有关。

(三)体温过高

体温过高与细菌、病毒等因素导致急性炎症反应有关。

(四)活动无耐力

活动无耐力与心排血量减少有关。

七、护理措施

(1)给予氧气吸入,充分休息,保持情绪稳定,注意防寒保暖,防止呼吸道感染。

(2)给予高热量、高蛋白、高维生素易消化饮食,限制钠盐摄入。

(3)帮助患者采取半卧位或前倾坐位,保持舒适。

(4)记录心包抽液的量、性质,按要求留标本送检。

(5)控制输液滴速,防止加重心脏负荷。

(6)加强巡视,及早发现心包填塞的症状,如心动过速、血压下降等。

(7)遵医嘱给予抗菌、抗结核、抗肿瘤等药物治疗,密切观察药物的不良反应。

(8)应用止痛药物时,观察止痛药物的疗效。

八、应急措施

出现心包压塞征象时,保持患者平卧位;迅速建立静脉通路,遵医嘱给予升压药;密切观察生命体征的变化,准备好抢救物品;配合医师做好紧急心包穿刺。

九、健康教育

(1)嘱患者应注意充分休息,加强营养。注意防寒保暖,防止呼吸道感染。

(2)告诉患者应坚持足够疗程的药物治疗,勿擅自停药。

(3)对缩窄性心包炎的患者应讲明行心包切除术的重要性,解除其顾虑,尽早接受手术治疗。

第七节 心源性休克

心源性休克是指由于严重的心脏泵功能衰竭或心功能不全导致心排血量减少,各重要器官和周围组织灌注不足而发生的一系列代谢和功能障碍综合征。

一、临床表现

多数心源性休克患者，在出现休克之前有相应心脏病史和原发病的各种表现，如急性肌梗死患者可表现严重心肌缺血症状，心电图可能提示急性冠状动脉供血不足，尤其是广泛前壁心肌梗死；急性心肌炎者则可有相应感染史，并有发热、心悸、气短及全身症状，心电图可有严重心律失常；心脏手术后所致的心源性休克，多发生于手术1周内。

心源性休克目前国内外比较一致的诊断标准如下。

(1)收缩压低于12.0 kPa(90 mmHg)或原有基础血压降低4.0 kPa(30 mmHg)，非原发性高血压患者一般收缩压小于10.7 kPa(80 mmHg)。

(2)循环血量减少主要有以下急诊情况：①尿量减少，常少于20 mL/h。②神志障碍、意识模糊、嗜睡、昏迷等。③周围血管收缩，伴四肢厥冷、冷汗，皮肤湿凉、脉搏细弱快速、颜面苍白或发绀等末梢循环衰竭表现。

(3)纠正引起低血压和低心排血量的心外因素(低血容量、心律失常、低氧血症、酸中毒等)后，休克依然存在。

二、诊断

(1)有急性心肌梗死、急性心肌炎、原发或继发性心肌病、严重的恶性心律失常、具有心肌毒性的药物中毒、急性心脏压塞以及心脏手术等病史。

(2)早期患者烦躁不安、面色苍白，诉口干、出汗，但神志尚清；后逐渐表情淡漠、意识模糊、神志不清直至昏迷。

(3)体检心率逐渐增快，常>120次/分。收缩压<10.7 kPa(80 mmHg)，脉压差<2.7 kPa(20 mmHg)严重时血压测不出。脉搏细弱，四肢厥冷，肢端发绀，皮肤出现花斑样改变。心音低纯，严重者呈单音律。尿量<17 mL/h，甚至无尿。休克晚期出现广泛性皮肤、黏膜及内脏出血，即弥散性血管内凝血，以及多器官衰竭。

(4)血流动力学监测提示心脏指数降低、左心室舒张末压升高等相应的血流动力学异常。

三、检查

(1)血气分析。

(2)弥散性血管内凝血的有关检查。血小板计数及功能检测，出凝血时间，凝血酶原时间，凝血因子Ⅰ，各种凝血因子和纤维蛋白降解产物(FDP)。

(3)必要时做微循环灌注情况检查。

(4)血流动力学监测。

(5)胸部X线片、心电图检查，必要时做动态心电图检查，条件允许时行床旁超声心动图检查。

四、治疗

(一)一般治疗

(1)绝对卧床休息，有效止痛，由急性心肌梗死所致者吗啡3～5 mg或哌替啶50 mg，静脉注射或皮下注射，同时予地西泮、苯巴比妥(鲁米那)。

(2)建立有效的静脉通道，必要时行深静脉插管。留置导尿管监测尿量。持续心电、血压、血氧饱和度监测。

(3)氧疗:持续吸氧,氧流量一般为 4～6 L/min,必要时气管插管或气管切开,人工呼吸机辅助呼吸。

(二)补充血容量

首选低分子右旋糖酐 250～500 mL 静脉滴注,或 0.9%氯化钠液、平衡液 500 mL 静脉滴注,最好在血流动力学监护下补液严格控制滴速,前 20 分钟内快速补液 100 mL,如中心静脉压上升不超过 0.2 kPa(1.5 mmHg),可继续补液直至休克改善,或输液总量达 500～750 mL。无血流动力学监护条件者可参照以下指标进行判断:诉口渴,外周静脉充盈不良,尿量＜30 mL/h,尿比重＞1.02,中心静脉压＜0.8 kPa(6 mmHg),则表明血容量不足。

(三)血管活性药物的应用

首选多巴胺或与间羟胺(阿拉明)联用,从 2～5 μg/(kg·min)开始渐增剂量,在此基础上根据血流动力学资料选择血管扩张剂:①肺充血而心排血量正常,肺毛细血管嵌顿压＞2.4 kPa(18 mmHg),而心脏指数＞2.2 L/(min·m^2)时,宜选用静脉扩张剂,如硝酸甘油 15～30 μg/min静脉滴注或泵入,并可适当利尿。②心排血量低且周围灌注不足,但无肺充血,即心脏指数＜2.2 L/(min·m^2),肺毛细血管嵌顿压＜2.4 kPa(18 mmHg)而肢端湿冷时,宜选用动脉扩张剂,如酚妥拉明 100～300 μg/min 静脉滴注或泵入,必要时增至 1 000～2 000 μg/min。③心排血量低且有肺充血及外周血管痉挛,即心脏指数＜2.2 L/(min·m^2),肺毛细血管嵌顿压＜2.4 kPa(18 mmHg)而肢端湿冷时,宜选用硝普钠,10 μg/min 开始,每 5 分钟增加 5～10 μg/min,常用量为 40～160 μg/min,也有高达 430 μg/min 才有效。

(四)正性肌力药物的应用

1.洋地黄制剂

一般在急性心肌梗死的 24 小时内,尤其是 6 小时内应尽量避免使用洋地黄制剂,在经上述处理休克无改善时可酌情使用毛花苷 C 0.2～0.4 mg,静脉注射。

2.拟交感胺类药物

对心排血量低,肺毛细血管嵌顿压不高,体循环阻力正常或低下,合并低血压时选用多巴胺,用量同前;而心排血量低,肺毛细血管嵌顿压高,体循环血管阻力和动脉压在正常范围者,宜选用多巴酚丁胺5～10 μg/(kg·min),也可选用多培沙明 0.25～1.0 μg/(kg·min)。

3.双异吡啶类药物

常用氨力农 0.5～2 mg/kg,稀释后静脉注射或静脉滴注,或米力农 2～8 mg,静脉滴注。

(五)其他治疗

1.纠正酸中毒

常用 5%碳酸氢钠或摩尔乳酸钠,根据血气分析结果计算补碱量。

2.激素应用

早期(休克 4～6 小时)可尽早使用糖皮质激素,如地塞米松(氟美松)10～20 mg 或氢化可的松100～200 mg,必要时每 4～6 小时重复 1 次,共用 1～3 天,病情改善后迅速停药。

3.纳洛酮

首剂 0.4～0.8 mg,静脉注射,必要时在 2～4 小时后重复 0.4 mg,继以 1.2 mg 置于 500 mL液体内静脉滴注。

4.机械性辅助循环

经上述处理后休克无法纠正者，可考虑主动脉内气囊反搏(IABP)、体外反搏、左心室辅助泵等机械性辅助循环。

5.原发疾病治疗

如急性心肌梗死患者应尽早进行再灌注治疗，溶栓失败或有禁忌证者应在 IABP 支持下进行急诊冠状动脉成形术；急性心包填塞者应立即心包穿刺减压；乳头肌断裂或室间隔穿孔者应尽早进行外科手术修补等。

6.心肌保护

6-二磷酸果糖 5～10 g/d，或磷酸肌酸(护心通)2～4 g/d，酌情使用血管紧张素转换酶抑制剂等。

(六)防治并发症

1.呼吸衰竭

呼吸衰竭包括持续氧疗，必要时呼气末正压给氧，适当应用呼吸兴奋剂，如尼可刹米(可拉明)0.375 g 或洛贝林(山梗菜碱)3～6 mg 静脉注射；保持呼吸道通畅，定期吸痰，预防感染等。

2.急性肾衰竭

注意纠正水、电解质紊乱及酸碱失衡，及时补充血容量，酌情使用利尿剂如呋塞米(速尿)20～40 mg 静脉注射。必要时可进行血液透析、血液滤过或腹膜透析。

3.保护脑功能

使用脱水剂及糖皮质激素，合理使用兴奋剂及镇静剂，适当补充促进脑细胞代谢药，如脑活素、胞磷胆碱、三磷酸腺苷等。

4.防治弥散性血管内凝血(DIC)

休克早期应积极应用低分子右旋糖酐、阿司匹林(乙酰水杨酸)、双嘧达莫(潘生丁)等抗血小板及改善微循环药物，有 DIC 早期指征时应尽早使用肝素抗凝，首剂 3 000～6 000 U 静脉注射，后续以 500～1 000 U/h静脉滴注，监测凝血时间调整用量，后期适当补充消耗的凝血因子，对有栓塞表现者可酌情使用溶栓药如小剂量尿激酶(25 万～50 万 U)或链激酶。

五、护理

(一)急救护理

(1)护理人员熟练掌握常用仪器、抢救器材及药品。

(2)各抢救用物定点放置、定人保管、定量供应、定时核对，定期消毒，使其保持完好备用状态。

(3)患者一旦发生晕厥，应立即就地抢救并通知医师。

(4)应及时给予吸氧，建立静脉通道。

(5)按医嘱准、稳、快地使用各类药物。

(6)若患者出现心脏骤停，立即进行心、肺、脑复苏。

(二)护理要点

1.给氧用面罩或鼻导管给氧

面罩要严密，鼻导管吸氧时，导管插入要适宜，调节氧流量每分 4～6 L，每天更换鼻导管一次，以保持导管通畅。如发生急性肺水肿时，立即给患者端坐位，两腿下垂，以减少静脉回流，同时加用30%酒精吸氧，降低肺泡表面张力，特别是患者咯大量粉红色泡沫样痰时，应及时用吸引器吸引，保持呼吸道通畅，以免发生窒息。

2.建立静脉输液通道

迅速建立静脉通道。护士应建立静脉通道1～2条。在输液时，输液速度应控制，应当根据心率、血压等情况，随时调整输液速度，特别是当液体内有血管活性药物时，更应注意输液通畅，避免管道滑脱、输液外渗。

3.尿量观察

记录单位时间内尿量的观察，是对休克病情变化及治疗有十分重要意义的指标。如果患者六小时无尿或每小时少于20～30 mL，说明肾小球滤过量不足，如无肾实质变说明血容量不足。相反，每小时尿量大于30 mL，表示微循环功能良好，肾血灌注好，是休克缓解的可靠指标。如果血压回升，而尿量仍很少，考虑发生急性肾功衰竭，应及时处理。

4.血压、脉搏、末梢循环的观察

血压变化直接标志着休克的病情变化及预后，因此，在发病几小时内应严密观察血压，15～30分钟一次，待病情稳定后1～2小时观察一次。若收缩压下降到10.7 kPa(80 mmHg)以下，脉压差小于(2.7 kPa(20 mmHg)或患者原有高血压，血压的数值较原血压下降2.7～4.0 kPa(20～30 mmHg)，要立即通知医师迅速给予处理。

脉搏的快慢取决于心率，其节律是否整齐，也与心搏节律有关，脉搏强弱与心肌收缩力及排血量有关。所以休克时脉搏在某种程度上反映心脏功能，同时，临床上脉搏的变化，往往早于血压变化。

心源性休克由于心排血量减少，末梢循环灌注量减少，血流留滞，末梢发生发绀，尤其以口唇、黏膜及甲床最明显，四肢也因血运障碍而冰冷，皮肤潮湿。这时，即使血压不低，也应按休克处理。当休克逐步好转时，末梢循环得到改善，发绀减轻，四肢转温。所以末梢的变化也是休克病情变化的一个标志。

5.心电监护的护理患者入院后

立即建立心电监护，通过心电监护可及时发现致命的室速或室颤。当患者入院后一般监测24～48小时，有条件可直到休克缓解或心律失常纠正。常用标准Ⅱ进行监测，必要时描记心电记录。在监测过程中，要严密观察心律、心率的变化。对于频发室早(每分钟5个以上)、多源性室早，室早呈二联律、三联律，室性心动过速、R-on-T、R-on-P(室早落在前一个P波或T波上)立即报告医师，积极配合抢救，准备各种抗心律失常药，随时做好除颤和起搏的准备，分秒必争，以挽救患者的生命。

最后，还必须做好患者的保温工作，防止呼吸道并发症和预防压疮等方面的基础护理工作。

第八节　心源性猝死

一、疾病概述

(一)概念和特点

心源性猝死(SCD)是指由心脏原因引起的急性症状发作后以意识突然丧失为特征的、自然死亡。世界卫生组织将发病后立即或24小时以内的死亡定为猝死,美国ACC会议上将发病1小时内死亡定为猝死。

据统计,全世界每年有数百万人因心源性猝死丧生,占死亡人数的15%～20%。美国每年有约30万人发生心源性猝死,占全部心血管病死亡人数的50%以上,而且是20～60岁男性的首位死因。在我国,心源性猝死也居死亡原因的首位,虽然没有大规模的临床流行病学资料报道,但心源性猝死的比例在逐年增高,且随年龄增加发病率也逐渐增高,老年人心源性猝死的概率高达80%～90%。

心源性猝死的发病率男性较女性高,美国Framingham用20年随访冠心病猝死发病率,男性为女性的3.8倍;北京市的流行病学资料显示,心源性猝死的男性年平均发病率为10.5/10万,女性为3.6/10万。

(二)相关病理生理

冠状动脉粥样硬化是最常见的病理表现,病理研究显示心源性猝死患者急性冠状动脉内血栓形成的发生率为15%～64%。陈旧性心梗也是心源性猝死的病理表现,这类患者也可见心肌肥厚、冠状动脉痉挛、心电不稳与传导障碍等病理改变。

心律失常是导致心源性猝死的重要原因,通常包括致命性快速心律失常、严重缓慢性心律失常和心室停顿。致命性快速心律失常导致冠状动脉血管事件、心肌损伤、心肌代谢异常和/或自主神经张力改变等因素相互作用,从而引起的一系列病理生理变化,引发心源性猝死,但其最终作用机制仍无定论。严重缓慢性心律失常和心室停顿的电生理机制是当窦房结和/或房室结功能异常时,次级自律细胞不能承担起心脏的起搏功能,常见于病变弥漫累及心内膜下普肯野纤维的严重心脏疾病。

非心律失常导致的心源性猝死较少,常由心脏破裂、心脏流入和流出道的急性阻塞、急性心脏压塞等原因导致。心肌电机械分离是指心肌细胞有电兴奋的节律活动,而无心肌细胞的机械收缩,是心源性猝死较少见的原因之一。

(三)病因与危险因素

1.基本病因

绝大多数心源性猝死发生在有器质性心脏病的患者。Braunward认为心源性猝死的病因有十大类:①冠状动脉疾病;②心肌肥厚;③心肌病和心力衰竭;④心肌炎症、浸润、肿瘤及退行性变;⑤瓣膜疾病;⑥先天性心脏病;⑦心电生理异常;⑧中枢神经及神经体液影响的心电不稳;⑨婴儿猝死症候群及儿童猝死;⑩其他。

(1)冠状动脉疾病:主要包括冠心病及其引起的冠状动脉栓塞或痉挛等,而另一些较少见的，如先天性冠状动脉异常、冠状动脉栓塞、冠状动脉炎、冠状动脉机械性阻塞等都是引起心源性猝死的原因。

(2)心肌问题和心力衰竭：心肌的问题引起的心源性猝死常在剧烈运动时发生，其机制认为是心肌电生理异常的作用。慢性心力衰竭患者由于其射血分数较低常常引发猝死。

(3)瓣膜疾病：在瓣膜病中最易引发猝死的是主动脉瓣狭窄，瓣膜狭窄引起心肌突发性、大面积的缺血而导致猝死。梅毒性主动脉炎、主动脉扩张引起主动脉瓣关闭不全时引起的猝死也不少见。

(4)电生理异常及传导系统的障碍：心传导系统异常、Q-T 间期延长综合征、不明或未确定原因的室颤等都是引起心源性猝死的病因。

2.主要危险因素

(1)年龄：从年龄关系而言，心源性猝死有两个高峰期，即出生后至 6 个月内及 45～75 岁。成年人心源性猝死的发病率随着年龄增长而增长，而老年人是成年人心源性猝死的主要人群。随着年龄的增长，高血压、高血脂、心律失常、糖尿病、冠心病和肥胖的发生率增加，这些危险因素促进了心源性猝死的发生率。

(2)冠心病和高血压：在西方国家，心源性猝死约 80%是由冠心病及其并发症引起。冠心病患者发生心肌梗死后，左心室射血分数降低是心源性猝死的主要因素。高血压是冠心病的主要危险因素，且在临床上两种疾病常常并存。高血压患者左心室肥厚、维持血压应激能力受损，交感神经控制能力下降易出现快速心律失常而导致猝死。

(3)急性心功能不全和心律失常：急性心功能不全患者心脏机械功能恶化时，可出现心肌电活动紊乱，引发心力衰竭患者发生猝死。临床上多种心脏病理类型几乎都是由心律失常恶化引发心源性猝死的。

(4)抑郁：其机制可能是抑郁患者交感或副交感神经调节失衡，导致心脏的电调节失调所致。

(5)时间：美国 Framingham 38 年随访的资料显示，猝死发生以 7:00～10:00 时和 16:00～20:00时为两个高峰期，这可能与此时生活、工作紧张，交感神经兴奋，诱发冠状动脉痉挛，导致心律失常有关。

(四)临床表现

心源性猝死可分为四个临床时期：前驱期、终末事件期、心搏骤停期与生物学死亡期。

1.前驱期

前驱症状表现形式多样，具有突发性和不可测性，如在猝死前数天或数月，有些患者可出现胸痛、气促、疲乏、心悸等非特异性症状，但也可无任何前驱症状，瞬间发生心脏骤停。

2.终末事件期

终末事件期是指心血管状态出现急剧变化到心搏骤停发生前的一段时间，时间从瞬间到1小时不等。心源性猝死所定义时间多指该时期持续的时间。其典型表现包括：严重胸痛、急性呼吸困难、突发心悸或眩晕等。在猝死前常有心电活动改变，其中以致命性快速心律失常和室性异位搏动为主因室颤猝死者，常先有室性心动过速，少部分以循环衰竭为死亡原因。

3.心脏骤停期

心搏骤停后脑血流急剧减少，患者出现意识丧失，伴有局部或全身的抽搐。心搏骤停刚发生时可出现叹息样或短促痉挛性呼吸，随后呼吸停止伴发绀、皮肤苍白或发绀、瞳孔散大、脉搏消失、大小便失禁。

4.生物学死亡期

从心搏骤停至生物学死亡的时间长短取决于原发病的性质和复苏开始时间。心搏骤停后4～6 分钟脑部出现不可逆性损害，随后经数分钟发展至生物学死亡。心搏骤停后立即实施心肺复苏和除颤是避免发生生物学死亡的关键。

(五)急救方法

1.识别心搏骤停

在最短时间内判断患者是否发生心搏骤停。

2.呼救

在不影响实施救治的同时，设法通知急救医疗系统。

3.初级心肺复苏

初级心肺复苏即基础生命活动支持，包括人工胸外按压、开放气道和人工呼吸，被简称 CBA 三部曲。如果具备 AED 自动电除颤仪，应联合应用心肺复苏和电除颤。

4.高级心肺复苏

高级心肺复苏即高级生命支持，是在基础生命支持的基础上，应用辅助设备、特殊技术等建立更为有效的通气和血运循环，主要措施包括气管插管、电除颤转复心律、建立静脉通道并给药维护循环等。在这一救治阶段应给予心电、血压、血氧饱和度及呼气末二氧化碳分压监测，必要时还需进行有创血流动力学监测，如动脉血气分析、动脉压、中心动脉压、肺动脉压、肺动脉楔压等。早期电除颤对于救治心搏骤停至关重要，如有条件越早进行越好。心肺复苏的首选药物是肾上腺素，每 3～5 分钟重复静脉推注 1 mg，可逐渐增加剂量到 5 mg。低血压时可使用去甲肾上腺素、多巴胺、多巴酚丁胺等，抗心律失常药物常用胺碘酮、利多卡因、β 受体阻滞剂等。

5.复苏后处理

处理原则是维护有效循环和呼吸功能，特别是维持脑灌注，预防再次发生心搏骤停，维护水电解质和酸碱平衡，防治脑水肿、急性肾衰竭和继发感染等，其中重点是脑复苏提高营养补充。

(六)预防

1.识别高危人群、采用相应预防措施

对高危人群，针对其心脏基础疾病采用相应的预防措施能减少心源性猝死的发生率，如对冠心病患者采用减轻心肌缺血、预防心梗或缩小梗死范围等措施；对急性心梗、心梗后充血性心力衰竭的患者应用 β 受体阻滞剂；对充血性心力衰竭患者应用血管紧张素转换酶抑制剂。

2.抗心律失常

胺碘酮在心源性猝死的二级预防中优于传统的Ⅰ类抗心律失常药物。抗心律失常的外科手术治疗对部分药物治疗效果欠佳的患者有一定的预防心源性猝死的作用。近年研究证明，埋藏式心脏复律除颤器(ICD)能改善一些高危患者的预后。

3.健康知识和心肺复苏技能的普及

高危人群尽量避免独居，对其及家属进行相关健康知识和心肺复苏技能的普及。

二、护理评估

（一）一般评估

（1）识别心搏骤停：当发现无反应或突然倒地的患者时，首先观察其对刺激的反应，并判断有无呼吸和大动脉搏动。判断心搏骤停的指标包括：意识突然丧失或伴有短阵抽搐；呼吸断续，喘息，随后呼吸停止；皮肤苍白或明显发绀，瞳孔散大，大小便失禁；颈、股动脉搏动消失；心音消失。

（2）患者主诉：胸痛、气促、疲乏、心悸等前驱症状。

（3）相关记录：记录心搏骤停和复苏成功的时间。

（4）复苏过程中须持续监测血压、血氧饱和度，必要时进行有创血流动力学监测。

（二）身体评估

1.头颈部

轻拍肩部呼叫，观察患者反应、瞳孔变化情况，气道内是否有异物。手指于胸锁乳突肌内侧沟中检测颈总动脉搏动（耗时不超过 10 秒）。

2.胸部

视诊患者胸廓起伏，感受呼吸情况，听诊呼吸音判断自主呼吸恢复情况。

3.其他

观察全身皮肤颜色及肢体活动情况，触诊全身皮肤温湿度等。

（三）心理-社会评估

复苏后应评估患者的心理反应与需求，家庭及社会支持情况，引导患者正确配合疾病的治疗与护理。

（四）辅助检查结果评估

（1）心电图：显示心室颤动或心电停止。

（2）各项生化检查情况和动脉血气分析结果。

（五）常用药物治疗效果的评估

1.血管升压药的评估要点

（1）用药剂量和速度、用药的方法（静脉滴注、注射泵/输液泵泵入）的评估与记录。

（2）血压的评估：患者意识是否恢复，血压是否上升到目标值，尿量、肤色和肢端温度的改变等。

2.抗心律失常药的评估要点

（1）持续监测心电，观察心律和心率的变化，评估药物疗效。

（2）不良反应的评估：应观察用药后不良反应是否发生，如使用胺碘酮可能引起窦性心动过缓、低血压等现象，使用利多卡因可能引起感觉异常、窦房结抑制、房室传导阻滞等。

三、主要护理诊断/问题

（一）循环障碍

循环障碍与心脏收缩障碍有关。

(二)清理呼吸道无效

清理呼吸道无效与微循环障碍、缺氧和呼吸形型态改变有关。

(三)潜在并发症

脑水肿、感染、胸骨骨折等。

四、护理措施

(一)快速识别心搏骤停,正确及时进行心肺复苏和除颤

心源性猝死抢救成功的关键是快速识别心搏骤停和启动急救系统,尽早进行心肺复苏和复律治疗。快速识别是进行心肺复苏的基础,而及时行心肺复苏和尽早除颤是避免发生生物学死亡的关键。

(二)合理饮食

多摄入水果、蔬菜和黑鱼等易消化的清淡食物,可通过改善心律变异性预防心源性猝死。

(三)用药护理

应严格按医嘱用药,并注意观察常用药的疗效和毒副作用,发现问题及时处理等。

(四)心理护理

复苏后部分患者会对曾发生的猝死产生明显的恐惧和焦虑心情,应帮助患者正确评估所面对情况,鼓励患者和积极参与治疗和护理计划的制订,使之了解心源性猝死的高危因素和救治方法。帮助患者建立良好有效的社会支持系统,帮助患者克服恐惧和焦虑的情绪。

(五)健康教育

1.高危人群

对高危人群,如冠心病患者应教会患者及家属尽早了解心源性猝死早期出现的症状和体征,做到早发现、早诊断、早干预。教会家属基本救治方法和技能,患者外出时随身携带急救物品和救助电话,以方便得到及时救助。

2.用药原则

按时、正确服用相关药物,让患者了解常用药物不良反应及自我观察要点。

五、急救效果的评估

(1)患者意识清醒。

(2)患者恢复自主呼吸和心跳。

(3)患者瞳孔缩小。

(4)患者大动脉搏动恢复。

第九节　皮质醇增多症

皮质醇增多症又称库欣综合征,是由于多种原因使肾上腺皮质分泌过盛的糖皮质激素所引起的综合征。主要表现为向心性肥胖、多血质貌、皮肤紫纹、高血压等。女性多于男性,成人多于儿童。

一、病因

肾上腺皮质通常是在 ACTH 作用下分泌皮质醇，当皮质醇超过生理水平时，就反馈抑制 ACTH 的释放。本病的发生表明皮质醇或 ACTH 分泌调节失衡或肾上腺无须 ACTH 作用就能自行分泌皮质醇或是皮质醇对 ACTH 分泌不能发挥正常的抑制作用。

(一)原发性肾上腺皮质病变——原发于肾上腺的肿瘤

其中皮质腺瘤约占 20%，皮质腺癌约占 5%，其生长与分泌不受 ACTH 控制。

(二)垂体瘤或下丘脑-垂体功能紊乱

继发于下丘脑-垂体病者可引起肾上腺皮质增生型皮质醇增多症或库欣病(约占 70%)。

(三)异源 ACTH 综合征

由垂体以外的癌瘤产生类 ACTH 活性物质，少数可能产生类促肾上腺皮质激素释放因子(CRF)样物质，刺激肾上腺皮质增生，分泌过多的皮质类固醇。多见于肺燕麦细胞癌(约占 50%)，其次是胸腺癌与胰腺癌(约占 10%)。

(四)医源性糖皮质激素增多症

由于长期大量应用糖皮质激素治疗所致。

二、临床表现

(一)体型改变

因脂肪代谢障碍造成头、颈、躯干肥胖，即水牛背；尤其是面部，由于两侧颊部脂肪堆积，造成脸部轮廓呈圆型，即满月脸；嘴唇前突微开，前齿外露，多血质面容，四肢消瘦为临床诊断提供线索。

(二)蛋白质分解过多

表现皮肤变薄，真皮弹力纤维断裂出现紫纹、肌肉消瘦、乏力、骨质疏松，容易发生骨折。

(三)水钠潴留

患者表现高血压、足踝部水肿。

(四)性腺功能障碍

表现多毛、痤疮、女性月经减少或停经或出现胡须、喉结增大等，男性可出现性欲减退、阴茎缩小、睾丸变软等。

(五)抵抗力降低

患者易发生霉菌及细菌感染，甚至出现菌血症、败血症。

(六)精神障碍

患者常有不同程度的情绪变化，如烦躁、失眠、个别患者可发生偏狂。

三、检查

(一)生化检查

(1)尿 17-羟皮质类固醇(17-OHCS)＞20 mg/24 小时。

(2)小剂量地塞米松抑制试验不能被抑制。

(3)尿游离皮质醇＞110 μg/24 小时。

(4)血浆皮质醇增高，节律消失。

(5)低血钾性碱中毒。

(二)肾上腺病变部位检查

腹膜后充气造影、肾上腺同位素扫描、B超或CT扫描等。

(三)蝶鞍部位检查

X线蝶鞍正侧位片或断层,CT扫描,如发现蝶鞍扩大,骨质破坏,说明垂体有占位性病变。

四、护理

(一)观察要点

(1)病情判断:皮质醇增多的临床表现如前所述,但由于病因不同,可有不同表现,应仔细观察,以提供临床诊断依据。肾上腺肿瘤所致的库欣氏综合征没有色素沉着,而垂体性库欣病和异源ACTH综合征由于血浆ACTH高,皮肤色素加深,且以异源ACTH综合征更为明显。肾上腺恶性肿瘤多见于儿童,并且多有性征改变。异源ACTH综合征由恶性肿瘤所致,消瘦、水肿明显,并且有严重低血钾性碱中毒。

(2)观察体型异常状态的改变。

(3)观察心率、有无高血压及心脑缺血表现。

(4)观察有无发热等各种感染症状。

(5)观察皮肤、肌肉、骨骼状态:皮肤干燥、皮下出血、痤疮、创伤化脓、四肢末梢发绀、水肿、多毛、肌力低下、乏力、疲劳感,骨质疏松与病理性骨折等。

(6)观察尿量、尿液性状改变:有无血尿、蛋白尿、尿糖。

(7)观察有无失眠、烦躁不安、抑郁、兴奋、精神异常等表现。

(8)有无电解质紊乱和糖尿病等症状。

(9)有无月经异常、性功能改变等。

(二)检查的护理

皮质醇增多症的确诊、病理分类及定位诊断依赖于实验室检查。有没有皮质醇增多症存在,是什么原因引起,在做治疗之前,都需要检查清楚。

1.筛选试验

检查有无肾上腺皮质分泌的异常,方法有:①24小时尿17-OHCS、17-KS、游离皮质醇测定。②血浆皮质醇测定。③皮质醇分泌节律检查:正常皮质醇分泌呈昼夜节律性改变。清晨高,午夜低。检查时可分别于8:00、16:00、24:00抽血测皮质醇。皮质醇增多症患者不但分泌量改变,而且节律消失,下午血皮质醇浓度等于或高于清晨血皮质醇浓度。皮质醇节律消失是该病的早期表现。④小剂量地塞米松抑制试验:(服地塞米松0.5 mg,6小时1次,共48小时)皮质醇增多症者不受小剂量地塞米松抑制。

2.定性试验

为了进一步鉴别肾上腺皮质为增生或肿瘤、可行大剂量地塞米松抑制试验。将地塞米松增加至2 mg,方法同小剂量法。对肾上腺皮质增生者至少可抑制50%以上,而肾上腺肿瘤或异源ACTH综合征呈阴性结果。

3.其他

头颅、胸、肾的X线照片、CT、MRI检查、血生化指标等。

在这些检查中，除了保证方法和收集标本正确外，试验药物的服用时间、剂量的准确是试验成败的关键，护士一定要按量、按时投送药物并看到患者服下全部药物，如有呕吐，要补足剂量。

（三）预防感染

（1）患者由于全身抵抗力下降，易引起细菌或真菌感染，但感染症状不明显。因此，对患者的日常生活要进行卫生指导。

（2）早期发现感染症状，如出现咽痛、发热以及尿路感染等症状，要及时报告医师，尽早处理。

（四）观察精神症状、防止发生意外

（1）患者多表现为精神不安、抑郁状态、失眠或兴奋状态。失眠往往是精神症状的早期表现，应予重视。护理人员需特别注意抑郁状态之后企图自杀者，患者身边不宜放置危险物品。

（2）患者情绪不稳定时，避免讲刺激性的言语，要耐心倾听其谈话。

（3）要理解患者由于肥胖等原因引起容貌、体态的变化而产生的苦闷，多给予解释、安慰。

（五）饮食护理

（1）给予高蛋白、高维生素、低钠、高钾饮食。

（2）患者每餐进食不宜过多或过少，宜均匀进餐，指导患者采用正确摄取营养平衡的饮食。

（3）并发糖尿病者，应按糖尿病饮食要求限制其主食摄入量。

（六）防止外伤、骨折

（1）患者容易发生肋骨、脊柱自发性骨折，如有骨质疏松、肌力低下，容易挫伤、骨折，应关心患者日常生活活动的安全，防止受伤。

（2）本病患者皮肤菲薄，易发生皮下瘀斑，注射、抽血后按压针眼时间宜长，嘱患者要穿着柔软的睡衣，不要系紧腰带；勿用力搓澡，防止碰伤。

（3）嘱患者在疲劳、倦怠时，不要勉强参加劳动，活动范围与运动量也应有所限制。指导患者遵守日常生活制度。

（七）治疗护理

1.病因治疗

对已查明的垂体或肾上腺腺瘤或腺癌给予手术和（或）放射治疗，去除病因。异位分泌ACTH的肿瘤亦争取定位，行手术和（或）放射治疗。

2.抑制糖皮质激素合成的药物

抑制糖皮质激素合成的药物适用于存在严重代谢紊乱（低血钾、高血糖、骨质疏松）患者作术前准备。对不能手术治疗的异位分泌ACTH肿瘤患者行姑息性治疗。服药剂量宜由小至大，注意药物不良反应，多于饭后服用，以减少胃肠道反应。

3.并发症的预防与护理

皮质醇增多症如果不予治疗，患者可于数年内死于感染、高血压或自杀，所以对于本病应争取早期诊断、早期治疗，防止并发症、预防感染和外伤，控制高血压及糖尿病；更应注意精神护理，防止自杀。

(八)心理护理

(1)绝大多数患者呈向心性肥胖、满月脸、水牛背等特殊状态改变,心理上不愿承受这一现实,医护人员切勿当面议论其外表。

(2)手术是治疗本病的重要手段,患者往往对手术有顾虑而焦躁不安、情绪低落、不思饮食,有的患者因手术费用高,担心预后等也可引起情绪的改变,针对以上心理状态,医护人员应向其讲解手术治疗的效果、手术成功事例及术前注意事项,以消除其顾虑,树立战胜疾病的信心。

第十节　腺垂体功能减退症

腺垂体功能减退症是由多种病因引起一种或多种腺垂体激素减少或缺乏所致的一系列临床综合征。腺垂体功能减退症可原发于垂体病变,或继发于下丘脑病变,表现为甲状腺、肾上腺、性腺等功能减退症和(或)蝶鞍区占位性病变。由于病因多,涉及的激素种类和数量多,故临床症状变化大,但补充所缺乏激素治疗后症状可快速缓解。

一、病因与发病机制

(一)垂体瘤

成人最常见的原因,大都属于良性肿瘤。肿瘤可分为功能性和无功能性。腺瘤增大可压迫正常垂体组织,引起垂体功能减退或功能亢进,并与腺垂体功能减退症同时存在。

(二)下丘脑病变

如肿瘤、炎症、浸润性病变(如淋巴瘤、白血病等)、肉芽肿(如结节病)等,可直接破坏下丘脑神经内分泌细胞,使释放激素分泌减少。

(三)垂体缺血性坏死

妊娠期垂体呈生理性肥大,血供丰富,若围生期前置胎盘、胎盘早期剥离、胎盘滞留、子宫收缩无力等引起大出血、休克、血栓形成,可使腺垂体大部分缺血坏死和纤维化,致腺垂体功能低下,临床称为希恩综合征。糖尿病血管病变使垂体供血障碍也可导致垂体缺血性坏死。

(四)蝶鞍区手术、放疗和创伤

垂体瘤切除、术后放疗以及乳腺癌做垂体切除治疗等,均可导致垂体损伤。颅底骨折可损毁垂体柄和垂体门静脉血液供应。鼻咽癌放疗也可损坏下丘脑和垂体,引起腺垂体功能减退。

(五)感染和炎症

细菌、病毒、真菌等感染引起的脑炎、脑膜炎、流行性出血热、梅毒或疟疾等均可损伤下丘脑和垂体。

(六)糖皮质激素长期治疗

可抑制下丘脑-垂体-肾上腺皮质轴,突然停用糖皮质激素后可出现医源性腺垂体功能减退,表现为肾上腺皮质功能减退。

(七)先天遗传性

腺垂体激素合成障碍可有基因遗传缺陷,转录因子突变可见于特发性垂体单一或多激素缺乏症患者。

(八)垂体卒中

垂体瘤内突然出血，瘤体骤然增大，压迫正常垂体组织和邻近视神经束，可出现急症危象。

(九)其他

自身免疫性垂体炎、空泡蝶鞍、颞动脉炎、海绵窦处颈内动脉瘤均可引起腺垂体功能减退。

二、临床表现

垂体组织破坏达95%临床表现为重度，75%临床表现为中度，破坏60%为轻度，破坏50%以下者不出现功能减退症状。促性腺激素、生长激素(GH)和催乳素(PRL)缺乏为最早表现；促甲状腺激素(TSH)缺乏次之；然后可伴有促皮质素(ACTH)缺乏。希恩综合征患者往往因围生期大出血休克而有全垂体功能减退症，即垂体激素均缺乏，但无占位性病变发现。腺垂体功能减退主要表现为相应靶腺(性腺、甲状腺、肾上腺)功能减退。

(一)靶腺功能减退表现

1.性腺(卵巢、睾丸)功能减退

常最早出现。女性多数有产后大出血、休克、昏迷病史，表现为产后无乳、绝经、乳房萎缩、性欲减退、不育、性交痛、阴道炎等。查体见阴道分泌物减少，外阴、子宫和阴道萎缩，毛发脱落，尤以阴毛、腋毛为甚。成年男子表现为性欲减退、阳痿、无男性气质等，查体见肌力减弱、皮脂分泌减少、睾丸松软缩小、胡须稀少、骨质疏松等。

2.甲状腺功能减退

表现与原发性甲状腺功能减退症相似，但通常无甲状腺肿。

3.肾上腺功能减退

表现与原发性慢性肾上腺皮质功能减退症相似，所不同的是本病由于缺乏黑素细胞刺激素，故皮肤色素减退，表现为面色苍白、乳晕色素浅淡，而原发性慢性肾上腺功能减退症则表现为皮肤色素加深。

4.生长激素不足

成人一般无特殊症状，儿童出现生长障碍，表现为侏儒症。

(二)垂体内或其附近肿瘤压迫症群

最常见的为头痛及视神经交叉受损引起的偏盲甚至失明。

(三)垂体功能减退性危象

在全垂体功能减退症基础上，各种应激如感染、败血症、腹泻、呕吐、失水、饥饿、寒冷、急性心肌梗死、脑血管意外、手术、外伤、麻醉及使用镇静药、安眠药、降糖药等均可诱发垂体功能减退性危象(简称垂体危象)。临床表现为：①高热型(体温>40 ℃)。②低温型(体温<30 ℃)。③低血糖型。④低血压、循环虚脱型。⑤水中毒型。⑥混合型。各种类型可伴有相应的症状，突出表现为消化系统、循环系统和神经精神方面的症状，如高热、循环衰竭、休克、恶心、呕吐、头痛、神志不清、谵妄、抽搐、昏迷等严重垂危状态。

三、辅助检查

(一)性腺功能测定

女性有血雌二醇水平降低,没有排卵及基础体温改变,阴道涂片未见雌激素作用的周期性改变;男性见血睾酮水平降低或正常低值,精液检查精子数量减少,形态改变,活动度差,精液量少。

(二)甲状腺功能测定

游离 T_4、血清总 T_4 均降低,而游离 T_3、总 T_3 可正常或降低。

(三)肾上腺皮质功能测定

24 小时尿 17-羟皮质类固醇及游离皮质醇排出量减少;血浆皮质醇浓度降低,但节律正常;葡萄糖耐量试验显示血糖曲线低平。

(四)腺垂体分泌激素测定

如 FSH、LH、TSH、ACTH、GH、PRL 均减少。

(五)腺垂体内分泌细胞的储备功能测定

可采用 TRH、PRL 和 LRH 兴奋试验。胰岛素低血糖激发试验忌用于老年人、冠心病、惊厥和黏液性水肿的患者。

(六)其他检查

通过 X 线、CT、MRI 无创检查来了解、辨别病变部位、大小、性质及其对邻近组织的侵犯程度。肝、骨髓和淋巴结等活检,可用于判断原发性疾病的原因。

四、诊断要点

本病诊断须根据病史、症状、体征,结合实验室检查和影像学发现进行全面分析,排除其他影响因素和疾病后才能明确。

五、治疗

(一)病因治疗

肿瘤患者可通过手术、放疗或化疗等措施缓解症状,对于鞍区占位性病变,首先必须解除压迫及破坏作用,减轻和缓解颅内高压症状;出血、休克而引起的缺血性垂体坏死,预防是关键,应加强产妇围生期的监护。

(二)靶腺激素替代治疗

需长期甚至终身维持治疗。

(1)糖皮质激素:为预防肾上腺危象发生,应先补糖皮质激素。常用氢化可的松,20～30 mg/d,服用方法按照生理分泌节律为宜,剂量根据病情变化做相应调整。

(2)甲状腺激素:常用左甲状腺素 50～150 μg/d,或甲状腺干粉片 40～120 mg/d。对于冠心病、老年人、骨密度低的患者,用药从最小剂量开始缓慢递增剂量,防止诱发危象。

(3)性激素:育龄女性病情较轻者可采用人工月经周期治疗,维持第二性征和性功能;男性患者可用丙酸睾酮治疗,以改善性功能与性生活。

(三)垂体危象抢救

抢救过程见图 1-1。抢救过程中,禁用或慎用麻醉剂、镇静药、催眠药或降糖药等。

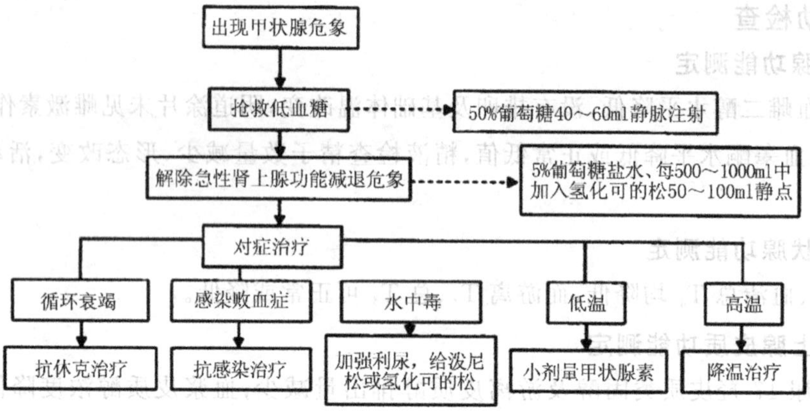

图 1-1 垂体危象抢救

六、护理诊断/问题

(一)性功能障碍

与促性腺激素分泌不足有关。

(二)自我形象紊乱

与身体外观改变有关。

(三)体温过低

与继发性甲状腺功能减退有关。

(四)潜在并发症

垂体危象。

七、护理措施

(一)安全与舒适管理

根据自身体力情况安排适当的活动量，保持情绪稳定，注意生活规律，避免感染、饥饿、寒冷、手术、外伤、过劳等诱因。更换体位时注意动作易缓慢，以免发生晕厥。

(二)疾病监测

1.常规监测

观察有无视力障碍，脑神经压迫症状及颅内压增高等征象。

2.并发症监测

严密观察患者生命体征、意识、瞳孔变化，一旦出现低血糖、低血压、高热或体温过低、谵妄、恶心、呕吐、抽搐甚至昏迷等垂体危象的表现，立即通知医师并配合抢救。

(三)对症护理

对于性功能障碍的患者，应安排恰当的时间与患者沟通，了解患者目前的性功能、性活动与性生活情况。向患者解释疾病及药物对性功能的影响，为患者提供信息咨询服务的途径，如专业医师、心理咨询师、性咨询门诊等。鼓励患者与配偶交流感受，共同参加性健康教育及阅读有关性健康教育的材料。女性患者若存在性交痛，推荐使用润滑剂。

(四)用药护理

向患者介绍口服药物的名称、剂量、用法、剂量不足和过量的表现；服甲状腺激素应观察心率、心律、体温及体重的变化；嘱患者避免服用镇静剂、麻醉剂等药物。应用激素替代疗法的患者，应使其认识到长期坚持按量服药的重要性和随意停药的危险性。严重水中毒水肿明显者，应用利尿剂应注意观察药物治疗效果，加强皮肤护理，防止擦伤，皮肤干燥者涂以油剂。

(五)垂体危象护理

立即建立静脉通路，维持输液通畅，保证药物、液体输入；保持呼吸道通畅，氧气吸入；做好对症护理，低温者可用热水袋或电热毯保暖，但要注意防止烫伤；高热者应进行降温处理，如酒精擦浴、冰敷或遵医嘱用药。加强基础护理，如口腔护理、皮肤护理，防止感染。

八、健康指导

(一)预防疾病

保持皮肤清洁，注意个人卫生，督促患者勤换衣、勤洗澡。保持口腔清洁，避免到人多拥挤的公共场所。鼓励患者活动，减少皮肤感染和皮肤完整性受损的机会；告知患者要注意休息，保持心情愉快，避免精神刺激和情绪激动。

(二)管理疾病

指导患者定期复查，发现病情加重或有变化时及时就诊。嘱患者外出时随身携带识别卡，以便发生意外时能及时救治。

(三)康复指导

遵医嘱定时、定量服用激素，勿随意停药。若需要生育者，可在医师指导下使用性激素替代疗法，以期精子(卵子)生成。

第十一节　脑血管疾病

一、概述

脑血管疾病(CVD)是指由于各种脑部血管病变所引起的脑功能缺损的一组疾病的总称。脑血管疾病是神经系统的常见病及多发病，其致死、致残率高，是目前人类疾病的三大死亡原因之一。

(一)脑的血液供应

颈内动脉：眼动脉、后交通动脉、脉络膜前动脉、大脑前动脉和大脑中动脉，供应大脑半球前3/5的血液。基底动脉：大脑后动脉，供给大脑半球后2/5血液；小脑后下动脉、小脑前下动脉、脑桥支、内听动脉、小脑上动脉等供给小脑和脑干的血液。两侧大脑前动脉之间由前交通动脉、两侧颈内动脉与大脑后动脉之间由后交通动脉连接起来，构成脑底动脉环(Willis环)。

(二)大脑血管结构特点

与人体其他部位血管不同，它的动脉内膜层厚，有较发达的弹力膜，中层和外层壁较薄，没有弹力膜，因此，脑动脉几乎没有搏动，这样可避免因血管搏动影响脑功能。脑静脉与颈静脉之间有静脉窦形成，它是颅内特有的结构，这就构成了脑血管病症状的复杂多样。脑血管长、弯曲度大，缺乏弹性搏动，不易推动和排出随血液来的栓子，易患脑栓塞。脑血管内膜厚，无搏动，又易导致胆固醇、甘油三酯等沉积，使血管硬化，管腔狭窄，形成脑血栓。另外，因脑动脉壁薄,当血压突然升高时,又容易导致脑出血。

(三)脑血液循环的生理和病理生理

成人脑的平均重量为1400 g,占体重的2%～3%,而脑的血流量占全身15%～20%。脑组织几乎无葡萄糖和糖原的储备,需要血液连续地供应所需的氧和葡萄糖。脑的血管具有自动调节的功能,脑血液供应在平均动脉压60～160 mmHg发生改变时仍可维持稳定。当血压升高时,脑小动脉收缩,血流量降低,反之则相反,这种自动调节称为Bayliss效应。但超过自动调节的范围时或脑血管发生病变时,自动调节功能受到损害,脑血流随血压的升降而增减。脑血流量与脑动脉的灌注压成正比,与脑血管的阻力成反比(灌注压=平均动脉压-静脉压)。影响脑血管的阻力因素有血管壁的构造和血管张力,颅内压和血液黏稠度等。

(四)脑血管疾病的分类

临床上常按起病的缓急,将脑血管疾病分为急性和慢性两种类型。急性脑血管疾病是指急性起病、迅速出现局限性或弥漫性脑功能缺失征象,又称脑卒中。其主要病理过程为短暂脑缺血发作、脑梗死、脑出血和蛛网膜下隙出血。慢性脑血管病是指脑部慢性供血不足,致脑代谢障碍和功能衰退,起病隐袭、进展缓慢。

(五)脑血管疾病的危险因素和病因

1.危险因素

(1)可干预的因素:高血压、糖尿病、心脏病、高同型半胱氨酸血症、脑卒中病史、肥胖、无症状性颈动脉狭窄、酗酒、吸烟、抗凝治疗、脑动脉炎等。

(2)不可干预的因素:年龄、性别、种族、遗传因素等。

其中,高血压是该类脑卒中最重要的独立危险因素。

2.基本病因

(1)血管壁病变:高血压性脑细小动脉硬化;脑动脉粥样硬化为最常见;血管先天性发育异常和遗传性疾病;各种感染和非感染性动、静脉炎;中毒、代谢及全身性疾病导致的血管壁病变。

(2)心脏病:风湿性心脏病、先天性心脏病、细菌性心内膜炎、心房颤动等。

(3)其他原因:血管内异物如空气、脂肪等。

3.促发因素

(1)血液成分改变及血液流变学异常:如血液黏稠度增高、凝血机制异常。

(2)心脏疾病和血流动力学改变:如高血压、低血压、心瓣膜病、心房颤动。

(3)其他病因:如空气、脂肪、癌细胞的栓子,脑血管受压、外伤、痉挛等。

(4)与急性脑血管疾病的发生及发展有密切关系的危险因素有高年龄、高血压、高血糖、高血脂、肥胖、吸烟、酗酒、不良饮食习惯(如高盐、高动物脂肪、缺钙饮食)及体力活动减少、长期服用含雌激素的避孕药、药物滥用、寒冷的环境等。在众多可干预的危险因素中,高血压、心脏病、糖尿病和短暂性脑缺血发作是脑血管病发病的最重要的四大危险因素。

(六)脑血管病的三级预防

不论是出血性脑血管病还是缺血性脑血管病,迄今仍缺乏有效的治疗方法,且脑卒中的复发相当普遍,卒中复发导致已有的神经系统功能障碍加重,并使死亡率明显增加,因此预防脑血管病的发生、降低再次发生卒中的危险性非常重要。脑血管病的预防分为三级，故称三级预防。内容如下。

(1)一级预防：为发病前的预防，即对有卒中倾向、尚无卒中病史的个体预防脑卒中发生，这是三级预防中最关键一环。如在社区人群中首先筛选上述可干预的危险因素，找出高危人群，提倡合理饮食，适当运动，积极治疗相关疾病。

(2)二级预防：针对发生过卒中或有 TIA 病史的个体，通过寻找意外事件发生的原因，治疗可逆性病因，纠正所有可干预的危险因素，预防脑卒中复发。如对短暂性脑缺血发作、可逆性缺血性神经功能缺失早期诊断，早期治疗，防止发展成为完全性卒中。

(3)三级预防：脑卒中发生后积极治疗，防治并发症，减少致残，提高脑卒中患者的生活质量，预防复发。通常也将三级预防并入二级预防中。

二、短暂性脑缺血发作

短暂性脑缺血发作(TIA)是颈动脉系统或椎—基底动脉系统历时短暂但反复发作的供血障碍，导致供血区局灶性脑或视网膜功能障碍，一般每次发作持续数分钟至数小时，24h 内完全恢复，不遗留神经功能缺损的症状和体征。

短暂性脑缺血发作好发于 50～70 岁，男性多于女性。其病因与发病机制尚不完全清楚，多数认为与动脉硬化、动脉狭窄、血液成分改变及血流动力学变化等多种因素有关。治疗上以去除病因、减少和预防复发、保护脑功能为主，对有明确的颈部血管动脉硬化斑块引起明显狭窄或闭塞者可选用手术治疗。

【护理评估】

(一)健康史

应向患者询问既往有无动脉粥样硬化、高血压、糖尿病、高脂血症、心脏病及以前类似发作的病史，本次起病的形式及症状持续时间，生活习惯及家族史等。

(二)身体状况

短暂性脑缺血发作按其供血障碍区域不同而出现不同的临床表现。颈内动脉系统的 TIA 常见症状为病灶对侧单肢无力或不完全性瘫痪，对侧感觉障碍，眼动脉缺血时出现短暂的单眼失明，优势半球缺血时可有失语；椎-基底动脉系统 TIA 则以眩晕、平衡失调为常见症状，其特征性的症状有跌倒发作、短暂性全面遗忘症、双眼视力障碍发作等。

(三)心理-社会状况

多数患者因神经定位症状而产生恐惧心理，部分患者可因反复发作但未产生后遗症而疏忽大意。

【主要护理诊断/问题】

1.恐惧

与突发神经定位症状而致组织器官功能障碍有关。

2.潜在并发症

脑卒中。

3.有受伤的危险

与突发眩晕、平衡失调及一过性失明等有关。

【护理目标解价】

(1)患者心理状态稳定,认识并正视疾病。

(2)TIA发作次数减少。

【护理措施】

(1)密切观察病情,做好相关记录,警惕完全性缺血性脑卒中的发生。

(2)安全指导,TIA患者因一过性失明或眩晕,容易摔倒和受伤,指导患者合理休息与运动,并采取适当的防护措施。如发作时卧床休息,头部活动要缓慢,动作轻柔,频繁发作者要避免重体力劳动。

(3)给予低脂、低胆固醇、低盐饮食,生活规律,忌刺激性及辛辣食物,根据身体情况适当参加体育锻炼。

(4)向患者解释疾病知识,帮助患者消除恐惧心理。

(5)在抗凝药物治疗期间,应密切观察有无出血倾向,及时测定出凝血时间及凝血酶原时间,一旦出现情况及时给予相应的处理。

(6)应避免各种引起循环血量减少、血液浓缩的因素,如大量呕吐、腹泻、高热、大汗等,以防诱发脑血栓形成。

(7)积极治疗原发病,坚持按医嘱服药,不可随意停药或换药,戒烟少饮酒,定期门诊复查。

(8)健康指导

①疾病知识指导:本病为脑卒中的一种先兆表现或警示,如未经正确治疗而任其自然发展,约1/3的患者在数年内会发展成为完全性卒中。护士应评估患者及家属对脑血管病的认识程度;帮助患者及家属了解脑血管病的基本病因、危害、主要危险因素、早期症状、就诊时机以及治疗与预后的关系;指导掌握本病的防治措施和自我护理方法;帮助寻找和去除自身的危险因素,主动采取预防措施,改变不健康的生活方式。定期体检,了解自己的心脏功能、血糖、血脂水平和血压高低。

②饮食指导:指导患者了解肥胖、吸烟、酗酒及饮食因素与脑血管病的关系。一般认为高钠低钙、高肉类、高动物油的饮食摄入是促进高血压、动脉硬化的因素,故应指导患者改变不合理的饮食习惯和饮食结构。忌辛辣、油炸食物和暴饮暴食;注意粗细搭配、荤素搭配;戒烟、限酒;控制食物热量,保持理想体重。

③保持心态平衡:长期精神紧张不利于控制血压和改善脑部的血液供应,甚至还可以诱发某些心脑血管病。应鼓励患者积极调整心态、稳定情绪,培养自己的兴趣爱好,增加社交机会,多参加有益身心的社交活动。

三、脑梗死

脑梗死(CI)又称缺血性脑卒中(CIS),是指局部脑组织由于血液供应中断而发生的缺血性坏死或脑软化。临床最常见的类型为脑血栓形成和脑栓塞。

脑血栓形成(CT)为脑血管病中最常见的一种,常指颅内外供应脑部的动脉血管壁因各种原因而发生狭窄或闭塞,在此基础上形成血栓,引起该血管供血范围内的脑组织梗塞性坏死,出现相应的神经系统症状和体征。本病最常见的病因是脑动脉硬化,由于其动脉粥样硬化斑导致颈内动脉和椎一基底动脉系统的任何部位管腔狭窄和血栓形成而发病;其次为各种病因所致的脑动脉炎、红细胞增多症、弥漫性血管内凝血的早期等。

该病的治疗以挽救生命、降低病残、预防复发为目的,除应及时进行病因治疗外,常选用疏通微循环、抗血小板聚集、减轻脑血管痉挛、保护脑细胞等药物治疗,必要时外科手术治疗。另外在脑血栓形成的超早期(起病6h内),可选用尿激酶、链激酶等药物溶栓治疗。因血管扩张剂可加重脑水肿或使病灶区的血流量降低,故一般不主张使用。

脑栓塞是指各种栓子随血流进入颅内动脉系统使血管腔急性闭塞引起相应供血区脑组织缺血坏死及脑功能障碍。脑栓塞的栓子来源不同,可分为心源性(多见于风湿性心瓣膜病)、非心源性(多为主动脉弓及其发出的大血管的动脉粥样硬化斑块和附着物脱落)、来源不明三大类,其中心源性为最常见的原因,占脑栓塞的60%~75%。本病的治疗包括脑部病变和原发病的治疗两方面,脑部病变的治疗与脑血栓形成基本相同,但部分心源性栓塞的患者可选用较强的血管扩张剂,如罂粟碱、亚硝酸异戊酯等治疗。

【护理评估】

(一)健康史

注意询问患者有无动脉粥样硬化、高血压、风心病、冠心病、糖尿病等病史;本次起病的方式、发病时间及有无明显的诱因;病前有无头痛、头晕、肢体麻木、无力等前驱症状;患者的生活习惯及有无本病的家族史。

(二)身体状况

1.脑血栓形成

好发于中年以后,多见于50~60岁以上的患者。起病较缓,常在安静或休息状态下发病,部分患者在发作前有前驱症状,如头晕、头痛等;部分患者发病前曾有TIA史。

神经系统局灶性表现视脑血管闭塞的部位及梗塞的范围而定,常在发病后10多个小时或1~2日内达到高峰,多数患者无意识障碍及生命体征的改变,少数患者可有不同程度的意识障碍,持续时间较短。神经系统体征主要取决于脑血管闭塞的部位及梗死的范围,常见为局灶性神经功能缺损的表现,如失语、偏瘫、偏身感觉障碍等。

颈内动脉闭塞可出现病灶侧单眼一过性黑蒙或病灶侧Homner征,大脑中动脉主干闭塞时出现“三偏”症状和不同程度的意识障碍,大脑前动脉主干闭塞时可出现对侧中枢性面瘫及偏瘫、尿潴留或尿急、精神障碍等。依据症状和体征的进展速度可分为完全性卒中、进展性卒中、可逆性缺血性神经功能缺失三种临床类型。

2.脑栓塞

任何年龄均可发病,以青壮年多见。常在活动中突然发病,起病急骤是本病的主要特征,局限性神经缺失症状多在数秒至数分钟内发展到高峰,为脑血管病中起病最快的一种。常见的脑部症状为局限性抽搐、偏盲、偏瘫、失语等,意识障碍较轻,个别患者在发病后数天内呈进行性加重,多因栓塞反复发生或继发出血所致。大多数患者有栓子来源的原发疾病,部分患者有其他部位血管栓塞的表现。

(三)心理-社会状况

因突然出现感觉与运动障碍、生活质量下降以及担忧今后生活能否自理,患者常表现为情绪不稳、自卑甚至悲哀、恐惧等。

【主要护理诊断/问题】

1.躯体移动障碍

与脑血管闭塞，脑组织缺血、缺氧使锥体束受损导致肢体瘫痪有关。

2.自理能力缺陷综合征

与脑血管闭塞所致一侧肢体瘫痪，肢体活动能力丧失有关。

3.语言沟通障碍

与病变累及大脑优势半球，语言中枢受损有关。

4.有废用综合征的危险

与肢体瘫痪及未能及时进行肢体康复锻炼有关。

【护理目标/评价】

(1)患者学会摆放瘫痪肢体的位置，保持身体平衡，躯体活动能力增强。

(2)生活自理能力逐步提高或恢复原来日常生活自理水平。

(3)能用简短的文字或其他方式有效地表达基本需要，保持沟通能力。

(4)坚持进行肢体功能锻炼，无并发症的发生。

【护理措施】

(一)防止脑部血流量减少

急性期患者绝对卧床休息，取平卧位，避免搬动，以使有较多血液供给脑组织。头部禁用冰袋或冷敷，以免血管收缩，血流缓慢而使脑血流量减少。及时测量以发现血压的变化，若血压过高或过低应及时通知医师并配合处理。

(二)饮食护理

低盐低脂饮食，如有吞咽困难、呛咳者，可予糊状流质或半流质小口慢慢喂食，必要时给予鼻饲。

(三)心理护理

为患者创造安静、舒适的环境，给予精神上的安慰和支持。加强与患者交流，尤其对失语患者，应鼓励并指导患者用非语言方式来表达自己的需求及情感。指导家庭成员积极参与患者的康复训练，鼓励或组织病友之间康复训练的经验交流，帮助患者树立恢复生活自理的信心，积极配合治疗。

(四)用药护理

遵医嘱用药，并注意药物的副作用。如静脉滴注扩血管药物时，滴速宜慢，并随时观察血压的变化，根据血压情况调整滴速；低分子右旋糖酐应用时，可出现发热、荨麻疹等过敏反应，应注意观察，必要时须做过敏试验；如服用阿司匹林后出现黑便以及使用抗凝剂和溶栓剂期间有全身皮肤黏膜出血时，应立即报告医生处理。

(五)康复训练

(1)告知患者康复训练应在病情稳定、心功能良好、无出血倾向时及早进行，给患者及家属讲解早期活动的必要性及重要性，并指导功能训练。

(2)训练时不可操之过急，要循序渐进，活动量应由小渐大、时间由短到长、被动与主动运动、床上与床下运动相结合，语言训练与肢体锻炼相结合。

(3)教会患者及家属保持关节功能位置：上肢，手关节保持轻微背屈，手中可握一手帕，肘关节微屈曲，上臂高于肩部水平，避免关节内收、下垂，可采用夹板或三角巾托起；下肢，足底垫起，使足背与小腿呈90°角，防止足下垂；预防膝关节伸展性挛缩，将膝关节下放一小枕垫起，使腿微屈，外侧放枕头垫好，以防止下肢外旋。

(4)教会患者及家属锻炼和翻身技巧，训练患者平衡和协调能力，在训练时保持环境安静，使患者注意力集中。

(5)鼓励患者做力所能及的活动，培训患者日常生活基本技能，如穿脱衣服、系纽扣、洗脸、漱口、自己动手吃饭、使用各种餐具等。指导患者调动健侧肢体能动性，辅助瘫侧进行运动。

(六)健康指导

(1)告知患者及家属应积极治疗原发病，如高血压、糖尿病、风湿性心瓣膜病等，在降压治疗过程中要做到平稳降压、不宜使血压波动过大或下降过低。

(2)生活有规律，平时保持适量体力活动，促进心血管功能，改善脑血液循环。以低脂、低胆固醇、高维生素饮食为宜，忌烟、酒及辛辣食物，忌暴饮暴食或过分饥饿。

(3)老年人晨间睡醒时不要急于起床，最好安卧10 min后缓慢起床，以防直立性低血压致脑血栓形成。

(4)抗血小板聚集的药物应坚持长期服用，告知患者药物常见的不良反应，一旦出现应及时就医。

(5)患者及家属学会康复功能训练的基本方法，并鼓励患者长期坚持进行，多数可在1～3年内逐步恢复肢体功能。

(6)定期到医院复查，如出现头晕、肢体麻木、短暂脑缺血发作等先兆表现时，应及时就诊。

四、脑出血

脑出血(ICH)是指原发性非外伤性脑实质内出血，好发于50～70岁的中老年人。高血压合并小动脉硬化是脑出血最常见的病因，高血压伴发脑内小动脉病变，血压骤升引起动脉破裂出血称为高血压性脑出血，多由于长期高血压，导致脑内小动脉或深穿支动脉壁纤维素样坏死或脂质透明变性、小动脉瘤或微夹层动脉瘤形成，当血压骤然升高时，血液自血管壁渗出或动脉瘤壁直接破裂，血液进入脑组织形成血肿。脑出血发生于大脑半球者占80%，在脑干或小脑者约占20%。豆纹动脉自大脑中动脉近端呈直角分支，受高压血流冲击最大，是脑出血最好发部位，故出血多在基底节、内囊和丘脑附近。脑出血的致残率和病死率均较高，脑水肿、颅内压增高和脑疝形成是导致患者死亡的主要原因。

脑出血急性期治疗的基本原则是防止再出血、控制脑水肿、维持生命体征和防治并发症。内科治疗包括应用甘露醇、利尿剂、地塞米松等控制脑水肿、降低颅内压，应用卡托普利、美托洛尔等控制血压在较理想水平，防治并发症等。外科治疗可采用开颅血肿清除术、钻孔扩大骨窗血肿清除术、立体定向血肿引流术、脑室引流术等手术方法治疗。

【护理评估】

(一)健康史

(1)既往有高血压、动脉粥样硬化史。

(2)发病前有精神紧张、情绪激动、劳累或用力排便等诱因存在。

(3)病前有先兆表现及起病的形式。

(4)有无本病的家族史,患者的生活习惯、年龄、烟酒嗜好、体重等。

(二)身体状况

多在白天体力活动、酒后或情绪激动时突然起病,往往在数分钟至数小时内病情发展到高峰。患者先有进行性加重的头痛、头晕、呕吐,随即出现意识障碍,颜面潮红、呼吸深沉而有鼾声,脉搏缓慢有力、血压升高(180 mmHg 以上)、全身大汗、大小便失禁。根据出血部位的不同,出现不同的神经系统局灶体征。

1.内囊出血

最常见,除脑出血的一般症状外,此类患者常有头和眼转向出血病灶侧,呈双眼"凝视病灶"状。同时可有典型的"三偏"症状,即出血灶对侧偏瘫、偏身感觉障碍和对侧同向偏盲。如出血灶在优势半球,可伴有失语。轻症患者多意识清楚,而重症患者的临床特点为发病急,昏迷快而深,反复呕吐。如呕吐物为咖啡样液体时,多系丘脑下部功能障碍引起应激性溃疡而致上消化道出血。如有两侧瞳孔不等大,出血侧瞳孔散大或先缩小后散大,多为脑疝的表现。

2.脑桥出血

出血可无意识障碍,表现为交叉性瘫痪,头和眼转向非出血侧,呈"凝视瘫肢"状;大量出血常破入第四脑室,患者立即进入昏迷状态、双侧瞳孔缩小呈针尖样、呕吐咖啡样胃内容物、中枢性高热、中枢性呼吸障碍,病情常迅速恶化,多数在 24～48 h 内死亡。

3.小脑出血

表现为枕部剧烈头痛、眩晕、频繁呕吐和平衡障碍,但无肢体瘫痪。当出血量较多时,可有颅神经麻痹、两眼向病变对侧同向凝视,肢体瘫痪及病理反射阳性。

4.脑室出血

若为小量出血,表现为头痛、呕吐、脑膜刺激征阳性,一般无意识障碍和神经系统定位症状,预后良好。大量脑室出血时,患者迅速出现昏迷、频繁呕吐、针尖样瞳孔、四肢弛缓性瘫痪及去大脑强直,预后不良,多迅速死亡。

(三)心理-社会状况

患者如能清醒,面对突然发生的感觉障碍与肢体瘫痪的残酷现实以及担心预后,表现为情绪沮丧、悲观绝望,对自己生活的能力和生存的价值丧失信心,且因失语或构音困难而不能表达情感,内心苦闷,心情急躁。严重脑出血患者神志不清、病情危重,家属多处于紧张、恐惧的状态。

【主要护理诊断/问题】

1.疼痛:头痛

与出血性脑血管病致颅内压增高有关。

2.急性意识障碍

与脑出血、脑水肿所致脑功能损害有关。

3.躯体移动障碍

与脑血管破裂形成的血肿使锥体束受损导致肢体瘫痪有关。

4.自理能力缺陷综合征

与出血性脑血管病致肢体瘫痪、意识障碍有关。

5.语言沟通障碍

与出血性脑血管病病变累及舌咽、迷走神经及大脑优势半球的语言中枢有关。

6.有受伤的危险

与出血性脑血管病致意识障碍及感觉障碍有关。

7.潜在并发症

如脑疝、上消化道出血。

【护理目标/评价】

(1)患者头痛减轻或消失。

(2)患者意识障碍无加重,或神志逐渐清醒。

(3)能说出逐步进行功能锻炼的方法,能使用合适的器具增加活动量,活动量有增加。

(4)生活自理能力逐渐增强,能参与进食、穿衣、如厕、沐浴和使用器具等活动。

(5)能以非语言沟通方式表达自己的需要,能有效地与医护人员和家属进行沟通,能说出训练语言功能的方法,语言功能好转或恢复。

(6)能说出引起患者受伤的危险因素,未发生外伤。

(7)生命体征稳定,无严重并发症的发生。

【护理措施】

(一)降低颅内压,缓解头痛

(1)密切观察生命体征、意识、瞳孔变化等情况,及时判断患者有无病情加重及并发症的发生。

(2)如迅速出现的持续高热,常由于脑出血累及下丘脑体温调节中枢所致,应给予物理降温头部置冰袋或冰帽,并予以氧气吸入,提高脑组织对缺氧的耐受性。

(3)意识障碍呈进行性加重,常提示颅内有进行性出血;当出现剧烈头痛、频繁呕吐、烦躁不安、血压进行性升高、脉搏加快、呼吸不规则、意识障碍加重、一侧瞳孔散大,常提示脑疝可能,应立即与医生联系,迅速建立静脉通路,按医嘱快速静脉滴注20%甘露醇 250 mL(30 min 内滴注完成),限制每天液体摄入量(一般禁食患者以尿量加 500 mL 液体为宜),避免导致颅内压增高的因素(如剧咳、打喷嚏、躁动、用力排便等)。

(4)每次鼻饲前抽吸胃液,观察胃液颜色的变化,以及时发现上消化道出血的情况。

(二)促进意识恢复,防止进一步出血

1.休息

与体位急性期应绝对卧床,尤其是发病后 24～48 h 内避免搬动。患者取侧卧位,有利于唾液和呼吸道分泌物的自然流出,如有面神经瘫痪的患者,可取面瘫侧朝上侧卧位。头部抬高 15°～30°,以利于颅内血液回流,减轻脑水肿。病室应保持安静,避免声、光刺激,限制亲友探视。各项护理操作如翻身、吸痰、鼻饲等动作均需轻柔,必须搬动患者时需保持身体的长轴在一条直线上。保持患者情绪稳定,避免情绪激动、剧烈咳嗽、打喷嚏等,以防止颅内压和血压增高而导致进一步出血。

2.饮食

脑出血患者在发病2～3日内禁食。此后如生命体征平稳、无颅内压增高及严重上消化道出血，可开始流质饮食，昏迷者可鼻饲。每天的总热量维持在8368 kJ左右，并保证有足够蛋白质、维生素、纤维素摄入；根据患者情况调整饮食中的水和电解质的量，入液量应适当控制，一般每日不超过1500～2000 mL；清醒患者摄食时一般以坐位或头高侧卧位为宜，进食要慢，面颊肌麻痹时食物可由一侧口角流出，应将食物送至口腔健侧近舌根处，使患者容易控制和吞咽食物。

3.大小便护理

保持大便通畅，防止用力排便而导致颅内压增高，必要时按医嘱给予缓泻剂，禁止大量不保留灌肠。对尿失禁或尿潴留患者应及时留置导尿，并做好相应的护理。

(三)保持呼吸道通畅

(1)对昏迷较深患者，口腔放置通气管或用舌钳将舌头外拉，以防舌后坠造成窒息。

(2)随时给患者吸痰、翻身拍背，做好口腔护理，清除呼吸道分泌物，以防误吸。

(3)准备好气管切开或气管插管包，必要时配合医生进行气管切开或气管插管，做好相应的术后护理。

(四)促进肢体功能恢复

急性期患者绝对卧床休息，每2h翻身一次，以免局部皮肤长时间受压，翻身后保持肢体于功能位置。病情稳定后，可对瘫痪肢体关节进行按摩和被动运动，防止肢体肌肉失用性萎缩；康复期功能训练详见脑梗死护理。

(五)健康指导

(1)向患者和家属介绍有关疾病的基本知识，告知积极治疗原发病对防止再次发生出血性脑血管疾病的重要性。

(2)避免精神紧张、情绪激动、用力排便及过度劳累等诱发因素，指导患者自我控制情绪、保持乐观心态。

(3)教会患者家属测量血压的方法，每日定时监测血压，发现血压异常波动及时就诊。

(4)饮食宜清淡，摄取低盐、低胆固醇食物，避免刺激性食物及饱餐，多吃新鲜蔬菜和水果，矫正不良的生活方式，戒除烟酒。

(5)告知患者家属，家人的支持对患者疾病恢复的重要性，引导家属以乐观的态度接受自己亲人躯体和精神方面的改变；让患者及家属明白功能锻炼开始越早疗效越好，向患者及家属介绍康复功能锻炼的具体操作方法，鼓励患者增强自我照顾的意识，通过康复锻炼，尽可能恢复生活自理能力，同时告知患者只要坚持功能锻炼，许多症状和体征可以在1～3年内可以得到改善。

(6)向患者及家属介绍脑出血的先兆症状，如出现严重头痛、眩晕、肢体麻木、活动不灵、口齿不清时，应及时就诊，教会家属再次发生脑出血时现场的急救处理措施。

五、蛛网膜下隙出血

蛛网膜下隙出血(SAH)是指脑表面血管破裂后，血液流入蛛网膜下隙引起相应临床症状的一种脑卒中，又称为原发性蛛网膜下隙出血。脑实质出血，血液穿破脑组织流入蛛网膜下隙者，称为继发性蛛网膜下隙出血。SAH占整个脑卒中的5%～10%，年发病率为(5～20)/10万。本病各个年龄组均可发病，青壮年更常见，女性多于男性；先天性动脉瘤破裂者多见于20～40岁的年轻人，50岁以上发病者以动脉硬化多见。

SAH最常见的病因为先天性动脉瘤(50%～85%)破裂，其次是动静脉畸形和高血压性动脉硬化，还可见于血液病、各种感染所致的脑动脉炎、肿瘤破坏血管、抗凝治疗的并发症等。在上述病变的基础上，当重体力劳动、情绪变化、血压突然升高、饮酒、特别是酗酒时，脑底部及脑表面血管发生破裂，血液流入蛛网膜下隙，刺激血管、蛛网膜、脑膜等敏感组织或引起颅内压突然升高，导致剧烈头痛或血管痉挛，甚至因脑推移压迫脑干以致猝死。

蛛网膜下隙出血的治疗原则：制止继续出血，防治血管痉挛，防止复发，降低病死率。

【护理评估】

(一)健康史

询问病史，了解有无导致蛛网膜下隙出血的诱因，既往有无类似病史，了解平素健康状况等健康史。

(二)身体状况

1.主要症状

起病急骤，由于突然用力或情绪兴奋等诱因，出现剧烈头痛、呕吐、面色苍白、全身冷汗，数分钟至数小时内发展至最严重程度。半数患者有不同程度的意识障碍，有些患者可伴有局灶性或全身性癫痫发作。少数患者可出现烦躁、谵妄、幻觉等精神症状以及头晕、眩晕、颈背及下肢疼痛等。

2.护理体检

发病数小时后体查可发现脑膜刺激征阳性，部分患者可出现一侧动眼神经麻痹。少数患者可有短暂性或持久的局限性神经体征，如偏瘫、偏盲、失语等。眼底检查可见玻璃体下片状出血，约10%的患者可有视盘水肿。可能与出血引起的脑水肿、出血破入脑实质直接破坏和压迫脑组织以及并发脑血管痉挛导致脑梗死有关。

老年人蛛网膜下隙出血临床表现常不典型，头痛、呕吐、脑膜刺激征等都可不明显，而精神症状及意识障碍较重。个别重症患者可很快进入深昏迷，出现去大脑强直，因脑疝形成而迅速死亡。

(三)心理-社会状况

患者因起病突然，剧烈头痛，病情危重及医护人员的高度重视，会对疾病过度关注，精神紧张，甚至产生恐惧、焦虑等心理，影响疾病的诊疗护理。

【主要护理诊断/问题】

1.疼痛：头痛

与脑水肿、颅内高压、血液刺激脑膜或继发性脑血管痉挛有关。

2.潜在并发症

再出血。

3.恐惧

与担心再出血、害怕DSA检查、开颅手术以及担心疾病预后有关。

4.生活自理缺陷

与长期卧床(医源性限制)有关。

【护理目标解价】

(1)患者头痛减轻或消失,病情平稳。

(2)患者情绪稳定,能积极配合治疗护理。

(3)能说出引起病情加重甚至再出血的常见可能诱因及危害因素,未发生再出血。

(4)生命体征稳定,无严重并发症的发生,逐渐康复。

【护理措施】

(一)对症护理

维持生命体征稳定、降低颅内压、纠正水电解质平衡紊乱、预防感染等。如遵医嘱使用甘露醇等脱水剂治疗,应快速静脉滴注,密切观察有无不良反应发生。必要时记录24h尿量。

(二)防止再出血

(1)活动与休息:蛛网膜下隙出血的患者应绝对卧床休息4～6周,告诉患者及家属绝对卧床休息的重要性,为患者提供安静、安全、舒适的休养环境,控制探视,避免不良的声、光刺激,治疗护理活动也应集中进行,避免频繁接触和打扰患者休息。

(2)避免诱因:告诉患者及家属容易诱发再出血的各种因素,指导患者与医护人员密切配合,避免精神紧张、情绪波动、用力排便、屏气、剧烈咳嗽及血压过高等。

(3)病情监测:蛛网膜下隙出血再发率较高,以5～11天为高峰,81%发生在首次出血后1个月内,颅内动脉瘤初次出血后24h内再出血率最高,2周时再发率累计为19%。再出血的临床特点:首次出血后病情稳定好转的情况下,突然再次出现剧烈头痛、恶心呕吐、意识障碍加重、原有局灶症状和体征重新出现等。应密切观察病情变化,发现异常及时报告医生处理。

(4)止血药物的运用:遵医嘱使用大剂量止血剂制止继续出血和预防再出血,密切观察有无不良反应发生。

(三)心理护理

指导患者了解疾病的过程与预后、DSA检查的目的与安全性等相关知识;指导患者消除紧张、恐惧、焦虑心理,增强战胜疾病的信心,配合治疗和检查。

(四)健康指导

(1)合理饮食:见本节TIA中的"健康指导"。

(2)避免诱因:见本节"脑出血"健康指导。

(3)检查指导:SAH患者一般在首次出血3周后进行DSA检查,应告知脑血管造影的相关知识,指导患者积极配合,以明确病因,尽早手术,解除隐患或危险。

(4)照顾者指导:家属应关心、体贴患者,为其创造良好的休养环境,督促尽早检查和手术,发现再出血征象及时就诊。

第十二节　急性脑血管疾病

一、概述

脑血管疾病(CVD)是由于各种脑血管病变所引起的脑功能障碍。脑卒中指急性起病、迅速出现局限性或弥漫性脑功能缺失征象的脑血管临床事件,其发病率为100～300/10万,患病率为500～740/10万,病死率为50～100/10万,位居常见死亡原因的前三位。卒中幸存者中50%～70%留有残疾,给社会和家庭带来极大负担。

【脑血管疾病分类】

脑血管疾病有不同的分类方法,即:①依据病理性质可分为缺血性卒中和出血性卒中,前者又称为脑梗死,包括脑血栓形成和脑栓塞,后者包括脑出血和蛛网膜下隙出血;②依据神经功能缺失症状持续的时间,将不足24小时者称为短暂性脑缺血发作(TIA),超过24小时者称为脑卒中。

【脑的血液供应】

脑部的血液由两条颈内动脉和两条椎动脉(颈内动脉系统和椎—基底动脉系统)供给,颈内动脉进入颅内后依次分出眼动脉、后交通动脉、脉络膜前动脉、大脑前动脉和大脑中动脉,这些动脉供给眼部以及大脑半球前部3/5的血液;双侧椎动脉经枕骨大孔入颅后汇合成基底动脉,基底动脉在脑干头端腹侧面分为两条大脑后动脉,供应大脑半球后部2/5的血液。椎基底动脉在颅内依次分出小脑后下动脉、小脑前下动脉、脑桥支、内听动脉、小脑上动脉等,供应小脑和脑干。两侧大脑前动脉之间由前交通动脉连接,两侧颈内动脉与大脑后动脉之间由后交通动脉连接,构成脑底动脉环(Willis环)。当此环的某一处血供减少或闭塞时,可互相调节血液供应。此外,颈内动脉还可通过眼动脉与颈外动脉的面动脉及颞浅动脉分支和脑膜中动脉末梢支吻合,以沟通颈内、外动脉血流。椎动脉与颈外动脉的分支之间以及大脑表面的软脑膜动脉间亦有多处吻合。

【脑血液循环的生理和病理】

脑的平均重量约为1500 g,占体重2%～3%,然而流经脑组织的血液为每分钟750～1000 mL,占心排血量的15%～20%(静态时),表明脑的血液供应非常丰富。脑组织几乎没有能源的储备,需要血液循环连续地供应氧和葡萄糖。脑血流量有自动调节作用,脑血流量与脑动脉的灌注压成正比,与脑血管的阻力成反比,而灌注压约等于平均动脉压减去静脉压的差。在正常情况下,平均动脉压在8.0～21.3kPa(60～160 mmHg)范围内,脑血流量可自动调节,以保护脑组织不致缺氧而受损害。当灌注压增高时,反射性地引起毛细血管动脉端平滑肌收缩,使血管阻力增高而不使脑血流量增加,反之亦然。脑组织血流量的分布不均匀,灰质的血流量明显高于白质。不同部位的脑组织对缺血、缺氧敏感性不相同,大脑皮质、海马对缺血最敏感,其次是纹状体和小脑。

【脑血管疾病的病因和危险因素】

1.病因

(1)血管壁病变:以高血压动脉硬化和动脉粥样硬化所致的血管损害最常见,其次是动脉炎(风湿、钩端螺旋体、结核、梅毒等)、发育异常(先天性脑动脉瘤、脑动静脉畸形)、外伤等。

(2)血液成分改变及血液流变学异常:①血液黏稠度增高:如高脂血症、高血糖、白血病、红细胞增多症等;②凝血机制异常:如血小板减少性紫癜、血友病、应用抗凝剂、DIC 等,此外妊娠、产后、术后也可引起高凝状态。

(3)血流动力学异常:如高血压、低血压、心脏功能障碍等。

(4)其他病因:包括颈椎病、肿瘤等压迫邻近的大血管,影响供血;颅外形成的各种栓子(如空气、脂肪、肿瘤等)引起脑栓塞。

2.危险因素

危险因素包括可干预和不可干预两类,不可干预危险因素有年龄、性别、种族和家族史;可干预危险因素包括吸烟、酗酒、肥胖、缺乏体力活动等不健康生活方式以及高血压、糖尿病、心房纤颤、高脂血症、脑供血动脉狭窄、高同型半胱氨酸血症、血液流变学异常等,是脑卒中的一级预防目标。

【脑血管疾病的防治】

脑血管疾病不仅是常见病和多发病,而且死亡率、致残率和花费极高,发病后治疗效果差,因此预防脑血管病的发生显得尤为重要。脑卒中的预防分为一级预防和二级预防两种,一级预防是指对没有发生脑卒中但具有脑卒中的危险因素的人群进行预防;二级预防是指对已发生脑卒中或 TIA 的个体再发脑卒中的预防。无论一级或二级预防都能明显降低脑卒中或 TIA 的发生率。在脑卒中的预防中,除了对危险因素进行调整外,主要的预防性药物有阿司匹林、噻氯匹啶和华法林等,应依据患者个体情况选择。

二、短暂性脑缺血发作患者的护理

短暂性脑缺血发作(TIA)是由颅内动脉病变致脑动脉一过性供血不足引起的短暂性、局灶性脑或视网膜功能障碍,表现为供血区神经功能缺失的症状、体征。每次发作一般持续数分钟至数小时,24 小时内完全恢复,可有反复发作。频繁的 TIA 发作是脑梗死前的警报。

【病因与发病机制】

关于 TIA 的病因与发病机制尚不完全清楚,其发病主要与动脉粥样硬化、动脉狭窄、心脏病、血液成分的改变及血流动力学等多种病因及途径有关,主要假说包括微栓塞学说、血流动力学障碍学说、脑血管痉挛学说、锁骨下动脉盗血综合征等。

【临床表现】

TIA 发作年龄以 50~70 岁多见,男性多于女性。起病突然,迅速出现大脑某一局部的神经功能缺失,历时数分钟至数小时,可有反复发作,并在 24 小时内完全恢复且无后遗症。

1.颈动脉系统 TIA

常见症状为对侧单肢无力或不完全性偏瘫,对侧感觉异常或减退,短暂的单眼失明是颈内动脉分支眼动脉缺血的特征性症状,可出现失语;

2.椎-基底动脉系统 TIA

以阵发性眩晕最常见,一般不伴有明显的耳鸣,可发生复视、眼震、构音障碍、吞咽困难、共济失调及交叉瘫和交叉性感觉障碍。

【诊断要点】

绝大多数TIA患者就诊时症状已经消失，故其诊断主要依据病史。凡年龄在45岁以上，突然发作，持续时间短，症状和体征在24小时内完全恢复，不留下任何功能缺损并反复发作者应考虑本病。应注意和部分性癫痫、晕厥相鉴别。

【治疗要点】

1.病因治疗

确诊TIA后，应针对危险因素进行治疗，如控制血压，治疗心律失常、大动脉狭窄，纠正血液成分的异常等。注意防止颈部活动过度等诱因。

2.药物治疗

所有TIA都应作为神经科急诊处理，迅速确定病因，控制发作，防止演变为脑卒中。

(1)抗血小板聚集剂治疗：可减少微栓子的发生，预防复发。常用的药物有：①阿司匹林：目前主张使用小剂量，每天50～300 mg不等，晚餐后服用。阿司匹林抗血小板聚集的机制为抑制环氧化酶。②双嘧达莫：其抗血小板聚集的机制是抑制磷酸二酯酶，每次25 mg或50 mg，每天3次。③噻氯吡啶(抵克力得)：一种新型的抗血小板聚集药，125～250 mg，每天1～2次。服用阿司匹林或抗凝治疗不理想者应用噻氯吡啶治疗仍有效。

(2)抗凝治疗：对频繁发作的TIA，或持续时间长，每次发作症状逐渐加重，同时又无明显的抗凝治疗禁忌者(无出血倾向，无严重高血压，无肝、肾疾病，无溃疡病等)，可及早进行抗凝治疗。对频繁发作者可静脉注射肝素，后改用口服华法林等抗凝剂。

(3)脑保护剂治疗：脑保护剂可扩张血管，防止脑动脉痉挛。如尼莫地平20～40 mg，每天3次。

3.外科手术治疗

经血管造影证实有颈部血管动脉硬化斑块引起明显狭窄(＞70%)或闭塞者，可考虑颈动脉内膜剥离术、颈动脉支架术等。

【常见护理诊断/问题】

1.恐惧

与突发眩晕和单侧肢体活动障碍有关。

2.潜在并发症

脑卒中。

3.有受伤的危险

与眩晕、复视、共济失调有关。

【护理措施】

1.饮食护理

给予低脂、低盐、低胆固醇、适量糖类、丰富维生素饮食，忌烟、酒及辛辣食物，切忌暴饮暴食或过分饥饿。

2.安全护理

指导患者发作时卧床休息，枕头不宜太高(15°～20°为宜)，以免影响患者头部血流供应。频繁发作者应避免重体力劳动，沐浴或外出应有家人陪伴，以防发生跌倒和外伤。

3.用药护理

在用抗凝药治疗时,应密切观察有无出血倾向。临床上有少数患者可出现全身出血点及青紫斑,个别患者有消化道出血,发现这些现象应及时与医师联系并给予积极治疗。

4.心理护理

了解患者及其家属的思想顾虑,评估患者心理的状态,帮助患者消除恐惧心理,树立与疾病做斗争的信心,养成良好的生活习惯,注意锻炼身体,加强功能运动。

【健康指导】

通过健康教育使患者了解个体的危险因素,针对不同的危险因素采取不同的干预措施,如鼓励患者适当运动、戒烟限酒、合理饮食、控制体重、遵医嘱服药、勿随意停药和换药。积极治疗高血压、动脉硬化、心脏病、糖尿病和高脂血症等,同时注意定期体检。患者了解卒中的临床表现,重视 TIA,积极预防,防止发生脑梗死。

三、脑梗死患者的护理

脑梗死(CI)又称缺血性脑卒中,是局部脑组织由于各种原因引起的缺血、缺氧而发生的软化或坏死。脑梗死占全部脑卒中的 60%～80%,临床上最常见的类型有脑血栓形成和脑栓塞。

(一)脑血栓形成

脑血栓形成(CT)是在脑动脉粥样硬化等动脉壁病变的基础上,

脑动脉主干或分支管腔狭窄、闭塞或形成血栓,造成该动脉供血区局部脑组织血流中断而发生缺血、缺氧性坏死,可引起偏瘫、失语等相应的神经症状和体征。

【病因和发病机制】

1.病因

脑血栓形成的主要条件是血管病变合并溃疡,凡是能引起血管病变并溃破的病因都可产生病变部位血小板的凝聚、血栓形成,其中最常见的病因是动脉粥样硬化。此外,血小板凝聚能力增加、血黏度增高、血细胞比容增大等均可以诱发。血管痉挛、血流缓慢、血压下降等也是诱因之一。

2.发病机制

在颅内血管壁病变的基础上,当处于睡眠、失水、心力衰竭、心律失常、红细胞增多症等情况时,血压下降、血流缓慢,胆固醇易沉积于内膜下层,从而引起血管壁脂肪透明变性,进一步纤维增生,动脉变硬、迂曲、管壁厚薄不匀,血小板及纤维素等血中有形的成分黏附、聚集、沉着,形成血栓。随着血栓逐渐增大,使动脉管腔变狭窄,最终完全闭塞。所供血的脑组织则因血管闭塞的快慢、部位及侧支循环能提供代偿的程度而产生不同范围、不同程度的梗死。

脑的任何血管均可发生血栓形成,约 4/5 的脑梗死发生在颈内动脉系统。血栓形成后,血流受阻或完全中断,若侧支循环不能代偿供血,受累血管供应区的脑组织则缺血、水肿软化、坏死而出现相应的临床表现。

【临床表现】

本病好发于中老年,多见于 50～60 岁以上患有动脉粥样硬化者,多伴有高血压、冠心病或糖尿病,男性稍多于女性。有些患者会出现前驱症状,如头昏、头痛等;约有 1/4 的患者既往有

TIA 发作史。

1.一般特点

多在安静状态下或睡眠中发病，通常数小时或 1～2 天达高峰，多数无全脑症状，即无头痛、呕吐、意识障碍，只有大面积梗死或脑干梗死时出现全脑症状。

2.脑梗死的临床综合征

(1)颈内动脉病灶侧单眼一过性黑蒙或病灶侧霍纳征(Horner 征)(瞳孔缩小、眼裂变小和眼球内陷，面部少汗)，对侧偏瘫、偏身感觉障碍，优势半球病变时可有失语。

(2)大脑中动脉主干闭塞表现为病变对侧偏瘫、偏身感觉障碍，在优势半球有失语，严重者有轻度意识障碍；皮质深支闭塞表现为对侧偏瘫和失语。

(3)大脑前动脉主干闭塞表现为病变对侧肢体瘫痪，下肢多重于上肢，面部较少受累，一般无失语，可伴随感觉障碍；深穿支闭塞主要表现为对侧上肢和面神经、舌下神经中枢性瘫痪。

(4)椎-基底动脉闭塞表现为眩晕、复视、眼震、吞咽困难、构音障碍、共济失调、交叉瘫等，基底动脉主干闭塞时常迅速死亡。

(5)小脑后下动脉闭塞又称为延髓背外侧综合征，表现为突然眩晕、恶心、呕吐，构音不良、饮水呛咳、病侧咽反射消失、软腭上举不能，病变侧出现霍纳综合征，肢体共济失调及面部痛、温觉消失，病变对侧半身痛、温觉障碍。

【诊断要点】

应根据病史，如发病前有 TIA 病史，在安静休息时发病；症状逐渐加重；发病时意识清醒，而偏瘫、失语等神经系统局灶性体征明显等特点，结合 CT 或 MRI 检查，一般可明确诊断。

【治疗要点】

1.急性期治疗

提高全民急救意识，力争超早期溶栓治疗并采取个体化治疗，对卒中的危险因素进行干预，最终达到挽救生命、降低病残及预防复发的目的。

(1)早期溶栓：脑血栓形成后，尽快恢复梗死区的灌注、减轻脑神经损害是“超早期”的主要处理原则。超早期是指发病 3 小时以内，抢救缺血半暗带。应用此类药物首先需经 CT 证实无出血灶，患者无溶栓禁忌症，并监测出凝血时间、凝血酶原时间等。常用的溶栓药有：重组组织型纤溶酶原激活剂(rt-PA)(循证医学 A 级推荐)、尿激酶(UK)。rt-PA 是选择性纤维蛋白溶解剂，与血栓中纤维蛋白形成复合体后增强了与纤溶酶原的亲和力，使纤溶作用局限于血栓形成的部位；每次用量为每千克体重 0.9 mg，最大用量 90 mg，在发病后 3 小时内进行；它是美国 FDA 推荐的唯一一种用于治疗急性缺血性卒中的溶栓药物。UK 常用量 100 万～150 万 U，加入 0.9%生理盐水 100 mL 中，静脉滴注 1 小时；也可采用 DSA 监视下超选择性介入动脉溶栓。

(2)抗凝治疗：目的在于预防脑血栓扩展和新血栓形成，常用的药物有肝素、低分子肝素和华法林，具体用法和注意事项参考本节“短暂性脑缺血发作患者的护理”。

(3)脑保护剂：临床上常用的药物有尼莫地平、尼卡地平、盐酸氟桂嗪(西比灵)等。

(4)降纤治疗：通过降解血中的纤维蛋白原，增强纤溶系统的活性，抑制血栓形成，可供选择的药物有降纤酶、巴曲酶等。

(5)抗血小板聚集剂治疗:静脉溶栓后24小时和发生脑卒中后48小时内不能进行溶栓的患者,在排除了出血性脑血管疾病时,用阿司匹林每天200～300 mg,共10天,维持剂量每天75～120 mg。

(6)防治脑水肿、降低颅内压:梗死范围大或发病急骤时可产生脑水肿,脑水肿进一步影响脑梗死后缺血带的血供,加剧脑组织的缺血、缺氧。如患者意识障碍加重、出现颅内压增高症状,应行降低颅内压治疗,常用的药物为20%甘露醇、10%复方甘油等。

(7)控制血压:使血压维持在比患者病前稍高的水平,一般急性期不使用降压药,以免血压过低而导致脑血流量不足,使脑梗死加重。

(8)高压氧治疗。

(9)其他治疗:①脑代谢活化剂:胞磷胆碱、吡拉西坦、7-氨酪酸、都可喜等;②中药治疗:一般采用活血化瘀、通经活络的治疗,可用丹参、川芎、红花等。

(10)手术治疗:急性大面积小脑梗死产生脑积水者,可行脑室引流术或手术切除坏死组织,以挽救生命;对大面积梗死所致颅内高压危象者,可行开颅,切除坏死组织和颅骨减压。

2.恢复期治疗

主要目的是促进神经功能的恢复。康复治疗应从起病到恢复期,贯穿于护理各个环节和全过程中,要求患者、医护人员、家属均应积极而系统地参与和进行患肢运动、语言功能的训练和康复治疗。

【常见护理诊断/问题】

1.躯体移动障碍

与脑梗死压迫神经细胞和锥体束有关。

2.生活自理能力缺陷

与偏瘫、认知障碍、体力不支有关。

3.语言沟通障碍

与脑梗死部位、范围有关。

4.吞咽功能障碍

与脑梗死的真假延髓性麻痹有关。

【护理措施】

1.早期康复护理

给患者讲解早期活动的必要性及重要性。教会患者保持关节功能位置,防止关节变形而失去正常功能。每1～2小时翻身1次,以免瘫痪的一侧长期受压而形成压疮;翻身时做一些主动或被动活动锻炼,逐渐增加肢体活动量,做到强度适中、循序渐进、持之以恒。教会患者及家属锻炼和翻身技巧,训练患者平衡和协调能力。在训练时保持环境安静,使患者注意力集中。

2.日常生活护理

将患者的用物放在易拿取的地方,以方便随时取用。信号灯(家里也可安装)放在患者手边,听到铃声立即予以答复及帮助解决。协助卧床患者完成生活护理,如穿衣、洗漱、沐浴、如厕等,保持皮肤清洁、干燥,及时更换衣服、床单,保持床单位清洁。鼓励患者用健侧手进食,消除患者依赖心理，必要时协助进食。训练患者及告知家属定时协助患者排便。恢复期尽力要求患者完成生活自理活动，以增进患者自我照顾的能力和信心，适应回归家庭和社会的需要，提高生活质量，减少致残率。

3.语言沟通障碍的护理

进行语言功能锻炼，包括肌肉功能的刺激(生物反馈或热刺激)，增强和替换交流系统，人工发音器官辅助装置(如腭托)，代偿措施(如减慢语速)，或者辅助翻译构音障碍患者语言的一些方法。同时采用交流板和肢体语言进行有效交流。

4.下肢深静脉血栓的护理

早期下床活动和床上主动肢体运动是有效的预防措施，对于能下床活动的患者，鼓励早期下床适当活动；已出现下肢深静脉血栓者，应抬高患肢、制动。

5.大小便的护理

每日给予充足的水分，可增加粗纤维食物，养成每日或隔日排便习惯。保持尿道口及会阴部清洁；锻炼膀胱括约肌功能；对于有保留尿管的患者，应定期更换导尿管与引流袋。

6.饮食护理

给予低盐、低脂饮食。对患者进行吞咽功能评估，如有吞咽困难、饮水呛咳时，则遵医嘱安置胃管，给予鼻饲流质，通过胃肠道营养支持的方式保证患者的营养需求。如有糖尿病者予以糖尿病饮食。

7.用药护理

①溶栓治疗时护士应认真阅读药物说明书，严格按照用药要求使用，严密监测血压；用药后观察舌和唇有无水肿；观察皮肤、黏膜有无瘀点、瘀斑等出血倾向。久服阿司匹林时可引起不同程度的胃肠道反应或溃疡病，应注意观察。②抗凝治疗时应注意观察大便情况，必要时送检粪潜血和检查全血细胞记数；预防消化道出血。③使用改善微循环的药物，如右旋糖酐-40，可有过敏反应，如发热、皮疹等，应注意观察。④应用抗凝及溶栓药物：如患者再次出现偏瘫或原有症状加重等，应考虑是否为梗死灶扩大或并发颅内出血等；同时应观察全身情况，及早发现是否有栓子脱落引起栓塞，如肠系膜上静脉栓塞后可出现腹痛，有肢体血液循环障碍时，出现皮肤肿胀、发绀，进一步可导致功能障碍。

8.心理护理

不同程度的神经功能废损症状常常使患者生活不能自理，性情变得急躁，甚至发脾气，同时也会产生自卑、消极的心理状态，常影响疾病的康复，甚至会使血压升高、病情加重。应主动关心患者，教会患者一些应对困难的办法，如利用身体语言交流、书面交流、定时体位的更换等。嘱家属给予患者物质和精神上的支持，鼓励或组织病友之间交流经验，树立患者战胜疾病的信心。

【健康指导】

适度参加一些体育活动。积极治疗原发病，如高血压、高脂血症、糖尿病等。以低脂、高维生素饮食为宜，忌烟、酒。积极治疗 TIA，以减少脑血栓形成的发病率。老年人晨间睡醒时不要急于起床，最好安静 10 分钟后缓慢起床，以防直立性低血压致脑血栓形成。

(二)脑栓塞

脑栓塞是指各种栓子沿血液循环进入颅内动脉系统,导致血管腔急性闭塞,血流中断,引起相应供血区的脑组织坏死及脑功能障碍,并出现局灶性神经功能缺损的症状和体征,占脑梗死的15%~20%。

【病因与发病机制】

脑栓塞的栓子来源可分为心源性、非心源性、来源不明性三大类。

(1)心源性栓子为脑栓塞最常见的原因,在发生脑栓塞的患者中一半以上为风湿性心脏病二尖瓣狭窄合并心房颤动,风湿性心脏病患者中发生脑栓塞的占14%~48%。亚急性细菌性心内膜炎瓣膜上的炎性赘生物脱落、心肌梗死或心肌病时心内膜病变形成的附壁血栓脱落均可形成栓子,心脏黏液瘤、二尖瓣脱垂等也可引起脑栓塞。

(2)非心源性栓塞常见的为主动脉弓及其发出的大血管的动脉粥样硬化斑块和附着物脱落,引起血栓栓塞。其他非心源性栓子还包括骨折和手术引起的脂肪栓子、肺部感染性脓栓、癌性栓子、寄生虫虫卵栓子、潜水员或高空飞行员发生减压病时的气体栓子等。

(3)来源不明性栓子指虽经过仔细检查也未能找到栓子来源。

【临床表现】

脑栓塞最常见于颈内动脉系统,特别是大脑中动脉。任何年龄均可发病,但以青壮年多见。起病急骤是主要特征,常在数秒钟或数分钟内发展到高峰。4/5患者栓塞发生在大脑中动脉及分支,出现局限性抽搐、偏瘫、偏身感觉障碍、失语等,可有轻度意识障碍。栓子若进入基底动脉主干可突然昏迷、全身抽搐,患者因脑水肿或发生脑疝而死亡。

【诊断要点】

对年轻患者出现突然偏瘫、一过性意识障碍,症状在数秒至数分钟内达到高峰,其他部位栓塞或有心脏病史者诊断不难。头颅CT和MRI检查可确定栓塞的部位、数量及是否伴出血,有助于明确诊断。中老年患者应注意与脑血栓形成和脑出血等相鉴别。

【治疗要点】

脑栓塞治疗包括脑部病变及引起栓塞的病因治疗两个方面,脑部病变的治疗与脑血栓形成相同;原发病的治疗在于根除栓子来源,防止脑栓塞复发,主要为心脏疾患的药物和手术治疗(如心间隔缺损的修补、心瓣膜分离术、瓣膜移植术、心脏肿瘤手术等)、细菌性心内膜炎的抗生素治疗、减压并行高压氧舱治疗等。

四、脑出血患者的护理

脑出血(ICH)是指原发性非外伤性脑实质内出血,也称自发性脑出血,占急性脑血管病的20%~30%。脑出血的发病率为每年60~80/10万人口,在我国占急性脑血管病的30%左右。急性期病死率为30%-40%,是急性脑血管病中最高的。在脑出血中,大脑半球出血约占80%,脑干和小脑出血约占20%。脑出血预后与出血部位、出血量、病因和全身状态有关,脑干、丘脑、脑室大量出血预后差。高血压是脑出血最常见的原因,高血压伴颅内小动脉硬化、血压骤升可引起动脉破裂出血。

【病因和发病机制】

1.病因

多数ICH是因高血压所致,以高血压合并小动脉硬化最常见,其他原因包括脑动脉硬化、血液病(白血病、再生障碍性贫血、血小板减少性紫癜)、颅内动脉瘤、脑内动静脉畸形、脑动脉炎、脑瘤以及应用抗凝治疗、溶栓治疗时也可并发脑出血。

2.发病机制

脑出血的发病多是在原有高血压和脑血管病变的基础上,用力和情绪改变等外加因素使血压进一步骤升所致。其发病机制可能与下列因素有关:

(1)高血压使颅内小动脉形成微动脉瘤,微动脉瘤可能破裂而引起脑出血;

(2)高血压引起颅内小动脉痉挛,可能造成其远端脑组织缺氧、坏死,发生点状出血和脑水肿,出血区融合扩大而成大片出血;

(3)颅内动脉壁薄弱,无外弹力纤维层,其外层结缔组织和中层肌细胞在结构上均少;

(4)大脑中动脉与其所发出的深穿支豆纹动脉呈直角,豆纹动脉承受的血流压力高,因此当血压骤然升高时此区血管最易破裂。

【临床表现】

由于高血压发病有年轻化趋势,因此在年轻的高血压患者中也可发生脑出血。起病突然,多无前驱症状,常在情绪激动、过分兴奋、劳累、用力排便或脑力紧张活动时发病,伴有血压明显升高,数分钟至数小时内病情发展到高峰,主要表现为头痛、呕吐、意识障碍、偏瘫、失语、大小便失禁等。严重者出现潮式呼吸或不规则呼吸、深昏迷、四肢呈弛缓状态,此时局灶性神经体征不易确定,查体时可能发现轻度脑膜刺激症状以及局灶性神经受损体征。按不同部位脑出血的临床表现分述如下:

1.基底节出血

基底节出血占全部脑出血的70%,壳核出血最常见,其次是丘脑出血。由于出血常累及内囊,且以内囊损害的体征为突出表现,故也称内囊区出血。按其出血与内囊的关系可分为:①外侧型出血:位于外囊、壳核和带状核附近;②内侧型出血:位于内囊内侧和丘脑附近,血液常破人第三脑室和侧脑室,可直接破坏下丘脑甚至中脑;③混合型出血:常为内侧型或外侧型扩延的结果,出血范围较大。内囊出血的临床表现可分为轻症和重症,部分轻症亦可发展为重症。轻症多属于外侧型出血,突然头痛、呕吐、意识清楚或轻度障碍,典型的内囊出血表现为“三偏征”,即病灶对侧的偏瘫、偏身感觉障碍和病灶对侧同相偏盲,头和眼向病灶侧凝视,呈“凝视病灶”状,在优势半球伴有失语。重症多属于内侧型或混合型,发病急、昏迷快而深、鼾声呼吸、呕吐、两侧瞳孔不等大;如呕吐咖啡样液体,多系丘脑下部受损产生的急性胃黏膜损伤引起的出血;瞳孔表现为出血侧瞳孔散大,或先缩小后散大,都是天幕疝的表现。

2.脑桥出血

脑桥出血占脑出血的10%,多由基底动脉脑桥支破裂所致。出血往往先从一侧脑桥开始,表现为交叉性瘫痪,头和眼向病灶对侧凝视,呈“凝视瘫肢”状。大量出血(血肿>10 mL)常破入第四脑室或波及对侧,患者迅速进入昏迷,四肢瘫和去大脑强直发作,双侧病理反射阳性,两侧瞳孔“针尖样”大小,中枢性高热,呼吸不规则。病情常迅速恶化,多数在24～48小时内死亡。

3.小脑出血

小脑出血占脑出血的10%,大多意识清楚或有轻度的意识障碍,后枕部头痛、眩晕、呕吐、一侧肢体共济失调,可有脑神经麻痹、眼球震颤,但无肢体瘫痪。如出血量大,病情迅速进展,

12～24 小时内出现昏迷、中枢性呼吸衰竭，最后发生枕骨大孔疝死亡。

4.脑室出血

脑室出血占脑出血的 3%～5%，多数为继发性脑室出血，由于丘脑出血后破入侧脑室，或小脑出血、脑桥出血破入第四脑室。大量脑室出血发病急骤，头痛、立即昏迷、迅速出现去大脑强直、呕吐咖啡色残渣样液体、高热、多汗和瞳孔极度缩小，病程短，预后不良，多迅速死亡。

【诊断要点】

对于 50 岁以上有长期高血压史的患者，情绪激动或体力活动时突然发病，迅速出现不同程度的意识障碍、颅内压增高症状，伴偏瘫、失语等体征，血压明显升高，结合 CT 检查有助于明确诊断。

【治疗要点】

急性期治疗的主要原则是防止再出血、控制脑水肿、降低颅内压、调整血压、维持生命功能和防治并发症。

1.一般治疗

密切观察生命体征、瞳孔和意识变化，保持呼吸道通畅，必要时吸氧，有消化道出血宜禁食 24～48 小时。保证患者的水、电解质平衡和营养。患者卧床休息，减少探视，保持环境安静。

2.控制脑水肿、降低颅内压

本方法是脑出血急性期处理的一个重要环节。由于脑出血后脑实质内突然出现了血肿的占位效应，可使颅内压急剧增高，引起脑疝而危及生命，因此应立即使用脱水剂。临床上最常用渗透性脱水剂，如 20%甘露醇 125～250 mL 在 30 分钟内快速静脉滴注，每天 2～3 次，并可用呋塞米交替注射，维持渗透压梯度。也可用 10%甘油果糖 250～500 mL 静脉滴注，每天 1～2 次，甘油脱水作用较甘露醇温和。一般认为，对脑出血有明显脑水肿、需快速脱水降低颅内压者，应首先使用 20%甘露醇，静脉快速点滴或推注，连用 3～5 天后，待颅内压增加有所缓解后再改用 10%甘油果糖静脉滴注。急性期短期使用肾上腺糖皮质激素有助于减轻脑水肿，但对高血压、动脉粥样硬化、溃疡病、糖尿病有不利作用，故应慎用，更不可长期使用。

3.控制高血压

一般不必使用降血压药物，因为颅内压增高时为了保证脑组织供血，血压会代偿性升高。当收缩压超过 26.7 kPa(200 mmHg)时，可适当给予作用温和的降压药物，如呋塞米、硫酸镁等。急性期后血压仍持续过高时可系统应用降压药。

4.止血药和凝血药的使用

一般不用止血药，但如合并消化道出血或有凝血障碍时，可使用止血药。常用的有氨基己酸(EACA)、氨甲苯酸(PAMBA)、氨甲环酸(止血环酸)、酚磺乙胺(止血敏)等，近年来用奥美拉唑、巴曲酶等治疗消化道出血效果亦好。

5.手术治疗

对脑叶或壳核出血在 40～50 mL 以上和小脑出血量在 10 mL 以上，均可考虑手术治疗。常用的手术方法有开颅清除血肿、钻孔扩大骨窗血肿清除术、锥孔血肿吸除术、立体定位血肿引流术、脑室引流术等。

【常见护理诊断/问题】

1.生活自理缺陷

与意识障碍、瘫痪有关。

2.语言沟通障碍

与脑出血部位、范围有关。

3.有受伤的危险

与脑出血导致脑功能损害、意识障碍有关。

4.有皮肤完整性受损的危险

与长期卧床、意识障碍、运动功能受损有关。

5.营养失调:低于机体需要量

与吞咽困难、意识障碍有关。

6.潜在并发症

脑水肿、脑疝、消化道出血、坠积性肺炎、泌尿系统感染。

【护理措施】

1.饮食护理

发病24小时内禁食。当意识清醒后,评估患者吞咽功能,给予患者适宜的饮食。如为普通饮食,一般在进餐前后尽可能使患者保持一定时间的坐姿,以利食物下行。发病3天后,如神志仍不清楚者,予鼻饲流质。因颊肌麻痹导致食物由一侧口角流出者,应将食物送至口腔近舌根处。

2.病情观察

观察生命体征和神志、瞳孔的变化,并做好详细记录;观察有无剧烈头痛、呕吐、视盘水肿、血压升高、脉搏变慢、呼吸不规则、瞳孔改变、意识障碍加重等脑疝先兆。一旦出现,应及时通知医师,配合抢救。

3.避免使颅压增高的因素

急性期尽量避免不必要的搬动,减少病室声光刺激,限制探视,患者应绝对卧床休息。尽量避免如情绪激动、呼吸道阻塞、躁动挣扎、抽搐、剧烈咳嗽、用力排便、高压灌肠等一切有可能增加颅内压的因素。同时,各项护理操作如翻身、吸痰、鼻饲等动作均需轻慢,应集中完成各项诊疗操作。

4.预防压疮

每1~2小时翻身1次,保持床铺平整、干燥、无屑,防止压疮形成。

5.用药护理

遵医嘱使用止血、降低颅内压等药物,注意观察其疗效和不良反应。大剂量的甘露醇可以引起肾功能损害,甘油果糖可引起溶血和血红蛋白尿。

6.心理护理

脑出血经过治疗后都留下不同程度神经功能废损的症状,患者在心理上会产生抑郁和焦虑情绪。护士应评估社会支持系统,良好的社会支持有利于健康,并可以有效地减少抑郁症状,重视对患者的心理护理,使患者早日回归社会。

【健康指导】

指导患者避免情绪激动和不良刺激，戒烟、忌酒，给予低脂饮食，生活要有规律，要劳逸结合。指导脑出血患者应学会监测血压的方法，在专科医师的指导下规律地服用降压药，血压控制在18.6/12kPa(140/90 mmHg)以下。告诉患者需要就诊的症状及就诊途径。

五、蛛网膜下隙出血患者的护理

蛛网膜下隙出血(SAH)是指颅内血管破裂后，血液直接流入蛛网膜下隙引起的一种临床综合征，可分为两种：①原发性SAH：脑表面或脑底部的血管破裂，血液直接流入或主要流入蛛网膜下隙；②继发性SAH：脑实质内出血，形成血肿，溃破后，血液穿过脑组织而流入脑室及蛛网膜下隙。蛛网膜下隙出血占急性脑卒中的10%，占出血性脑卒中的20%。其总体发病率约为9/10万，在不同国家存在很大差异，在某些国家可高达20/10万，发病最初数月内病死率为50%～60%。

【病因和发病机制】

1.病因

根据发病的原因不同，将其分为外伤性和非外伤性两大类。此处主要介绍非外伤性(即自发性)SAH。颅内动脉瘤为最常见的病因，占50%～80%，其中先天性粟粒样动脉瘤引起蛛网膜下隙出血约占75%，其他包括脑血管畸形、环中脑非动脉瘤性SAH、高血压脑动脉粥样硬化、血液疾病、脑底异常血管网病等。

2.发病机制

由于蛛网膜下隙出血的病因不同，其发病机制也不同。一般来说，动脉瘤好发于脑底动脉环交叉处，由于该处动脉内弹力层和肌层的先天性缺陷，在血液涡流的冲击下渐向外突出而形成动脉瘤；脑血管畸形的血管壁常常为先天性发育不全、变性、厚薄不一；脑动脉硬化时，脑动脉中纤维组织替代了肌层，内弹力层变性、断裂和胆固醇沉积于内膜，加上血流的冲击，逐渐扩张而形成动脉瘤。因此，在脑血管发生了上述病变的基础上，当重体力劳动、情绪改变、血压突然升高以及酗酒时，脑表面及脑底部血管发生破裂，血液流入蛛网膜下隙。

【临床表现】

SAH的典型临床特点是突然发生剧烈头痛、呕吐、意识障碍、痫性发作、脑膜刺激征和血性脑脊液。发病前多有剧烈运动、劳累、情绪激动、酗酒、用力咳嗽和排便等诱因。半数患者有不同程度的意识障碍。

体征方面最具有特征性者为颈项强直等脑膜刺激征，多在发病后30分钟内出现。有时脑膜刺激征是SAH唯一的临床表现。一侧动眼神经麻痹是最常见的脑神经体征，提示该侧后交通支动脉瘤。眼底检查特征性表现为玻璃体下片状出血，但临床少见；约10%的病例可见视盘水肿。局限性神经体征，如偏瘫、偏盲、失语等少见，多与出血破入脑实质，直接破坏和压迫脑组织或脑血管痉挛导致脑梗死有关。

老年患者临床表现常不典型，头痛、呕吐、脑膜刺激征都可不明显，精神障碍较明显。个别重症患者可很快进入深昏迷，出现去大脑强直，因脑疝形成而迅速死亡。

【诊断要点】

对于突然出现的剧烈头痛、呕吐、脑膜刺激征阳性的患者，常规CT检查多可确诊。对疑似患者可做脑脊液检查确立诊断，以防漏诊。

【治疗要点】

蛛网膜下隙出血的内科治疗原则是去除引起 SAH 的病因，防治继发性脑血管痉挛、脑积水，制止继续出血和预防复发。

1.一般处理

急性 SAH 的一般处理与高血压性脑出血相同，应绝对卧床休息 4～6 周，一切可能使患者的血压和颅内压增高的因素均应尽量避免。对头痛和躁动不安者应用足量的止痛、镇静剂，以保持患者安静休息，如索米痛片、异丙嗪、可待因，必要时可短期用布桂嗪 30 mg 口服或 0.1 g肌内注射。

2.止血药物的应用

为制止继续出血和预防再出血，一般主张在急性期使用止血药，对避免早期再出血确有帮助。常用氨基己酸(EACA)，抑制纤维蛋白溶酶原的形成，对因纤维蛋白溶解活性增高所致的出血有良好的效果，通常用量为 18～24g 加入 5%葡萄糖液内静脉滴注，连续使用 7～10 天，改口服，逐渐减量，用药时间不宜少于 3 周。其他有氨甲苯酸、氨甲环酸等。

3.调控血压

去除疼痛等诱因后，若平均动脉压>16kPa(120 mmHg)或收缩压>24kPa(180 mmHg)，可在严密监测下应用短效降压药，使血压稳定在正常或发病前的水平。降压过程中应避免突然将血压降得过低。

4.防止迟发性脑血管痉挛

普遍认为凡降低细胞内 Ca^{2+} 水平的途径均能扩血管，解除 SAH 引起的血管痉挛。如应用尼莫地平 24～48mg 静脉滴注，每天 1 次，连续 7～10 天；或在出血后口服尼莫地平 60 mg，每天 6 次，连续 21 天；异丙肾上腺素 0.4～0.8mg 加入 5%葡萄糖 150 mL 静脉滴入，每天 3 次；利多卡因 2g 加入 5%葡萄糖盐水 500 mL 中，由另一肢体静脉缓慢滴入，24 小时一次。当病情稳定或好转后，可于 1～2 天后逐渐减量，共用 2～9 天。

5.脑积水的防治

轻度的急、慢性脑积水都应先行药物治疗，给予乙酰唑胺等药物减少脑脊液分泌，酌情选用甘露醇、呋塞米等；脑室穿刺脑脊液外引流术适用于 SAH 脑室积血扩张或形成铸型出现急性脑积水，经内科治疗后症状仍进行性加剧，不能耐受开颅手术者。紧急脑室穿刺外引流术可降低颅内压，改善脑脊液循环，能使 50%～80%的患者症状改善。引流术后应尽快夹闭动脉瘤。

6.脑脊液置换

目前尚有争议。

7.手术和介入治疗

对颅内动脉瘤、动静脉畸形等进行手术和介入治疗是病因治疗的根本。

【常见护理诊断/问题】

1.疼痛：头痛

与 SAH 致颅内压增高以及感觉神经受刺激有关。

2.潜在并发症

再出血、脑疝。

【护理措施】

1.缓解头痛

用视觉模拟评分法(VAS)对患者进行头痛程度的评估，了解患者的头痛程度。遵医嘱使用脱水剂、镇痛药等缓解头痛，同时教会患者运用非侵袭性减轻疼痛的技巧，如缓慢地深呼吸、全身肌肉放松、意象法、分散注意力法等。在心理疏导的同时，每天常规两次按摩疼痛部位。观察患者头痛的缓解情况，及时调整护理措施。

2.预防再出血

嘱患者绝对卧床休息4～6周，减少探视人员。避免剧烈活动和用力排便，保持情绪稳定，多食水果、蔬菜，保持大便通畅，以免诱发再出血。应密切观察患者症状、体征好转后有无再次剧烈头痛、恶心、呕吐、意识障碍加重和原有体征出现等表现，若出现以上症状及时报告医师。

3.用药护理

快速滴入20%甘露醇。缓慢静脉滴注氨甲苯酸，以免导致血压下降。尼莫地平治疗过程中可能出现头晕、头痛、胃肠不适、皮肤发红、多汗、心动过缓或过速等，应注意调节、控制好输液速度，并密切观察用药反应，如有异常及时报告医师。

4.预防脑疝发生

护理措施参见本节“脑出血患者的护理”。

【健康指导】

向患者和家属介绍疾病的病因、诱因、临床表现、相关检查、病程和预后、防治原则和自我护理的方法。避免情绪激动、用力等导致血压升高、诱发再出血的因素，保持稳定情绪，多吃蔬菜、水果，养成良好的排便习惯。女性患者1～2年内避免妊娠和分娩。必要时定期到医院复查。

第二章　外科护理

第一节　甲状腺功能亢进症

甲状腺功能亢进症（简称甲亢）是由多种病因引起的甲状腺激素分泌过多的常见内分泌病。多发生于女性，发病年龄以 20～40 岁女性为最多，临床以弥漫性甲状腺肿大、神经兴奋性增高、高代谢综合征和突眼为特征。

一、病因

甲状腺功能亢进症的病因及发病机制主要与以下因素有关。

（一）自身免疫性疾病

已发现多种甲状腺自身抗体，包括有刺激性抗体和破坏性抗体，其中最重要的抗体是 TSH 受体抗体（TRAb）。TRAb 在本病患者血清阳性检出率为 90%左右。该抗体具有加强甲状腺细胞功能的作用。

（二）遗传因素

可见同一家族中多人患病，甚至连续几代有患病。同卵双胞胎日后患病率高达 50%。本病患者家族成员患病率明显高于普通人群。研究表明：本病有明显的易感基因存在。

（三）精神因素

精神因素可能是本病的重要诱发因素。

二、临床表现

（一）高代谢症群

怕热、多汗、体重下降、疲乏无力、皮肤温暖湿润、可有低热（体温＜38 ℃），碳水化合物、蛋白质及脂肪代谢异常。

（二）神经系统

神经过敏、烦躁多虑、多言多动、失眠、多梦、思想不集中。少数患者表现为寡言抑郁、神情淡漠、舌平伸及手举细震颤、腱反射活跃、反射时间缩短。

（三）心血管系统

心悸及心动过速，常达 100～120 次/分，休息与睡眠时心率仍快，收缩压增高，舒张压降低，脉压差增大，严重者发生甲亢性心脏病，症状如下：①心律失常，最常见的是心房纤颤。②心肌肥厚或心脏扩大。③心力衰竭。

（四）消化系统

食欲亢进，大便次数增多或腹泻，肝脏受损，重者出现黄疸，少数患者（以老年人多见）表现厌食，病程长者表现为恶病质。

(五)运动系统

慢性甲亢性肌病、急性甲亢性肌病、甲亢性周期性四肢麻痹、骨质稀疏。

(六)生殖系统

女性月经紊乱或闭经、不孕,男性性功能减退、乳房发育、阳痿及不育。

(七)内分泌系统

本病可以影响许多内分泌腺体,其中垂体-性腺异常和垂体-肾上腺异常较明显。前者表现性功能和性激素异常,后者表现色素轻度沉着和血 ACTH 及皮质醇异常。

(八)造血系统

部分患者伴有贫血,其原因主要是铁利用障碍和维生素 B_{12} 缺乏。部分者有白细胞和血小板减少,其原因可能是自身免疫破坏。

(九)甲状腺肿大

甲状腺肿大常呈弥漫性,质较柔软、光滑,少数为结节性肿大,质较硬,可触及震颤和血管杂音(表 2-1)。

表 2-1　甲状腺肿大临床分度

分度	体征
Ⅰ	甲状腺触诊可发现肿大,但视诊不明显
Ⅱ	视诊即可发现肿大
Ⅲ	甲状腺明显肿大,其外界超过胸锁乳突肌外缘

(十)突眼多为双侧性

1.非浸润性突眼(称良性突眼)

良性突眼主要由于交感神经兴奋性增高影响眼睑和睑外肌,突眼度小于 18 mm,可出现下列眼征。

(1)凝视征:睑裂增宽,呈凝视或惊恐状。

(2)瞬目减少征:瞬目少。

(3)上睑挛缩征:上睑挛缩,而下视时,上睑不能随眼球同时下降,致使上方巩膜外露。

(4)辐辏无能征:双眼球内聚力减弱。

2.浸润性突眼(称恶性突眼)

突眼度常大于 19 mm,患者有畏光、流泪、复视、视力模糊、结膜充血水肿、灼痛、刺痛、角膜暴露,易发生溃疡,重者可失明。

三、实验室检查

(一)反映甲状腺激素水平的检查

1.血清 TT_3(总 T_3)、TT_4(总 T_4)测定

95%~98%的甲亢患者 TT_3、TT_4 增高,以 TT_3 增高更为明显。少数患者只有 TT_3 增高,TT_4 则在正常范围。

2.血清 FT_3(游离 T_3)、FT_4(游离 T_4)测定

FT_3、FT_4 是有生物活性的部分。诊断优于 TT_3、TT_4 测定。

3.基础代谢率测定

基础代谢率＞＋15％。

(二)反映垂体-甲状腺轴功能的检查

(1)血 TSH 测定：血中甲状腺激素水平增高可以抑制垂体 TSH 的分泌，因此，甲亢患者血清 TSH 水平降低。

(2)甲状腺片抑制试验有助于诊断。

(三)鉴别甲亢类型的检查

(1)甲状腺吸 ^{131}I 率：摄取率增高、高峰前移，且不被甲状腺激素抑制试验所抑制。

(2)甲状腺微粒体抗体(TMAb)，甲状腺球蛋白抗体(TGAb)：桥本甲状腺炎伴甲亢患者 TGAb、TMAb 可以明显增高。

(3)甲状腺扫描：对伴有结节的甲亢患者有一定的鉴别诊断价值。

四、护理观察要点

(一)病情判断

以下情况出现提示病情严重。

(1)甲亢患者在感染或其他诱因下，可能会诱发甲亢危象，在甲亢危象前，临床常有一些征兆：①出现精神意识的异常，突然表现为烦躁或嗜睡。②体温增高超过 39 ℃。③出现恶心，呕吐或腹泻等胃肠道症状。④心率在原有基础上增加至 120 次/分以上，应密切观察，警惕甲亢危象的发生。

(2)甲亢患者合并有甲亢性心脏病，提示病情严重，表现为心律失常、心动过速或出现心力衰竭。

(3)患者合并甲亢性肌病，其中危害最大的是急性甲亢肌病，严重者可因呼吸肌受累致死。

(4)恶性突眼患者有眼内异物感、怕光流泪、灼痛、充血水肿常因不能闭合导致失明，会给患者带来很大痛苦，在护理工作中要细心照料。

(二)对一般甲亢患者观察要点

(1)体温、脉搏、心率(律)、呼吸改变。

(2)每日饮水量、食欲与进食量、尿量及液体量出入平衡情况。

(3)出汗、皮肤状况、大便次数、有无腹泻、脱水症状。

(4)体重变化。

(5)突眼症状改变。

(6)甲状腺肿大情况。

(7)精神、神经、肌肉症状：失眠、情绪不安、神经质、指震颤、肌无力、肌力消失等改变。

五、具体护理措施

(一)一般护理

(1)休息：①因患者常有乏力、易疲劳等症状，故需有充分的休息、避免疲劳，且休息可使机体代谢率降低。②重症甲亢及甲亢合并心功能不全、心律失常，低钾血症等必须卧床休息。③病区要保持安静，室温稍低、色调和谐，避免患者精神刺激或过度兴奋，使患者得到充分的休息。

(2)为满足机体代谢亢进的需要，给予高热量、高蛋白、高维生素饮食，并多给饮料以补充出汗等所丢失的水分，忌饮浓茶、咖啡等兴奋性饮料，禁用刺激性食物。

(3)由于代谢亢进、产热过多、皮肤潮热多汗，应加强皮肤护理。定期沐浴，勤更换内衣，尤其对多汗者要注意观察，在高热盛暑期，更要防止中暑。

(二)心理护理

(1)甲亢是与神经、精神因素有关的内分泌系统心身疾病，必须注意对躯体治疗的同时进行精神治疗。

(2)患者常有神经过敏、多虑、易激动、失眠、思想不集中、烦躁易怒，严重时可抑郁或躁狂等，任何不良刺激均可使症状加重，故医护人员应耐心、温和、体贴，建立良好的护患关系，解除患者焦虑和紧张心理，增强治愈疾病的信心。

(3)指导患者自我调节，采取自我催眠、放松训练、自我暗示等方法来恢复已丧失平衡的心身调节能力，必要时辅以镇静、安眠药。同时医护人员给予精神疏导、心理支持等综合措施，促进甲亢患者早日康复。

六、检查护理

(一)基础代谢率测定(BMR)护理

(1)测试前晚必须睡眠充足，过度紧张、易醒、失眠者可服用小剂量镇静剂。

(2)试验前晚8时起禁食，要求测试安排在清晨初醒卧床安静状态下测脉率与脉压，采用公式BMR=(脉率+脉压)−111进行计算，可作为治疗效果的评估。

(二)摄^{131}I率测定护理

甲状腺具有摄取和浓集血液中无机碘作为甲状腺激素合成的原料，一般摄碘高低与甲状腺激素合成和释放功能相平行，临床由此了解甲状腺功能。

1.方法

检查前日晚餐后不再进食，检查日空腹8：00服^{131}I，服后2、4、24小时测定其摄^{131}I放射活性值，然后计算^{131}I率。

2.临床意义

正常人2小时摄^{131}I率<15%，4小时<25%，24小时<45%，摄碘高峰在24小时，甲亢患者摄碘率增高，高峰前移。

3.注意事项

做此试验前，必须禁用下列食物和药品：①含碘较高的海产食品，如鱼虾、海带、紫菜；含碘中药，如海藻、昆布等，应停服1个月以上。②碘剂、溴剂及其他卤族药物，亦应停用1个月以上。③甲状腺制剂(甲状腺干片)应停服1个月。④硫脲类药物，应停用2周。⑤如用含碘造影剂，至少要3个月后才进行此项检查。

(三)甲状腺片(或T_3)抑制试验

正常人口服甲状腺制剂可抑制垂体前叶分泌TSH，因而使摄碘率下降。甲亢患者因下丘脑-垂体-甲状腺轴功能紊乱，服甲状腺制剂后，摄碘率不被抑制。亦可用于估计甲亢患者经药物长期治疗结束后，其复发的可能性。

1.方法

(1)服药前1天做^{131}I摄取率测定。

(2)口服甲状腺制剂,如甲状腺干片40 mg,每日3次,共服2周;或T_3 20/μg,每日3次,共服7天。

(3)服药后再作^{131}I摄取率测定。

2.临床意义

单纯性甲状腺肿和正常人^{131}I抑制率大于50%,甲亢患者抑制率小于50%。

3.注意事项

(1)一般注意事项同摄^{131}I试验。

(2)老年人或冠心病者不宜做此试验。

(3)服甲状腺制剂过程中要注意观察药物反应,如有明显高代谢不良反应应停止进行。

(四)血T_4(甲状腺素)和T_3(三碘甲腺原氨酸)测定

二者均为甲状腺激素,T_3、T_4测定是目前反映甲状腺功能比较敏感而又简便的方法,检查结果不受血中碘浓度的影响。由于T_3、T_4与血中球蛋白结合,故球蛋白高低对测定结果有影响。一般TT_3、TT_4、FT_3、FT_4、TSH共五项指标,采静脉血4 mL送检即可,不受饮食影响。

七、治疗护理

甲亢发病机制未完全明确,虽有少部病例可自行缓解,但多数病例呈进行性发展,如不及时治疗可诱发甲亢危象和其他并发症。治疗目的是切除、破坏甲状腺组织或抑制甲状腺激素的合成和分泌,使循环中甲状腺激素维持在生理水平;控制高代谢症状,防治并发症。常用治疗方法有药物治疗、手术次全切除甲状腺、放射性碘治疗三种方法。

(一)抗甲状腺药物

常用硫脲类衍生物如他巴唑、甲基(或丙基)硫氧嘧啶。主要作用是阻碍甲状腺激素的合成,对已合成的甲状腺激素不起作用。适用于病情较轻、甲状腺肿大不明显、甲状腺无结节的患者。用药剂量按病情轻重区别对待,治疗过程常分为以下三个阶段。

1.症状控制阶段

此期约需2～3个月。

2.减量阶段

症状基本消失,心率80次/分左右,体重增加,T_3、T_4接近正常,即转为减量期,此期一般用原药量的2/3量,约需服药3～6个月。

3.维持阶段

一般用原量的1/3量以下,常需6～12个月。

4.用药观察

药物治疗不良反应如下。①白细胞减少,甚至粒细胞缺乏,多发生于用药3～8周,故需每周复查白细胞1次,如WBC<4×10^9/L需加升白细胞药,如WBC<3×10^9/L,应立即停药,如有咽痛、发热等应立即报告医师,必要时应予以保护性隔离,防止感染,并用升白细胞药。②药物疹:可给抗组织胺药物,无效可更换抗甲状腺药物。③突眼症状可能加重。④部分患者可出现肝功能损害。

(二)心得安

心得安为β受体阻滞剂，对拟交感胺和甲状腺激素相互作用所致自主神经不稳定和高代谢症状的控制均有帮助，可改善心悸、多汗、震颤等症状，为治疗甲亢的常用辅助药。有支气管哮喘史者禁用此药。

(三)甲状腺制剂

甲亢患者应用此类药物，主要是为了稳定下丘脑-垂体-甲状腺轴的功能，防止或治疗药物性甲状腺功能减退，控制突眼症状。

(四)手术治疗

1.适应证

(1)明显甲状腺肿大。

(2)结节性甲状腺肿大。

(3)药物治疗复发，或药物过敏。

(4)无放射性碘治疗条件、又不能用药治疗。

2.禁忌证

恶性突眼、青春期、老年心脏病、未经药物充分准备。

3.术后护理

密切观察有否并发症发生，观察有无局部出血、伤口感染、喉上或喉返神经损伤，甲状旁腺受损出现低钙性抽搐或甲亢危象等。

(五)放射性同位素碘治疗

1.适应证

(1)中度的弥漫性甲亢，年龄30岁以上。

(2)抗甲状腺药物治疗无效或不能坚持用药。

(3)有心脏病和肝肾疾病且不宜手术治疗者。

2.禁忌证

(1)妊娠、哺乳期。

(2)年龄30岁以下。

(3)WBC计数低于$3\times10^9/L$者。

3.护理要点

(1)服^{131}I后不宜用手按压甲状腺，要注意观察服药后反应，警惕可能发生的甲亢危象症状。

(2)服药后2小时勿吃固体食物，以防呕吐而丧失^{131}I。

(3)鼓励患者多饮水(2000～3000 mL/d)至少2～3天，以稀释尿液，排出体外。

(4)服药后24小时内避免咳嗽及吐痰，以免^{131}I流失。

(5)服^{131}I后一般要3～4周才见效，此期应卧床休息，如高代谢症状明显者，宜加用心得安，不宜加抗甲状腺药物。

(6)部分患者可暂时出现放射治疗反应，如头昏、乏力、恶心、食欲缺乏等，一般很快消除。

(7)如在治疗后(3～6个月)出现甲减症状，给予甲状腺激素替代治疗。

八、并发症护理

（一）甲亢合并突眼

（1）对严重突眼者应加强思想工作，多关心体贴，帮助其树立治疗的信心，避免烦躁焦虑。

（2）配合全身治疗，给予低盐饮食，限制进水量。

（3）加强眼部护理，对于眼睑不能闭合者必须注意保护角膜和结膜，经常点眼药，防止干燥、外伤及感染，外出戴墨镜或用眼罩以避免强光、风沙及灰尘的刺激。睡眠时头部抬高，以减轻眼部肿胀，涂抗生素眼膏，并戴眼罩。结膜发生充血水肿时，用0.5%醋酸考的松滴眼，并加用冷敷。

（4）突眼异常严重者，应配合医师做好手术前准备，作眶内减压术，球后注射透明质酸酶，以溶解眶内组织的黏多糖类，减低眶内压力。

（二）甲亢性肌病

甲亢性肌病是患者常有的症状，常表现为肌无力、轻度肌萎缩、周期性麻痹。重症肌无力和急性甲亢肌病。要注意在甲亢肌病患者中观察病情，尤其是重症肌无力或急性甲亢肌病患者，有时病情发展迅速出现呼吸肌麻痹、一旦发现，要立即通知医师，并注意保持呼吸道通畅，及时清除口腔内分泌物，给氧，必要时行气管切开。

对吞咽困难及失语者，要注意解除思想顾虑，给予流质或半流质饮食，维持必要的营养素、热量供应，可采用鼻饲或静脉高营养。

（三）甲亢危象

甲亢危象是甲亢患者的致命并发症，来势凶猛，死亡率高。其诱因主要为感染、外科手术或术前准备不充足、应激、药物治疗不充分或间断等，导致大量甲状腺激素释放入血液中，引起机体反应和代谢率极度增高所致。其治疗原则是迅速降低血中甲状腺激素的浓度，控制感染，降温等对症处理。其护理要点如下。

（1）严密观察病情变化，注意血压、脉搏，呼吸、心率的改变、观察神志、精神状态、腹泻、呕吐、脱水状况的改善情况。

（2）安静：嘱患者绝对卧床休息，安排在光线较暗的单人房间内。加强精神护理，解除患者精神紧张，患者处于兴奋状态，烦躁不安时可适当给予镇静剂，如地西泮5～10 mg。

（3）迅速进行物理降温：头戴冰帽、大血管处放置冰袋、必要时可采用人工冬眠。

（4）备好各种抢救药品、器材。

（5）建立静脉给药途径，按医嘱应用下列药物：①丙基硫氧嘧啶600 mg（或他巴唑60 mg）口服，以抑制甲状腺激素合成。不能口服者可鼻饲灌入。②碘化钠0.5～1 g加入10%葡萄糖液内静脉滴注，以阻止甲状腺激素释放入血，亦可用卢戈液30～60滴口服。③降低周围组织对甲状腺激素的反应：常用心得安20 mg，4小时1次。或肌内注射利血平1 mg，每日2次。④拮抗甲状腺激素，应用氢化考的松200～300 mg静脉滴入。

（6）给予高热量饮食，鼓励患者多饮水，饮水量每日不少于2000～3000 mL，昏迷者给予鼻饲饮食。注意水电平衡。有感染者应用有效抗生素。

（7）呼吸困难、发绀者给予半卧位、吸氧（2～4 L/min）。

（8）对谵妄、躁动者注意安全护理，可用床档，防止坠床。

(9)昏迷者防止吸入性肺炎,防止各种并发症。

第二节　急性乳腺炎

一、疾病概述

(一)概念

急性乳腺炎是乳腺的急性化脓性感染。多发生于产后3～4周的哺乳期妇女,以初产妇最常见。主要致病菌为金黄色葡萄球菌,少数为链球菌。

(二)相关病理生理

急性乳腺炎开始时局部出现炎性肿块,数天后可形成单房或多房性的脓肿。表浅脓肿可向外破溃或破入乳管自乳头流出;深部脓肿不仅可向外破溃,也可向深部穿至乳房与胸肌间的疏松组织中,形成乳房后脓肿。感染严重者,还可并发脓毒血症。

(三)病因与诱因

1.乳汁淤积

乳汁是细菌繁殖的理想培养基,引起乳汁淤积的主要原因有:①乳头发育不良(过小或凹陷)妨碍哺乳;②乳汁过多或婴儿吸乳过少导致乳汁不能完全排空;③乳管不通(脱落上皮或衣服纤维堵塞),影响乳汁排出。

2.细菌入侵

当乳头破损时,细菌沿淋巴管入侵是感染的主要途径。细菌也可直接侵入乳管,上行至腺小叶而致感染。细菌主要来自婴儿口腔、母亲乳头或周围皮肤。多数发生于初产妇,因其缺乏哺乳经验;也可发生于断奶时,6个月以后的婴儿已经长牙,易致乳头损伤。

(四)临床表现

1.局部表现

初期患侧乳房红、肿、胀、痛,可有压痛性肿块,随病情发展症状进行性加重,数天后可形成单房或多房性的脓肿。脓肿表浅时局部皮肤可有波动感和疼痛,脓肿向深部发展可穿至乳房与胸肌间的疏松组织中,形成乳房后脓肿和腋窝脓肿,并出现患侧腋窝淋巴结肿大、压痛。局部表现可有个体差异,应用抗生素治疗的患者,局部症状可被掩盖。

2.全身表现

感染严重者,可并发败血症,出现寒战、高热、脉快、食欲减退、全身不适、白细胞上升等症状。

(五)辅助检查

1.实验室检查

白细胞计数及中性粒细胞比例增多。

2.B超检查

确定有无脓肿及脓肿的大小和位置。

3.诊断性穿刺

在乳房肿块波动最明显处或压痛最明显的区域穿刺，抽出脓液可确诊脓肿已经形成。脓液应做细菌培养和药敏试验。

(六)治疗原则

主要原则为控制感染，排空乳汁。脓肿形成以前以抗菌药治疗为主，脓肿形成后，需及时切开引流。

1.非手术治疗

(1)一般处理：①患乳停止哺乳，定时排空乳汁，消除乳汁淤积。②局部外敷，用25%硫酸镁湿敷，或采用中药蒲公英外敷，也可用物理疗法促进炎症吸收。

(2)全身抗菌治疗：原则为早期、足量应用抗生素。针对革兰阳性球菌有效的药物，如青霉素、头孢菌素等。由于抗生素可被分泌至乳汁，故避免使用对婴儿有不良影响的抗菌药，如四环素、氨基苷类、磺胺类和甲硝唑。如治疗后病情无明显改善，则应重复穿刺以了解有无脓肿形成，或根据脓液的细菌培养和药敏试验结果选用抗生素。

(3)中止乳汁分泌：患者治疗期间一般不停止哺乳，因停止哺乳不仅影响婴儿的喂养，且提供了乳汁淤积的机会。但患侧乳房应停止哺乳，并以吸乳器或手法按摩排出乳汁，局部热敷。若感染严重或脓肿引流后并发乳瘘(切口常出现乳汁)需回乳，常用方法：①口服溴隐亭1.25 mg，每日2次，服用7～14天；或口服己烯雌酚1～2 mg，每日3次，2～3天。②肌内注射苯甲酸雌二醇，每次2 mg，每日1次，至乳汁分泌停止。③中药炒麦芽，每日60 mg，分2次煎服或芒硝外敷。

2.手术治疗

脓肿形成后切开引流。于压痛、波动最明显处先穿刺抽吸取得脓液后，于该处切开放置引流，脓液做细菌培养及药物敏感试验。脓肿切开引流时需注意：①切口一般呈放射状，避免损伤乳管引起乳瘘；乳晕部脓肿沿乳晕边缘做弧形切口；乳房深部较大脓肿或乳房后脓肿，沿乳房下缘做弧形切口，经乳房后间隙引流。②分离多房脓肿的房间隔以利引流。③为保证引流通畅，引流条应放在脓腔最低部位，必要时另加切口作对口引流。

二、护理评估

(一)一般评估

1.生命体征(T、P、R、BP)

评估是否有体温升高，脉搏加快。急性乳腺炎患者通常有发热，可有低热或高热；发热时呼吸、脉搏加快。

2.患者主诉

询问患者是否为初产妇，有无乳腺炎、乳房肿块、乳头异常溢液等病史；询问有无乳头内陷；评估有无不良哺乳习惯，如婴儿含乳睡觉、乳头未每日清洁等；询问有无乳房胀痛，浑身发热、无力、寒战等症状。

3.相关记录

体温、脉搏、皮肤异常等记录结果。

（二）身体评估

1.视诊

乳房皮肤有无红、肿、破溃、流脓等异常情况；乳房皮肤红肿的开始时间、位置、范围、进展情况。

2.触诊

评估乳房乳汁淤积的位置、范围、程度及进展情况；乳房有无肿块，乳房皮下有无波动感，脓肿是否形成，脓肿形成的位置、大小。

（三）心理-社会评估

评估患者心理状况，是否担心婴儿喂养与发育、乳房功能及形态改变。

（四）辅助检查阳性结果评估

患者血常规检查示血白细胞计数及中性粒细胞比例升高提示有炎症的存在；根据B超检查的结果判断脓肿的大小及位置，诊断性穿刺后方可确诊脓肿形成；根据脓液的药物敏感试验选择抗生素。

（五）治疗效果的评估

1.非手术治疗评估要点

应用抗生素是否有效果，乳腺炎症是否得到控制，患者体温是否恢复正常；回乳措施是否起效，乳汁淤积情况有无改善，患者乳房肿胀疼痛有无减轻或加重；患者是否了解哺乳卫生和预防乳腺炎的知识，情绪是否稳定。

2.手术治疗评估要点

手术切开排脓是否彻底；伤口愈合情况是否良好。

三、主要护理诊断（问题）

（一）疼痛

与乳汁淤积、乳房急性炎症使乳房压力显著增加有关。

（二）体温过高

与乳腺急性化脓性感染有关。

（三）知识缺乏

与不了解乳房保健和正确哺乳知识有关。

（四）潜在并发症

乳瘘。

四、主要护理措施

（一）对症处理

定时测患者体温、脉搏、呼吸、血压，监测白细胞计数及分类变化，必要时做血培养及药物敏感试验。密切观察患者伤口敷料引流、渗液情况。

1.高热者

给予冰袋、酒精擦浴等物理降温措施，必要时遵医嘱应用解热镇痛药；脓肿切开引流后，保持引流通畅，定时更换切口敷料。

2.缓解疼痛

(1)患乳暂停哺乳,定时用吸乳器吸空乳汁。若乳房肿胀过大,不能使用吸乳器,应每天坚持用手揉挤乳房以排空乳汁,防止乳汁淤积。

(2)用乳罩托起肿大的乳房以减轻疼痛。

(3)疼痛严重时遵医嘱给予止痛药。

3.炎症已经发生

(1)消除乳汁淤积用吸乳器吸出乳汁或用手顺乳管方向加压按摩,使乳管通畅。

(2)局部热敷:每次 20～30 分钟,促进血液循环,利于炎症消散。

(二)饮食与运动

给予高蛋白、高维生素、低脂肪食物,保证足量水分摄入。注意休息,适当运动,劳逸结合。

(三)用药护理

遵医嘱早期使用抗菌药,根据药物敏感试验选择合适的抗菌药,注意评估患者有无药物不良反应。

(四)心理护理

观察了解患者心理状况,给予必要的疾病相关知识宣教,抚慰其紧张急躁情绪。

(五)健康教育

1.保持乳头和乳晕清洁

每次哺乳前后清洁乳头,保持局部干燥清洁。

2.纠正乳头内陷

妊娠期每天挤捏、提拉乳头。

3.养成良好的哺乳习惯

定时哺乳,每次哺乳时让婴儿吸净乳汁,如有淤积及时用吸乳器或手法按摩排出乳汁;培养婴儿不含乳头睡眠的习惯;注意婴儿口腔卫生,及时治疗婴儿口腔炎症。

4.及时处理乳头破损

乳晕破损或皲裂时暂停哺乳,用吸乳器吸出乳汁哺乳婴儿;局部用温水清洁后涂以抗菌药软膏,待愈合后再行哺乳;症状严重时及时诊治。

五、护理效果评估

(1)患者的乳汁淤积情况有无改善,是否学会正确排出淤积乳汁的方法,是否坚持每天挤出已经淤积的乳汁,回乳措施是否产生效果,乳房胀痛有无逐渐减轻。

(2)患者乳房皮肤的红肿情况有无好转,乳房皮肤有无溃烂,乳房肿块有无消失或增大。

(3)患者应用抗生素后体温有无恢复正常,炎症有无消退,炎症有无进一步发展为脓肿。

(4)患者脓肿有无及时切开引流,伤口愈合情况是否良好。

(5)患者是否了解哺乳卫生和预防乳腺炎的知识,焦虑情绪是否改善。

第三节　乳房良性肿瘤

临床常见的乳房良性肿瘤中以纤维腺瘤为最多,约占良性肿瘤的 3/4,其次为乳管内乳头状瘤，约占良性肿瘤的1/5。

一、乳房纤维腺瘤

乳房纤维腺瘤是女性常见的乳房良性肿瘤，好发年龄为20～25岁。其次为15～20岁和25～30岁。

（一）病因

本病的发生与雌激素的作用活跃度密切相关。原因是小叶内纤维细胞对雌激素的敏感性异常增高。可能与纤维细胞所含雌激素受体的量或质的异常有关。雌激素是本病发生的刺激因子，所以纤维腺瘤发生于卵巢功能期。

（二）临床表现

主要为乳房肿块。肿块多发生于乳房外上象限，约75%为单发，少数为多发。肿块增大缓慢，质似硬橡皮球的弹性感，表面光滑，易于推动。月经周期对肿块大小的影响不大。除肿块外，患者常无明显自觉症状。多为无意中扪及。

（三）处理原则

乳房纤维腺瘤虽属良性，癌变可能性很小，但有肉瘤变可能，故手术切除是唯一有效的治疗方法。由于妊娠可使纤维瘤增大，所以妊娠前或妊娠后发现的乳房纤维腺瘤一般应手术切除，并做常规病理学检查。术中应将肿瘤连同其包膜整块切除，周围包裹少量正常乳腺组织为佳。

（四）主要护理诊断/问题

知识缺乏：缺乏乳房纤维腺瘤诊治的相关知识。

（五）护理措施

(1)为患者讲解乳房纤维腺瘤的病因及治疗方法。

(2)行肿瘤切除术后，嘱患者保持切口敷料清洁干燥，及时更换敷料。

(3)指导不手术患者密切观察肿块的变化，明显增大者应及时到医院诊治。

二、乳管内乳头状瘤

乳管内乳头状瘤多见于40～50岁妇女。75%发生在大乳管近乳头的壶腹部，瘤体很小，且有很多壁薄的血管，容易出血。乳管内乳头状瘤属于良性，但有恶变的可能，恶变率为6%～8%。

（一）临床表现

乳头溢血性液为主要表现。无其他自觉症状。多数因瘤体小，常不能触及；偶有较大的肿块。大乳管乳头状瘤，可在乳晕区扪及直径为数毫米的小结节，质软、可推动，轻压之，常可见乳头溢出血性液体。

（二）辅助检查

乳腺导管造影可明确乳管内肿瘤的大小和部位；也可行乳管内镜检查，通过内镜成像技术观察乳腺导管内的情况。

（三）处理原则

以手术治疗为主，行乳腺区段切除并作病理学检查，若有恶变应施行根治性手术。

(四)主要护理诊断/问题

焦虑:与乳头溢液、缺乏乳管内乳头状瘤诊治的相关知识有关。

(五)护理措施

(1)提供疾病的相关知识,减轻患者的焦虑。

(2)对患者讲解乳头溢液的病因、手术治疗的必要性,解除患者的疑虑。

第四节 腹外疝

一、疾病概述

(一)概念

体内某个脏器或组织离开其正常解剖部位,通过先天或后天形成的薄弱点、缺损或孔隙进入另一部位,成为疝。疝多发生于腹部,腹部疝分为腹内疝和腹外疝。腹内疝是由脏器或组织进入腹腔内的间隙囊内形成,如网膜孔疝。腹外疝是腹腔内的脏器或组织连同壁腹膜,经腹壁薄弱点或孔隙,向体表突出所形成。常见的有腹股沟疝、股疝、脐疝、切口疝等。临床上以腹外疝多见。

(二)相关病理生理

典型的腹外疝由疝环、疝囊、疝内容物和疝外被盖等组成。

1.疝环

也称为疝门,是疝突出体表的门户,也是腹壁薄弱点或缺损所在。各类疝多以疝门而命名,如腹股沟疝、股疝、脐疝、切口疝等。

2.疝囊

疝囊是壁腹膜经疝门向外突出形成的囊袋。一般分为疝囊颈、疝囊体、疝囊底3部分。疝囊颈是疝囊与腹腔的连接部,其位置相当于疝环,常是疝囊比较狭窄的部分,也是疝内容物脱出和回纳的必经之处,因疝内容物进出反复摩擦刺激易产生瘢痕而增厚,若疝囊颈狭小易使疝内容物在此处受到嵌闭和狭窄,如股疝和脐疝等。

3.疝内容物

疝内容物是进入疝囊的腹内脏器和组织,以小肠多见,大网膜次之。比较少见的还可有盲肠、阑尾、乙状结肠、横结肠、膀胱等。卵巢及输卵管进入则罕见。

4.疝外被盖

疝外被盖是指疝囊以外的腹壁各层组织,一般为筋膜、皮下组织及皮肤。

(三)病因与诱因

1.基本病因

腹壁强度降低是腹外疝发病的基本病因。腹壁强度降低有先天性和后天性两种情况。

(1)先天性因素:最常见的是在胚胎发育过程中某些组织穿过腹壁的部位,如精索或子宫圆韧带穿过腹股沟管、腹内股动静脉穿过股管、脐血管穿过脐环等处;其他如腹白线发育不全等。

(2)后天性因素:见于手术切口愈合不良、外伤、感染造成的腹壁缺损,腹壁神经损伤、年老、久病、肥胖等所致肌萎缩等。

2.诱发因素

腹内压力增高易诱发腹外疝的发生。引起腹内压力增高的常见原因有慢性咳嗽、慢性便秘、排尿困难(如前列腺增生症、膀胱结石)、腹水、妊娠、搬运重物、婴儿经常啼哭等。正常人因腹壁压力强度正常,虽时有腹内压增高的情况,但不致发生疝。

(四)临床表现

腹外疝有易复性、难复性、嵌顿性和绞窄性等临床类型,其临床表现各异。

1.易复性疝

此症状最常见,疝内容物很容易回纳入腹腔,称为易复性疝。在患者站立、行走、咳嗽等导致腹内压增高时肿块突出,平卧、休息或用手将疝内容物向腹腔推送时可回纳入腹腔。除疝块巨大者可有行走不便和下坠感,或伴腹部隐痛外,一般无不适。

2.难复性疝

疝内容物不能或不能完全回纳入腹腔内,但并不引起严重症状者,称为难复性疝。此类疝内容物大多数为大网膜,滑动性疝也属难复性疝的一种。患者常有轻微不适、坠胀、便秘或腹痛等。

3.嵌顿性疝

疝环较小而腹内压突然增高时,较多的疝内容物强行扩张疝环挤入疝囊,随后由于疝囊颈的弹性回缩,使疝内容物不能回纳,称为嵌顿性疝。此时疝内容物尚未发生血运障碍。多发生于股疝、腹股沟斜疝等。患者可有腹部或包块部疼痛,若嵌顿为肠管可有腹痛、恶心呕吐、肛门停止排便排气等。

4.绞窄性疝

嵌顿若不能及时解除,嵌闭的疝内容物持续受压,出现血液回流受阻而充血、水肿、渗出,并逐渐影响动脉血供,成为绞窄性疝。发生绞窄后,包块局部出现红、肿、痛、热,甚至形成脓肿,全身有畏寒、发热、脱水、腹膜炎、休克等症状。

(五)辅助检查

1.透光试验

用透光试验检查肿块,因疝块不透光,故腹股沟斜疝呈阴性,而鞘膜积液多为透光(阳性),可以此鉴别。但幼儿的疝块,因组织菲薄,常能透光,勿与鞘膜积液混淆。

2.实验室检查

疝内容物继发感染时,血常规检查提示白细胞和中性粒细胞比例升高;粪便检查显示隐血试验阳性或见白细胞。

3.影像学检查

疝嵌顿或绞窄时 X 线检查可见肠梗阻征象。

(六)治疗原则

除少数特殊情况外，腹股沟疝一般均应尽快施行手术治疗。腹股沟疝早期手术效果好、复发率低；若历时过久，疝块逐渐增大后，加重腹壁的损伤而影响劳动力，也使术后复发率增高；而斜疝又常可发生嵌顿或绞窄而威胁患者的生命。股疝因极易嵌顿、绞窄，确诊后应及时手术治疗。对于嵌顿性或绞窄性股疝，则应紧急手术。

1.非手术治疗

(1)棉线束带法或绷带压深环法：适用于 1 岁以下婴幼儿。因为婴幼儿腹肌可随躯体生长逐渐强壮，疝有自行消失的可能。可采用棉线束带或绷带压住腹股沟深环，防止疝块突出。

(2)医用疝带的使用：此方法适用于年老体弱或伴有其他严重疾病而禁忌手术者，可用疝带压迫阻止疝内容物外突。但长期使用疝带可使疝囊颈增厚，增加疝嵌顿的发病率，易与疝内容物粘连，形成难复性疝和嵌顿性疝。

(3)嵌顿性疝的复位：复位方法是将患者取头低足高位，注射吗啡或哌替啶以止痛、镇静并放松腹肌，后用手持续缓慢地将疝块推向腹腔，同时用左手轻轻按摩浅环和深环以协助疝内容物回纳。复位方法应轻柔，切忌粗暴，以防损伤肠管，手法复位后必须严密观察腹部体征，若有腹膜炎或肠梗阻的表现，应尽早手术探查。

2.手术治疗

手术是治疗腹外疝的有效方法，但术前必须处理慢性咳嗽、便秘、排尿困难、腹水、妊娠等腹内压增高因素，以免术后复发。常用的手术方式有以下几种。

(1)疝囊高位结扎术：暴露疝囊颈，予以高位结扎或是贯穿缝合，然后切去疝囊。单纯性疝囊高位结扎适用于婴幼儿或儿童，以及绞窄性斜疝因肠坏死而局部严重感染者。

(2)无张力疝修补术：将疝囊内翻入腹腔，无须高位结扎，而用合成纤维网片填充疝环的缺损，再用一个合成纤维片缝合于后壁，替代传统的张力缝合。传统的疝修补术是将不同层次的组织强行缝合在一起，可引起较大张力，局部有牵拉感、疼痛，不利于愈合。现代疝手术强调在无张力情况下，利用人工高分子修补材料进行缝合修补，具有创伤小、术后疼痛轻、无须制动、复发率低等优点。

(3)经腹腔镜疝修补术：其基本原理是从腹腔内部用网片加强腹壁缺损或用钉(缝线)使内环缩小，可同时检查双侧腹股沟疝和股疝，有助于发现亚临床的对侧疝并同时予以修补。该术式具有创伤小、痛苦少、恢复快、美观等特点，但对技术设备要求高，需全身麻醉，手术费用高，目前临床应用较少。

(4)嵌顿疝和绞窄性疝的手术处理：手术处理嵌顿或绞窄性疝时，关键在于准确判断肠管活力。若肠管坏死，应行肠切除术，不做疝修补，以防感染使修补失败；若嵌顿的肠袢较多，应警惕有无逆行性嵌顿，术中必须把腹腔内有关肠管牵出检查，以防隐匿于腹腔内坏死的中间肠袢被遗漏。

二、护理评估

(一)一般评估

1.生命体征(T、P、R、BP)

发生感染时可出现发热、脉搏细速、血压下降等征象。

2.患者主诉

突出于腹腔的疝块是否可回纳,有无压痛和坠胀感,有无肠梗阻和腹膜刺激征等。

3.相关记录

疝块的部位、大小、质地等;有无腹内压增高的因素等。

(二)身体评估

1.视诊

腹壁有无肿块。

2.触诊

疝块的部位、大小、质地、有无压痛,能否回纳,有无压痛、反跳痛、腹肌紧张等腹膜刺激征。

3.叩诊

无特殊。

4.听诊

无特殊。

(三)心理-社会评估

了解患者有无因疝块长期反复突出影响工作和生活并感到焦虑不安,对手术治疗有无思想顾虑。了解患者家庭经济承受能力,及家属对预防腹内压升高等相关知识的掌握程度。

(四)辅助检查阳性结果评估

了解阴囊透光试验是否阳性,血常规检查有无白细胞计数及中性粒细胞比例的升高,粪便潜血试验是否阳性等,腹部X线检查有无肠梗阻等。

(五)治疗效果的评估

1.非手术治疗评估要点

(1)有无病情变化:观察患者疼痛性状及病情有无变化,若出现明显腹痛,伴疝块突然增大、发硬且触痛明显、不能回纳腹腔,应高度警惕嵌顿疝发生的可能。

(2)有无引起腹内压升高的因素:患者是否戒烟,是否注意保暖防感冒,有无慢性咳嗽、腹水、便秘、排尿困难、妊娠等引起腹内压增高的因素。

(3)棉线束带或绷带压深环的患者:注意观察局部皮肤的血运情况;棉束带是否过松或过紧,过松达不到治疗作用,过紧则使患儿感到不适而哭闹;束带有无被粪尿污染等应及时更换,防止发生皮炎。

(4)使用医用疝带的患者:患者是否正确佩戴疝带,以防因疝带压迫错位而起不到效果;长期戴疝带的患者是否因疝带压迫有不舒适感而产生厌烦情绪,应详细说明戴疝带的作用,使其能配合治疗。

(5)行手法复位的患者:手法复位后24小时内严密观察患者的生命体征,尤其脉搏、血压的变化,注意观察腹部情况,注意有无腹膜炎或肠梗阻的表现。

2.手术治疗评估要点

(1)有无引起腹内压升高的因素:患者是否注意保暖防感冒,是否保持大小便通畅,有无慢性咳嗽、便秘、尿潴留等引起腹内压增高的因素。

(2)术中有无损伤肠管或膀胱:患者是否有急性腹膜炎或排尿困难、血尿、尿外渗等表现,应怀疑术中可能有肠管或膀胱损伤。

(3)局部切口的愈合情况:注意观察有无伤口渗血;有无发生切口感染,注意观察体温和脉搏的变化,切口有无红、肿、疼痛,阴囊部有无出血、血肿。术后48小时后,患者如仍有发热,并有切口处疼痛,则可能为切口感染。

(4)有无发生阴囊血肿:注意观察阴囊部有无水肿、出血、血肿。术后24小时内,阴囊肿胀,呈暗紫色,穿刺有陈旧血液,则可能为阴囊血肿。

三、主要护理诊断(问题)

(一)疼痛

与疝块嵌顿或绞窄、手术创伤有关。

(二)知识缺乏

与缺乏腹外疝成因、预防腹内压增高及促进术后康复的知识有关。

(三)有感染的危险

与手术、术中使用人工合成材料有关。

(四)潜在并发症

1.切口感染

与术中无菌操作不严,止血不彻底,或全身抵抗力弱等有关。

2.阴囊水肿

与阴囊比较松弛、位置低,容易引起渗血、渗液的积聚有关。

四、主要护理措施

(一)休息与活动

术后当日取平卧位,膝下垫一软枕,使髋关节微屈,以降低腹股沟区切口张力和减少腹腔内压力,利于切口愈合和减轻切口疼痛,次日可改为半卧位。术后卧床期间鼓励床上翻身及活动肢体。传统疝修补术后3~5日患者可离床活动,采用无张力疝修补术的患者一般术后次日即可下床活动,年老体弱、复发性疝、绞窄性疝、巨大疝等患者可适当推迟下床活动的时间。

(二)饮食护理

术后6~12小时,若无恶心、呕吐,可进流食,次日可进软食或普食,应多食粗纤维食物,利于排便。行肠切除、肠吻合术者应待肠功能恢复后方可进食。

(三)避免腹内压增高

术后注意保暖,防止受凉、咳嗽,若有咳嗽,教患者用手掌按压伤口处后再咳嗽。保持大小便通畅,及时处理便秘,避免用力排便。术后有尿潴留者应及时处理。

(四)预防阴囊水肿

术后可用丁字带托起阴囊,防止渗血、渗液积聚阴囊。

(五)预防切口感染

术后切口一般不需加沙袋压迫,有切口血肿时应予适当加压。术后遵医嘱使用抗菌药物,并注意保持伤口敷料干燥、清洁,不被粪尿污染,发现敷料脱落或污染应及时更换。

(六)健康教育

1.活动指导

患者出院后生活要规律,避免过度紧张和劳累,应逐渐增加活动量,3个月内应避免重体力劳动或提举重物等。

2.饮食指导

调整饮食习惯,多饮水,多进食高纤维食物,养成定时大便习惯,保持排便通畅。

3.防止复发

减少和消除引起腹外疝复发的因素,并注意避免增加腹内压的动作,如剧烈咳嗽、用力排便等。防止感冒,若有咳嗽应尽早治疗。

4.定期随访

若疝复发,应及早诊治。

五、护理效果评估

(1)患者自述疼痛减轻,舒适感增强。

(2)患者能正确描述形成腹外疝的原因,预防腹内压升高及促进术后康复的有关知识。

(3)患者伤口愈合良好,使用人工合成材料无排斥、感染现象。

(4)患者未发生阴囊水肿、切口感染;若发生,及时发现并处理。

第五节　心脏损伤

心脏损伤是暴力作为一种能量作用于机体,直接或间接转移到心脏所造成的心肌及其结构的损伤,直至心脏破裂。心脏损伤又有闭合性和穿透性损伤的区别。

一、闭合性心脏损伤

心脏闭合性损伤又称非穿透性心脏损伤或钝性心脏损伤。实际发病率远比临床统计的要高。许多外力作用都可以造成心脏损伤,包括①暴力直接打击胸骨传递到心脏。②车轮碾压过胸廓,心脏被挤压于胸骨椎之间。③腹部或下肢突然受到暴力打击,通过血管内液压作用到心脏。④爆炸时高击的气浪冲击。

(一)心包损伤

心包损伤指暴力导致的心外膜和(或)壁层破裂和出血。

(1)分类:心包是一个闭合纤维浆膜,分为脏、壁两层。心包裂伤分为胸膜-心包撕裂伤和膈-心包撕裂伤。

(2)临床表现:单纯心包裂伤或伴少量血心包时,大多数无症状,但如果出现烦躁不安、气急、胸痛,特别当出现循环功能不佳、低血压和休克时,则应想到急性心脏压塞的临床征象。

(3)诊断:①ECG:低电压、ST段和T波的缺血性改变。②二维UCG:心包腔有液平段,心排幅度减弱，心包腔内有纤维样物沉积。

(4)治疗：心包穿刺术(图 2-1)、心包开窗探查术(图 2-2)、开胸探查术。

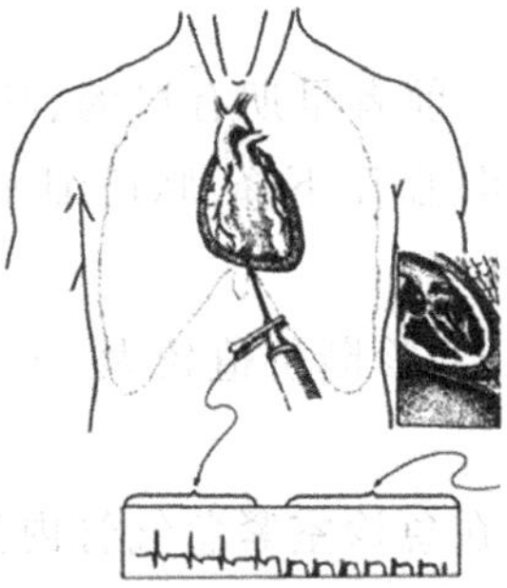

图 2-1　心包穿刺示意图

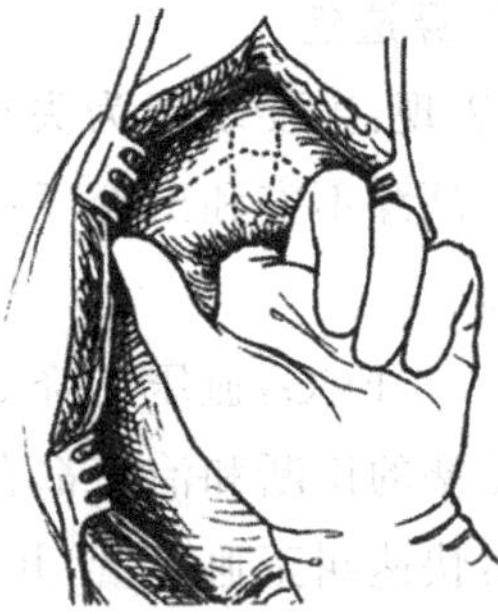

图 2-2　心包探查示意图

(二)心肌损伤

所有因钝性暴力所致的心脏创伤，如果无原发性心脏破裂或心内结构(包括间隔、瓣膜、腱束或乳头肌)损伤，统称心肌损伤。

(1)原因：一般是由于心脏与胸骨直接撞击，心脏被压缩所造成的不同程度心肌损伤，最常见的原因是汽车突然减速时方向盘的撞击。

(2)临床表现：主要症状取决于创伤造成心肌损伤的程度和范围。轻度损伤可无明显症状；中度损伤出现心悸、气短或一过性胸骨后疼痛；重度可出现类似心绞痛症状。

(3)检查方法：ECG：轻度无改变，异常 ECG 分两类：①心律失常和传导阻滞。②复极紊乱。X 线片：一般无明显变化。UCG：可直接观测心脏结构和功能变化，在诊断心肌挫伤以评估损伤程度上最简便、快捷、实用。

(4)治疗：主要采用非手术治疗。①一般心肌挫伤的处理：观察 24 小时，充分休息检查 ECG 和CPK-MD。②有 CDA 者：在 ICU 监测病情变化，可进行血清酶测定除外 CAD。③临床上有低心排血量或低血压者：常规给予正性肌力药，必须监测 CVP，适当纠正血容量，避免输液过量。

(三)心脏破裂

闭合性胸部损伤导致心室或心房全层撕裂，心腔内血液进入心包腔和经心包裂口流进胸膜腔。患者可因急性心脏压塞或失血性休克而死亡。

(1)原因：一般认为外力作用于心脏后，心腔易发生变形并吸收能量，当外力超过心脏耐受程度时，即出现原发性心脏破裂。

(2)临床表现：血压下降、中心静脉压高、心动过速、颈静脉扩张、发绀、对外界无反应；伴胸部损伤，胸片显示心影增宽。

(3)诊断：①ECG：观察 ST 段和 T 段的缺血性改变或有无心梗图形。②X 线和 UCG：可提示有无心包积血和大量血胸的存在。

(4)治疗：紧急开胸解除急性心脏压塞和修补心脏损伤是抢救心脏破裂唯一有效的治疗措施。

二、穿透性心脏损伤

该损伤以战时多见，按致伤物质不同可分为火器伤和刃器伤两大类。

(一)心脏穿透伤

(1)临床表现：主要表现为失血性休克和急性心脏压塞。前者早期有口渴、呼吸浅、脉搏细、血压下降、烦躁不安和出冷汗；后者有呼吸急促、面唇发绀、血压下降、脉搏细速、颈静脉怒张并有奇特脉。

(2)诊断。①ECG：血压下降 ST 段和 T 波改变。②UCG：诊断价值较大。③心包穿刺：对急性心脏压塞的诊断和治疗都有价值。

(3)治疗：快速纠正血容量，并迅速进行心包穿刺或同时在急诊室紧急气管内插管进行开胸探查。

(二)冠状动脉穿透伤

冠状动脉穿透伤是心脏损伤的一种特殊类型，即任何枪弹或锐器在损伤心脏的同时也刺伤冠状动脉，主要表现为心外膜下的冠状动脉分支损伤，造成损伤远侧冠状动脉供血不足。

(1)临床表现：单纯冠脉损伤，可出现急性心脏压塞或内出血征象。冠状动脉瘘者心前区可闻及连续性心脏杂音。

(2)诊断：较小分支损伤很难诊断；较大冠脉损伤，ECG 主要表现为创伤相应部位出现心肌缺血和心肌梗死图形。若心前区出现均匀连续性心脏杂音，则提示有外伤性冠状动脉瘘存在。

(3)治疗：冠脉小分支损伤可以结扎；主干或主要分支损伤可予以缝线修复；如已断裂则应紧急行 CAB 术。

三、护理问题

(一)疼痛

疼痛与心肌缺血有关。

(二)有休克的危险

休克与大量出血有关。

四、护理措施

(一)维持循环功能，配合手术治疗

(1)迅速建立静脉通路。

(2)在中心静脉压及肺动脉楔压监测下，快速补充血容量，积极抗休克治疗并做好紧急手术准备。

(二)维持有效的呼吸

(1)半卧位，吸氧；休克者取平卧位或中凹卧位。

(2)清除呼吸道分泌物，保持呼吸道通畅。

(三)急救处理

(1)心脏压塞的急救：一旦发生，应迅速进行心包穿刺减压术。

(2)凡确诊为心脏破裂者，应做好急症手术准备，充分准备好血量。

(3)出现心脏停搏立即进行心肺复苏术。

(4)备好急救设备及物品。

(四)心理护理

严重心脏损伤者常出现极度窘迫感,应提供安静舒适的环境,采取积极果断的抢救措施,向患者解释治疗的过程和计划,稳定患者情绪。

第六节　风湿性瓣膜病

一、概述

(一)二尖瓣狭窄

二尖瓣狭窄是由于各种因素致心脏二尖瓣瓣叶及瓣环等结构出现异常,造成功能障碍,造成二尖瓣开放受限,引起血流动力学发生改变(如左心室回心血量减少、左心房压力增高等),从而影响正常心脏功能而出现一系列症状。其中,由风湿热所致的二尖瓣狭窄最为常见。风湿性心瓣膜病中大约有40%为不合并其他类型的单纯性二尖瓣狭窄。在我国以北方地区较常见,女性发病率较高,二尖瓣狭窄多在发病2~10年出现明显临床症状。根据瓣膜病变的程度和形态,将二尖瓣狭窄分为隔膜型和漏斗型两类。

正常二尖瓣口面积为4~6 cm^2,当瓣口狭窄至2 cm^2 时,左房压升高,导致左心房增大、肌束肥厚,患者首先出现劳累后呼吸困难、心悸,休息时症状不明显,当瓣膜病变进一步加重致狭窄至1 cm^2 左右时,左房扩大超过代偿极限,导致肺循环淤血。患者低于正常活动即感到明显的呼吸困难、心悸、咳嗽,可出现咯血、表现为痰中带血或大量咯血。当瓣口狭窄至0.8 cm^2 左右时长期肺循环压力增高,超过右心室可代偿能力,继发右心衰竭,表现为肝大、腹水、颈静脉怒张、下肢水肿等。此时患者除典型二尖瓣面容(口唇发绀、面颊潮红)外,面部、乳晕等部位也可出现色素沉着。

瓣膜狭窄病变不明显且症状轻、心功能受损轻者可暂时不手术,随诊观察。症状明显,瓣膜病变造成明显血流动力学改变致症状明显者宜及早手术,伴心衰者在治疗控制后方可手术。单纯狭窄,瓣膜成分好者可行闭式二尖瓣交界分离术或球囊扩张术。伴左房血栓、瓣膜钙化等,需在直视下行血栓清除及人工心脏瓣膜置换术。

(二)二尖瓣关闭不全

二尖瓣关闭不全是任何二尖瓣装置自身各组成结构异常或功能障碍致瓣膜在心室射血期闭合不完全,主要病因以风湿性病变、退行性病变和缺血性病变等较为多见,50%以上病例合并二尖瓣狭窄。

左心室收缩时,由于二尖瓣两个瓣叶闭合不完全,一部分血液由心室通过二尖瓣逆向流入左心房,使排入体循环的血流量减少,左心房血流量增多,压力升高,左心房前负荷增加,左心房扩大,左心室也逐渐扩大和肥厚。同时二尖瓣环也相应扩大,使二尖瓣关闭不全加重,左心室长期负荷加重,最终产生左心衰竭。表现为咳嗽频繁,端坐呼吸,咳白色或粉红色泡沫样痰。同时导致肺循环压力增高,最后可引起右心衰竭。表现为颈静脉怒张、肝大、腹水、下肢水肿。

二尖瓣关闭不全症状明显,心功能受影响,心脏扩大时应及时行手术治疗。手术方法分为两种:①二尖瓣成形术,包括瓣环重建或缩小,腱索和乳头肌修复及人工腱索和人工瓣环植入。这种术式可以最大限度地保存自身瓣膜功能,对患者术后恢复及远期预后有较大意义,但要求患者二尖瓣瓣环、腱索、乳头肌等结构和功能病变较轻。近些年来,随着手术技术及介入技术的飞速发展,经皮介入二尖瓣成形术也逐渐成为治疗二尖瓣关闭不全的一种方法。②二尖瓣置换术。若二尖瓣结构和功能严重损坏,如瓣膜严重增厚、钙化,腱索,乳头肌严重粘连,伴或不伴二尖瓣狭窄,不适于实施瓣膜成形的患者需行二尖瓣置换术。二尖瓣置换术后效果较好,但需严格抗凝及保护心脏功能治疗。临床常使用的人工心脏瓣膜有机械瓣膜、生物瓣膜两大类。各有其优缺点,根据实际情况选用(图 2-3)。

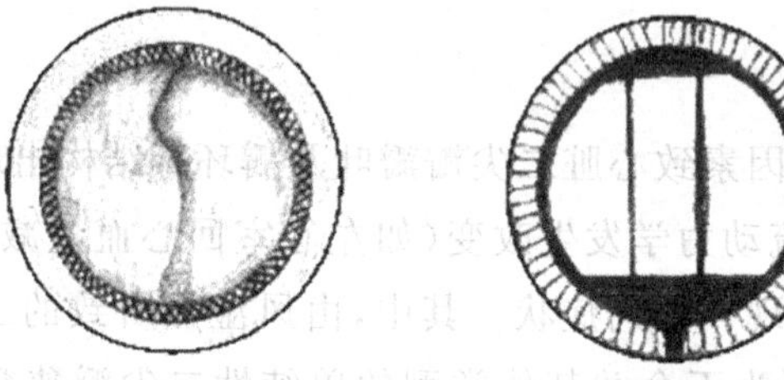

图 2-3　机械瓣膜、生物瓣膜

(三)主动脉瓣狭窄

主动脉瓣狭窄(AS)指由于各种因素所致主动脉瓣膜及其附属结构病变,致使主动脉瓣开放受限。主动脉瓣狭窄。单纯主动脉瓣狭窄的病例较少,常伴有主动脉瓣关闭不全及二尖瓣病变等。

正常成人主动脉瓣口面积约为 3.0 cm^2,按照狭窄的程度可将主动脉瓣狭窄分为轻度狭窄、中度狭窄和重度狭窄。由于左心室收缩力强,代偿功能好,轻度狭窄并不产生明显的血流动力学改变。当瓣膜口面积<1.0 cm^2 时,左心室射血受阻,左室后负荷增加,长期病变的结果是左心室代偿性肥厚,单纯的狭窄左室腔常呈向心性肥厚。早期临床表现常不明显,病情加重后常出现心悸、气短、头晕、心绞痛等。心肌肥厚劳损后心肌供血不足更加明显,常呈劳力性心绞痛。心衰后左室扩大,舒张末压增高,导致左心房和肺毛细血管的压力也明显升高,患者出现咳嗽、呼吸困难等症状。在主动脉区可闻及 3～4 级粗糙的收缩期杂音,向颈部传导,伴或不伴有震颤。严重狭窄时,由于心排血量减低,导致收缩压降低,脉压缩小。继而病情发展累及右心功能致右心衰竭时,出现肝大、腹水、全身水肿表现。重症患者可因心肌供血不足发生猝死。

主动脉瓣狭窄早期常没有临床症状,有的重度主动脉瓣狭窄的患者也没有明显的症状,但有猝死和晕厥等潜在的风险,因此把握手术时机很关键,临床上呈现心绞痛、晕厥和心力衰竭的患者,病情往往迅速恶化,故应尽早实施手术治疗,切除病变的瓣膜,进行瓣膜置换术,也有少数报道用球囊扩张术,但远期效果很差,易造成瓣膜关闭不全和钙化赘生物脱落,导致栓塞并发症,因此已基本不使用此方法。

(四)主动脉瓣关闭不全

主动脉瓣关闭不全是指瓣叶变形、增厚、钙化、活动受限不能严密闭合,主动脉瓣关闭不全不常单独存在，常合并主动脉瓣狭窄。一般可由风湿热、细菌性心内膜炎、马方综合征、先天性动脉畸形、主动脉夹层动脉瘤等引起。

主动脉瓣关闭不全时左心室在舒张期同时接受来自左心房和经主动脉瓣逆向回流的血液，收缩力相应增强，并逐渐扩大、肥厚。当病变过重，超过了左室代偿能力，则出现左室舒张末压逐渐升高，心排血量减少，左心房和肺毛细血管的压力升高，出现心慌、呼吸困难、心脏跳动剧烈、颈动脉搏动加强等症状。由于舒张压降低，冠脉供血减少，加上左心室高度肥厚，耗氧量加大，心肌缺血明显，心前区疼痛也逐渐加重，最后出现心力衰竭。听诊时可在胸骨左缘第3肋间闻及舒张期泼水样杂音，脉压增大。

人工瓣膜置换术是治疗主动脉瓣关闭不全的主要手段，应在心力衰竭症状出现前实施。风湿热和绝大多数其他病因引起的主动脉瓣关闭不全均宜施行瓣膜置换术，常用瓣膜机械瓣和生物瓣均可使用。瓣膜修复术较少用，通常不能完全消除主动脉瓣反流。由于升主动脉动脉瘤使瓣环扩张所致的主动脉瓣关闭不全，可行瓣环紧缩成形术（图 2-4）。

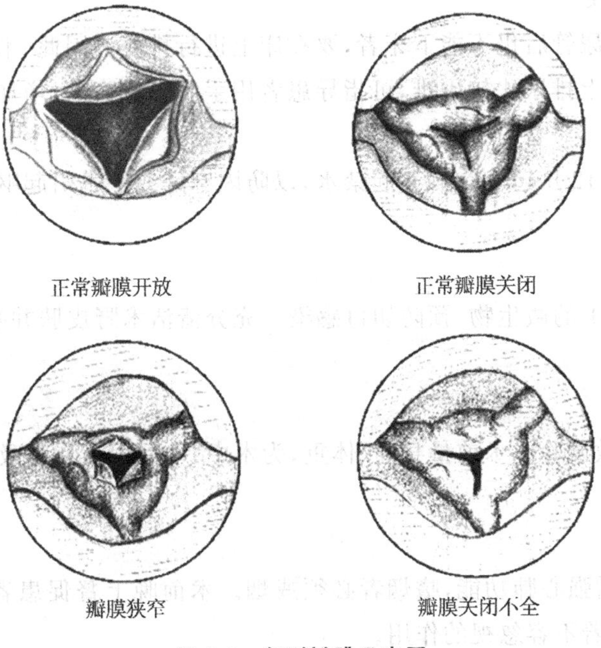

图 2-4　各型瓣膜示意图

二、术前护理

（一）一般准备

1.入院相关准备

护士应热情接待患者，介绍病区周围环境，负责医生、护士及入院须知，遵医嘱给予患者相应的护理及处置。

2.完善术前检查

向患者讲解相关检查的意义及注意事项，并协助其完成。如心尖区有隆隆样舒张期杂音伴X线或心电图显示左心房增大，一般可诊断为二尖瓣狭窄；心尖区典型的吹风样收缩期杂音伴有左心房和左心室扩大，可诊断二尖瓣关闭不全，超声心动图检查均可明确诊断。

3.心功能准备

根据心功能情况分级，严密观察病情，注意有无发热、关节痛等风湿活动症状，心律、心率的变化，如心律不齐，脉搏短绌，应及时记录并报告医生，给予患者强心、利尿药物治疗，调整心功能，并检查血钾、钠等，发现电解质失衡应及时纠正。

4.呼吸功能准备

避免受凉，防止呼吸道感染的发生。做好口腔清洁。并检查全身有无感染病灶，如有应治愈后方能手术，术前一周遵医嘱给予抗生素治疗。合并气管痉挛、肺气肿及咳痰者，使用支气管扩张剂及祛痰药，必要时给予间断吸氧。对于并发急性左心衰的患者吸氧时湿化瓶里加入适量的30%乙醇，目的是降低肺泡表面张力，改善通气，改善缺氧。做深呼吸及咳嗽训练：指导患者将两手分别放于身体两侧，上腹部、肩、臂及腹部放松，使胸廓下陷，用口逐渐深呼气，每天3次，每次做5～6遍。有效咳嗽咳痰可预防呼吸道并发症的发生。尤其是对肺炎、肺不张有预防作用。可在深呼吸后，利用腹肌动作用力咳嗽，将痰液排出。

5.练习床上大小便

患者术后拔除导尿管后仍不能下床者，要在床上进行排便。因此，术前1周应开始练习在床上排尿。成年人床上排尿比较困难，可指导患者用手掌轻压腹部，增加腹压，以利排尿。

6.消化系统准备

告知患者于术前12 h起禁食，4 h起禁水，以防因麻醉或手术引起呕吐导致窒息或吸入性肺炎。

7.术区备皮准备

目的是清除皮肤上的微生物，预防切口感染。充分清洁术野皮肤并剃除毛发，范围大于预定切口范围。

8.其他准备

备血、抗生素过敏试验。术前量身高、体重，为术中、术后用药和呼吸机潮气量的调节提供依据。

9.活动与休息

适当进行活动，增强心肺功能，嗜烟者必须戒烟。术前晚上督促患者及时休息，充分的休息对于疾病的康复起着不容忽视的作用。

(二)心理准备

患者入院时，应主动热情迎接，护士应耐心听取患者的意见，向患者及家属讲解疾病的相关知识及手术治疗的重要性和必要性，介绍手术相关注意事项。告知患者心脏瓣膜手术是在全麻的情况下进行的。另外，医院麻醉科的学术地位、临床经验都处于领先水平。针对文化程度不同的患者，负责医生应用恰当的语言交代手术情况及治疗方案，使患者深感医护人员对其病情十分了解，对手术是极为负责的。另外做过同类手术患者的信息，对术前患者的情绪影响较大，护士可有针对性地组织交流。护士还应介绍手术医生和护士情况，在患者面前树立手术医生的威信，以增加患者的安全感。并可使患者正视现实，稳定情绪，配合医疗和护理。对术后如需用深静脉置管、引流管、鼻饲管、留置尿管、呼吸机气管插管等，术前也应向患者说明，使患者醒来后不会惧怕。如需做气管插管的患者，耐心向患者解释由于个体的差异性，预后情况也各不相同，如保持良好的情绪、合理的饮食、充足的睡眠、适当的活动等，都能有利于术后早日恢复。经常与患者交流与沟通，及时发现引起情绪或心理变化的诱因，对症实施心理疏导，建立良好的护患关系，以缓解和消除患者及家属的焦虑和恐惧。

（三）术前访视

开展术前访视，让患者及家属了解手术治疗的基本情况、围手术期注意事项及手术室环境和监护室环境，手术方法、麻醉方式、术后监护期间可能发生的问题，术后可能留置的各类导管、约束用具及其目的、重要性，满足患者适应需要。可在一定程度上缓解患者的压力，减轻手术所带来的应激反应，使患者主动配合麻醉和手术。

说明来访的目的，向患者介绍自己，建立良好的护患关系。告知患者进入手术室的注意事项及术中有关情况，并详细介绍手术的重要性及安全性。向患者讲解手术前的注意事项，即：①术前1 d洗澡更衣，注意保暖，成人术前6～8 h禁食，术前4 h禁饮；小儿术前4 h禁奶制品，术前2 h禁饮。②术晨洗脸刷牙，但不能饮水，将义齿、手表、首饰项链等贵重物品取下。③不化妆、不涂口红，以免掩盖病情变化，影响观察。④术日晨排空大小便，身着病号服，卧床静候，手术室人员将在7:30～8:00左右到床旁接患者。⑤患者告知手术室护士是否打了术前针，对药物及消毒液有无过敏史，如患者本身发热或来月经请告诉手术室护士。⑥因手术床较窄，在床上时不要随意翻身，以免坠床。⑦手术间各种手术仪器、麻醉机、监护仪发出声响时，不要紧张。⑧在手术过程中，如果有任何不适，请及时告诉医师、护士。⑨在病情及条件允许的情况下，可带领患者参观重症监护室，了解其环境，以消除术后回室后的紧张恐惧感，以防ICU综合征的发生。

三、术中护理

（一）手术体位

仰卧位。

（二）手术切口

一般常用胸骨正中切口。

（三）特殊用物

测瓣器、人工瓣膜、持瓣器、长无损伤镊、长持针器、55号换瓣线、冠脉灌注器。

（四）配合要点

1.巡回护士

(1)患者进入手术间后，尚未麻醉前与之交谈，分散其注意力并鼓励其树立手术成功的信心。

(2)体外循环建立后，可降低室温，复温后升高室温。

(3)摆好患者手术体位(取平卧位)，在患者右侧放一骨盆架，右上肢固定于手术床中单下，协助麻醉师行颈内静脉和桡动脉穿刺。

(4)与器械护士共同清点器械，准备好胸骨锯，配制肝素盐水和鱼精蛋白。

(5)与器械护士共同核对术中所需的瓣膜大小，密切观察转机前、中、后尿量的多少、颜色，并记录及报告医生。

(6)正确控制手术床，行二尖瓣替换时，手术床向左倾斜，开放主动脉前手术床呈头低脚高位。

2.器械护士

(1)开胸体外循环的建立:正中切口锯开胸骨,开胸器牵开胸骨,切开心包显露心脏。缝合主动脉插管荷包,插主动脉管,依次缝上腔荷包插上腔管,缝下腔荷包,插下腔管,与体外循环机管道连接,开始体外循环,再插左房吸引管。

(2)心肌保护:在阻断和切开主动脉后,向冠状动脉口内直接插入冠状动脉灌注管,左右冠状动脉灌注 4∶1 的冷氧合血心肌麻痹液,心包腔内放冰屑,间歇向心腔内注入 4℃的冷盐水,以维持心肌的均匀深低温状态(15℃左右)。

(3)手术程序:一般先替换二尖瓣,后替换主动脉瓣,但是切开左房探查二尖瓣后,必须探查主动脉瓣的病变程度和瓣环大小,再切除、缝合二尖瓣。

(4)缝瓣配合:①二尖瓣置换:切开左房,瓣膜剪下后测量瓣环大小,放置二尖瓣自动拉钩,缝合四点定点线,用 2-0 的 20 mm 换瓣线,选用 2 种颜色交替缝合,一般缝 14～16 针,每缝好一象限后用蚊式钳夹住把针剪下,瓣膜缝合完毕用试瓣器检验瓣膜的开放和关闭功能。②主动脉替换:显露主动脉瓣后切除瓣膜,缝合三点定点线,用 2-0 的 17 mm 换瓣线,选用 2 种颜色交替缝合,一般缝 10～12 针。如效果满意用 4-0 带垫片的 prolene 缝合主动脉切口,再用 3-0带垫片的 prolene 缝合左房切口。

(5)排气方法:主动脉根部插入 Y 型排气管,然后取头低脚高位再缓慢松开主动脉阻断钳,闭合左房切口前挤肺排气后再打结。

(6)复跳和辅助循环:备好除颤板,心脏复跳后应保持心脏表面的湿润,如心率较慢应放置起搏导线,检查心脏切口有无漏血,辅助循环效果满意时,撤离体外循环。

(7)关胸:准备好纱布、骨蜡、电刀行伤口止血,放置心包和纵隔引流管,清点器械纱布无误后,逐层缝合伤口。

四、术后护理

(一)术后常规护理

1.置监护病房加强护理

完善呼吸机、心电监护仪、有创动脉血压监测、中心静脉压及肺动脉压监测。连接好胸腔引流瓶、导尿管、起搏导线和肛温探头等,保持各项监测处于良好的工作状态。约束四肢至患者清醒,能合作者可解除约束。向麻醉医生和术者了解术中情况,如有无意外,如何处理,术中出入量(含胶体和晶体)、输血量、尿量、电解质平衡、血气分析和肝素中和情况等,目前特殊用药的用法和用量。

2.循环功能的维护

注意监测动态血流动力学的变化,根据病情变化调整血管活性药物如正性肌力药(洋地黄类、米力农、多巴胺、多巴酚丁胺等)和扩张血管药物的用量并注意药物的不良反应。术后护理应注意维护心功能,控制输液速度和量,以防发生肺水肿和左心衰竭,对于单独二尖瓣狭窄的患者尤为重要。

3.监测心率和心律的变化

术后应严密监测有无期前收缩、房颤、房扑及心动过缓等心律失常的发生。如有异常变化应及时通知医生,及时处理。

4.补充血容量，维持有效循环血量

患者因术中失血、体外循环稀释血液、术后尿量多及血管扩张药物的应用，往往会造成术后血容量不足，应及时补充有效循环血量。

5.呼吸道管理

术后常规应用呼吸机治疗，根据患者的性别、年龄及体重设定呼吸机参数，对于术前有肺动脉高压或反复肺部感染者，应延长机械通气时间，加强呼吸道管理，保证供氧。加强人工气道的湿化、温化，保持呼吸道内湿润通畅，避免气道黏膜损伤。

拔管指征：停机 24～48 h 患者未出现呼吸窘迫，患者主观上舒适，HR＜120 次/分或增加＜20 次/分，呼吸＜35 次/分，血气分析中无酸中毒或低氧血症。

6.引流管的护理

水封瓶装置要密闭，胸管长度适宜，保持管内通畅，经常挤压，同时注意观察引流液的量、颜色、性质，如每小时引流液＞100 mL，持续达 3 小时，可能有活动性出血，应立即报告医生。

7.泌尿系统护理

记录每小时尿量，注意观察尿的颜色、比重、酸碱度等变化。当尿量减少至每小时 20 mL，持续 2 小时以上，可用利尿剂。若尿量仍不增加，应警惕急性肾衰竭的发生。若尿色为血红蛋白尿，应加强利尿。留置尿管的患者保持管道通畅，每日进行会阴护理两次，以防尿路感染的发生。

8.加强口腔护理

因应用机械通气 24 h 内 88%的吸气管路被来自患者口腔部的细菌寄殖，并随某些操作(如吸痰)进入下呼吸道，成为肺部感染的原因之一，因此要加强口腔护理。建立人工气道前加强口、鼻腔的清洁，插管后每日检查口腔情况，用生理盐水棉球擦拭，每日 2 次。口腔护理液要根据口腔 pH 选择，pH 高时应选用 2%～3%硼酸溶液；pH 低时选用 2%碳酸氢钠溶液，pH 中性选用 1%～3%的过氧化氢溶液。对长期应用机械通气患者，应对口腔分泌物进行常规细菌培养(每周 1 次)，根据培养结果适当选择口腔冲洗液和抗生素，及时清除呼吸道的分泌物。必要时行气管切开者，按气管切开护理进行常规护理。

9.持续监测深部温度

低于 36.0 ℃采取保暖复温措施，一般肛温达 38.0 ℃，要积极作降温处理。术后常规预防感染治疗5～7 d，连续监测体温 3 d，无发热后可改为每日 1 次测量。如有发热症状改换抗生素，必要时联合用药，发热时每日 3 次测量体温。待体温正常后，再监测 3 d，如无异常，3 d 后可改为每日 1 次测量。

10.维持电解质平衡

瓣膜置换术后的患者对电解质特别是血钾的变化要求很严格，低钾易诱发心律失常，一般血清钾宜维持在 4～5 mmol/L，为防止低血钾造成的室性心律失常，术后需高浓度补钾，注意补钾的原则，并及时复查血钾，以便为下一步诊疗提供依据。

11.定期测凝血酶原时间

要求凝血酶原时间维持在正常值 1.5～2 倍。置换机械瓣膜患者必须终身服用抗凝药物，注意观察患者有无出血倾向，如有血尿、鼻、牙龈出血、皮肤黏膜瘀斑以及女患者月经量增多或栓塞偏瘫等症状出现,及时通报医生。口服华法林要掌握定时定量、药量准确的原则。

12.饮食护理

患者清醒后,拔除气管插管后 4～6 h 无恶心呕吐者,可分次少量饮水。术后 18～24 h,如无腹胀、肠鸣音恢复可进流质饮食,并逐渐增加进食量和更改品种。

13.疼痛护理

切口疼痛影响呼吸的深度和幅度,不利于肺扩张,不利于患者休息,增加体力消耗。遵医嘱适当给予止痛镇静等处理,减轻患者病痛。

(二)术后并发症护理

1.出血

出血是心脏瓣膜置换术后最常见的并发症之一,多发生在术后 36 h 内。主要原因有两点:一是凝血机制紊乱,二是止血不彻底。

对于此类患者,由于凝血机制差,术前应给予肌内注射维生素 K_1,并检查凝血酶原时间及活动度。术后通过有创监测仪,监测血压、脉搏、中心静脉压、左房压的变化,注意尿量的变化,观察心包及纵隔引流的情况,计算和比较每 0.5～1 h 内引流量,若每小时大于 100 mL,连续 3～4 h,则考虑有胸内出血。若出血较多或大量出血后突然中止,应警惕并发心脏压塞,注意心脏压塞的症状和体征,如胸闷气急、心搏过速、颈静脉怒张、中心静脉压逐渐上升、动脉血压和脉压逐渐下降、面色灰白、周围发绀、尿量减少等,后期会出现奇脉。另外,注意观察有无切口渗血,鼻腔出血,气管吸引时的血痰、血尿或皮下出血等。

2.心律失常

心房纤颤最为常见。早期有室上性心动过速,房性或室性期前收缩,可因创伤、应激、水、电解质紊乱所致。因此一旦出现心律失常,应首先明确病因并协助医生进行处理。可进行临时起搏或电复律等,包括给抗心律失常药如利多卡因、维拉帕米、毛花苷 C 等,根据检验结果,及时补钾。

术后早期监测内容包括心率、心律、血压、脉搏、中心静脉压、尿量的变化,随时观测电解质的变化,动脉血气的分析,完善呼吸循环恢复。进入普通病房后仍然需注意病情的观察,保证饮食及睡眠良好,提供舒适安静的环境,稳定患者的情绪。

3.低心排综合征

低心排综合征是心脏瓣膜置换术后常见严重并发症之一,也是术后造成死亡的最常见因素。心排血量的下降,需低至心指数 2.5 L/(min·m²)时才出现一些临床症状,如心率增快,脉压变小,血压下降(收缩压低于 12 kPa),足背动脉脉搏细弱,中心静脉压上升,四肢末梢血管收缩,四肢末梢发冷苍白或发绀等。尿量每小时可减少至 0.5～1 mL/kg 以下。发生原因一般有心包压塞、有效血容量不足、心功能不全所致。

术后严密监测患者各项生命体征,严格血管活性药物应用。保持心包、纵隔、胸腔引流管通畅。保证桡动脉及中心静脉置管通路通畅,根据病情合理安排晶体、胶体输液。纠正水、电解质、酸碱失调。

4.心包压塞

一旦确诊,需紧急再次开胸手术,清除血肿或血凝块,手术准备过程中,应继续反复挤压引流管，尽可能引流出部分积血。

5.有效血容量不足

根据血细胞比容（HCT）、CVP合理搭配晶体液和胶体液比例，积极合理补液，维持水、电解质、酸碱平衡，必要时应用止血药物减少血容量丧失，参照激活全血凝固时间（ACT）值，合理应用鱼精蛋白。

6.心功能不全

合理应用血管活性药物，如多巴胺、肾上腺素等，可提高心肌收缩力，增加心排血量；硝普钠、酚妥拉明等，可降低后负荷，减少心肌耗氧，增加心排血量，改善冠脉血供。并同时严格记录并控制液体出入量，必要时做主动脉球囊反搏术（IABP）辅助循环。

7.感染

感染是心脏瓣膜置换术后较少见的并发症。术前有潜在性的感染来源或菌血症，如皮肤或鼻咽部的金葡菌感染、牙龈炎或尿路感染等应认真评估，查明并进行处理。术中牢固地对合胸骨，缩短手术时间，是预防继发纵隔感染最重要的环节。术后患者有创性插管很多，需严格遵守无菌操作原则，按规程做好管道护理。加强口腔护理，注意监测体温的变化。定时的心脏听诊，以便及时发现新的杂音。当患者咳嗽时，应尽量加强胸骨，避免发生感染的机会。对术后长期、大量使用广谱抗生素的患者，常同时服用抗真菌药物如酮康唑等，以预防真菌引起的二重感染。

（三）术后康复护理

术后康复护理根据心外科手术治疗护理常规，密切观察患者体温、心率、呼吸和血压，进行心电监护，并观察胸管及心包引流管的通畅情况和引流液颜色等，术后需记录尿量，观察尿液颜色，持续心电监护，若心率＞100次/分以上，给予对症处理，若心率＜60次/分，可按医嘱给阿托品或异丙肾上腺素等，必要时用体外临时起搏器调控，适当补充血容量，尿量每小时维持在＞1 mL/kg。

患者从复苏室转入病房后开始进行床边康复护理，勤翻身，鼓励患者深呼吸及做有效的咳嗽，拍背排痰，当患者咳嗽时，用双手或枕头按着伤口深吸气后，用力咳痰。痰多伴黏稠不能咳出时，采用吸痰管将痰液吸出，保持呼吸道通畅。协助患者进行各关节屈伸运动，直至离床活动。在病情稳定情况下，鼓励并协助患者早期离床活动，教会患者测量脉搏。先平台慢步行走后再走阶梯，每次从60 m增至300 m，每天2次，每次20～30 min，以休息状态心率为基础值，运动强度保持在基础值心率加20次/分，运动应该循序渐进，指导患者纠正术后不正确的姿势。

五、健康指导

（一）生活指导

（1）术后早期是恢复手术及其造成的创伤，改善体质，稳定各系统和器官平衡的重要阶段。原则上患者应充分休息和静养，可适当进行室内和室外活动，但要量力而行，以不引起心慌气促为度。

（2）预防感冒及肺部感染，同时要保证充足的睡眠，防过度劳累。

（3）出院后，一般不限制饮食，饮食注意多样化、少量多餐，进食清淡易消化的食物，保证蛋白质、维生素的摄入。

(4)瓣膜置换术后患者存在不同程度的心理压力，指导患者要保持精神愉快，心情舒畅，生活乐观，尽量消除来自于生理、心理的压力，正确认识、对待抗凝治疗，有利于病情的稳定和康复。

(5)生活要规律，早睡早起，不要过度劳累，避免酗酒与吸烟。

(二)用药指导

抗凝治疗将终生伴随心脏机械瓣膜置换术后的患者，而抗凝治疗的不足或过量都会引发严重的并发症。因此要将坚持按时按量服用抗凝药的重要性及必要性告诉患者及家属，不能擅自更改抗凝药的剂量。同时告知患者增加抗凝作用的药物，如氯霉素、阿司匹林等；减弱抗凝作用的药物，如维生素 K_1、雌激素、口服避孕药等，必须在医生指导下服用上述药物，尽量避免盲目服用活血化瘀类中药，教会患者自我监测出血征象，如有不适，及时来院就诊及监测 PT 值，以免抗凝过量引起出血或抗凝不足引起血栓形成。

(三)病情观察指导

指导患者有下述情况应尽快就医复查：身体任何部位有感染，不明原因的发热、呕吐、腹泻；有明显心慌气短，并出现水肿；咯泡沫血痰；有皮下出血、血尿、鼻血及牙龈出血、大便带血或暗黑色柏油状等出血倾向；巩膜及周身皮肤出现黄染；发生新的心律不齐、突然晕厥、偏瘫或下肢疼痛、发凉、苍白现象发生；女性怀孕或计划怀孕经血或阴道流血量增加或不规则；严重摔伤或遭受严重创伤；某部位疼痛、红肿不适或任何其他不正常症状或体征。

(四)复查指导

心脏手术患者出院时应保管好出院诊断证明书以及相关病历，复查时应携带出院通知书和其他医院所做的各项检查结果，如心电图、X 线胸片，化验检查等为参考。华法林抗凝治疗时 PT 值早期波动较大，出院后定期定点检查 PT，开始每周 1 次，逐渐延长至每个月 1 次，6 个月后病情稳定者延长至 3 个月1 次，1 年后 3～6 个月 1 次，正确记录 PT 的测定值。

第七节　主动脉夹层动脉瘤

一、概述

主动脉夹层动脉瘤的准确定义是：主动脉壁中层内裂开，并且在这裂开间隙有流动或凝固的血液。中层裂开通常是在中层内 1/3 和外 2/3 交界面。夹层将完整的主动脉壁一分为二：即由主动脉壁内膜层和中层的内 1/3 组成的夹层内壁和由中层外 2/3 和外膜层组成的夹层外壁。夹层内、外壁间隙为夹层腔，或称为假腔，主动脉腔称为真腔。主动脉夹层的病因尚不明确，但其基本病变为含有弹力纤维的中膜的破坏或坏死，常与以下情况有关：高血压、遗传性结缔组织病(如马方综合征、Turner 和 Ehlers-Danlos 综合征)、多囊肾病、主动脉中膜变性、主动脉缩窄、先天性主动脉瓣病、妊娠、动脉硬化、主动脉炎性疾病、钝性或医源性创伤或肾上腺诱导性病变有关。

在夹层形成和发展过程中，主动脉壁中层撕裂导致的疼痛和主动脉夹层动脉瘤三个常见并发症(主动脉破裂、主动脉瓣反流、主动脉及其分支血管的阻塞)相应的表现是急性主动脉夹层动脉瘤常见的症状和体征。慢性主动脉夹层动脉瘤患者,主动脉扩大但常无症状。当扩大的主动脉侵犯邻近结构,则表现为相应部位的疼痛。扩大的主动脉压迫邻近组织也产生症状,如声音嘶哑、Hornor综合征、反复肺炎。近端主动脉发生慢性夹层时,多合并主动脉瓣的关闭不全,严重者产生急性左心衰竭症状。慢性主动脉夹层患者也可出现组织灌注不良,如慢性肾衰竭、跛行等。慢性夹层患者出现低血压,多是由于主动脉破裂或严重的主动脉瓣关闭不全、心力衰竭所致。慢性病症外周脉搏消失较急性常见。主动脉瓣关闭不全时,除典型的舒张期泼水样杂音外,多有外周血管征,如毛细血管搏动、枪击音、脉压增大,腹部体检可发现扩大的主动脉。

未经治疗的主动脉夹层动脉瘤预后很差。急性主动脉夹层动脉瘤患者,50%在夹层发生后48 h内死亡,75%的患者在2周内死亡。慢性夹层患者,5年生存率低于15%。主动脉夹层动脉瘤患者绝大多数死于主动脉破裂。临床实践结果表明,人造血管置换术是主动脉夹层动脉瘤外科治疗的最有效方法。理想的置换术是在一次手术中能用人工血管置换所有夹层病变累及的主动脉段,即所谓完全治愈。然而这是难以达到的,因为大范围的替换手术创伤大,术后并发症多,死亡率高。因此,绝大多数仅置换破裂的、危险性很高的主动脉段,且通常是近端主动脉进行尽可能大范围的替换。

二、术前护理

(一)一般准备

1.休息

绝对卧床休息,减少不必要的刺激,限制探视的人数。护理措施要相对集中,避免搬动患者,操作时动作要轻柔,避免发出噪声,尽量在患者床边完成相关的检查。

2.术前常规准备

术前停止吸烟,术前8 h禁食水,以免麻醉或手术过程中引起误吸。术前晚应常规清洁灌肠,术前一日备皮,剃去手术区及其附近的毛发,术前一晚按照医嘱给镇静药物。完善各项血、尿标本的化验,包括血常规、血型、凝血常规、生化系列、血气分析、尿常规。辅助检查包括18导联心电图、胸部X线片、超声心动图、CT或MRI、主动脉造影等。

3.疼痛

主动脉夹层动脉瘤难以忍受的剧烈疼痛本身引起血压的升高,因此要做好疼痛护理。可以适当应用镇静和镇痛药物,止痛药物要选择对呼吸功能影响小的药物,通常是10 mg吗啡皮下或肌内注射,必要时4～6 h后可重复给药,年老体弱者要减量。如果疼痛症状不明显,但是患者烦躁不安可给予地西泮等镇静药物。在使用镇静药物后要观察患者的呼吸状况,如有异常立即通知医生。

4.吸氧

患者持续低流量吸氧,增加血氧含量。吸氧也可以改善心肌缺氧及应用血管扩张药物而引起的循环血容量减少导致的氧供应不足。另外,疼痛也会增加机体的耗氧量,吸氧后可增加患者的氧供应量,改善患者的不良情绪。

5.防止发生便秘

对于主动脉夹层动脉瘤的患者来说，绝对卧床休息和心理的焦虑和抑郁是导致便秘发生的主要原因，另外患者的饮食结构和生活习惯也是造成便秘的原因，还有一部分患者因为怕用力排便造成动脉瘤破裂而不愿排便。患者要多食素食少食荤，多吃蔬菜水果软化粪便，给胃肠道休息的时间，减少胃肠道的负担，保持胃肠的正常蠕动。多饮水，促进新陈代谢，缩短粪便在胃肠道停留的时间，减少毒素的吸收。安排合理科学的饮食结构，粗细搭配，避免以猪肉、鸡肉等动物性食物为主食。每日睡前或晨起喝一杯温蜂蜜水或淡盐水以保持大便通畅。一旦发生便秘，给予开塞露灌肠，此方法作用迅速有效。服用麻仁软胶囊、蜂蜜水及香蕉虽然有效但作用较慢。禁忌做腹部按摩及运动疗法，以免诱发夹层动脉瘤破裂。因患者绝对卧床，要求床上排便，嘱患者建立定时排便的习惯，每日早餐后排便，早餐后易引起胃一结肠反射，此时锻炼排便，以建立条件反射。另外，患者排便时要注意环境隐私，用屏风遮挡，便后要帮患者做好清洁工作，病室通风，保持空气清新。

6.其他疾病治疗

(1)心血管系统的常见疾病：①缺血性心脏病：动脉瘤手术对患者心脏供血、供氧和氧耗影响都很大，术前如有缺血性心脏病，术中、术后易并发心肌梗死，一旦发生心肌梗死则死亡率极高。术前应了解患者有无心绞痛症状或者有无心电图的异常改变。但约半数以上的冠心病患者无任何症状，因此对有冠状动脉疾病的患者，可做冠状动脉造影检查。②高血压：轻度高血压并不构成动脉瘤手术的危险因素，中度以上的高血压除非必须做急诊手术外，术前应控制好血压再行择期手术。长期服用降压药物的，要一直服药到术前，术后也要尽早恢复服药。术中要特别注意防止血压忽高忽低，术后要口服降压药维持血压平稳。③心律失常：房性期前收缩一般不需要特别处理。房颤者术中及术后应控制心率，偶发单源性室性期前收缩不需特殊处理，但频发或多源期前收缩需要用利多卡因或胺碘酮等有效药物治疗。新出现的恶性心律失常则应检查有无血生化异常、酸中毒、低氧血症，贫血等。④心脏瓣膜疾病：升主动脉瘤时常伴有主动脉瓣环扩大或瓣膜附着缘撕脱，一旦因此而出现主动脉瓣关闭不全，常出现急性左心功能不全的表现，因此应尽早进行手术治疗。这种患者不能平卧、心功能Ⅲ级或Ⅳ级，药物控制效果不佳的也应尽早手术或急诊手术，而不必等待心功能改善后再手术治疗。合并轻度主动脉瓣狭窄或轻度二尖瓣脱垂，术中可不处理，如中度以上的病症，术中应同时处理。

(2)呼吸系统疾病：①急性呼吸道、肺部炎症：呼吸系统急性炎症，气管分泌物或痰液增多，再加上麻醉和手术的侵袭，术后感染易扩散，发生肺不张和肺炎并发症的危险性增大。所以，除急诊手术外，术前应先治疗呼吸系统急性炎症，待炎症完全治愈后1～2周再行择期手术。②慢性支气管炎：慢性支气管炎要去除诱因，其次慢性支气管炎时气管内黏液分泌过多和易引起气管支气管痉挛，因此术前准备应以祛痰、排痰和解痉为中心，使用祛痰药物及雾化吸入。③慢性肺气肿：术前应锻炼呼吸以促进呼气，通常采用吹口哨及锻炼腹式呼吸改善肺内气体交换。其次术前也要口服祛痰解痉药物，合并感染要选用敏感抗生素。

(3)糖尿病：合并糖尿病的患者术后易发生感染，主要是因为机体免疫力下降，微血管病的血液循环障碍以及白细胞功能降低等原因。术前要正确调节葡萄糖和胰岛素的用量，使血糖值在允许的范围内波动，防止发生酮症酸中毒。通常要求控制空腹血糖在正常范围或

7.5 mmol/L以内。但要注意防止发生低血糖。另外还要纠正患者的营养状态,特别是低蛋白现象,并消除潜在感染灶。

7.用药护理

目前临床上常用的药物有三类:血管扩张剂、β肾上腺素受体阻滞剂和钙离子阻滞剂。主动脉夹层动脉瘤的急性阶段(发病初48 h),主动脉破裂的危险性最大,应选择静脉途径给药方法,待病情控制后再改为口服长期维持量。慢性主动脉夹层动脉瘤而无症状的则可提倡口服药物治疗。硝普钠应用输液泵准确输入体内。从小剂量[0.5 μg/(kg·min)]开始,然后根据血压的高低逐渐增加用量,但一般不超过[10 μg/(kg·min)]。当用大剂量硝普钠仍达不到满意的效果时,改用其他血管扩张剂。应用硝普钠时要现用现配,避光泵入,输液泵控制速度。应用硝普钠同时可应用β肾上腺素受体阻滞剂,如艾司洛尔,注射时要稀释并使用输液泵控制速度。值得注意的是艾司洛尔有很强的降压作用,如患者仅应用艾司洛尔就能维持满意的血压和心率,则不需要同时使用硝普钠。在应用艾司洛尔的过程中要密切观察患者的心率。普萘洛尔有很强的心肌收缩功能抑制作用,需要急诊手术的患者应避免使用或用量应小。临床中常用的钙离子阻滞剂是乌拉地尔,应用输液泵泵入,也可稀释后静脉注射。

8.预防瘤体破裂

夹层动脉瘤破裂引起失血性休克是导致患者死亡的常见原因。预防主动脉夹层破裂,及时发现病情变化是术前护理的重要内容。尤其是患者主诉突然发生的剧烈腰背部疼痛,常常是夹层动脉瘤破裂的前兆。高血压是夹层分离的常见原因,导致夹层撕裂和血肿形成的常见原因与收缩压和射血速率的大小有关。因此术前要将血压控制在100～130/60～90 mmHg,心率70～100次/分。血压下降后疼痛会明显减轻或消失,是主动脉夹层停止进展的临床指征,而一旦发现血压大幅度下降,要高度怀疑夹层动脉瘤破裂。

9.周围动脉搏动的观察和护理

当主动脉夹层累及分支血管会引起相应脏器的缺血症状,主动脉分支急性闭塞可导致器官的缺血坏死,要预见性地观察双侧桡动脉、足背动脉的搏动情况,要注意观察末梢的皮肤温度及皮肤颜色。要勤巡视,勤观察,严格交班,做到早发现、早报告、早救治。

10.胃肠道及泌尿系统

观察动脉瘤向远端发展,可延伸到腹主动脉下端,累及肠系膜上动脉或肾动脉,引起器官缺血和供血不足症状,夹层累及肾动脉会出现腰疼、血尿、急性肾衰竭、尿量减少。夹层累及肠系膜上动脉时会出现恶心、呕吐、腹胀、腹泻等症状。每小时记录尿量,尿色,记录24 h出入量。

11.休克的观察

患者因刀割样疼痛而表现为烦躁不安、焦虑、恐惧和濒死感,且为持续性,一般镇痛药物难以缓解,患者会伴有皮肤苍白、四肢末梢湿冷、脉搏细速、呼吸急促等休克症状。护士要迅速建立静脉通路,抗休克治疗,观察患者尿量、皮肤温度、血压及心率变化。

12.其他并发症的观察

主动脉分支闭塞会引起器官的缺血坏死,如颈动脉闭塞表现为晕厥,冠状动脉缺血表现为急性心肌梗死,累及骶髂神经可出现下肢瘫痪。累及交感神经节可出现疼痛,累及喉返神经可以发生声音嘶哑，因此护士要严格观察有无呼吸困难、咳嗽、咯血、头痛、偏瘫、失语、晕厥、视力模糊、肢体麻木无力、大小便失禁、意识丧失等征象。

（二）心理护理

绝大部分患者在住院时可以了解自己的病情，对手术和疾病充满了紧张和恐惧，同时夹层动脉瘤的首发症状是胸背部剧烈的疼痛，难以忍受的撕裂样。刀割样疼痛伴有濒死感，严重者伴有短暂的晕厥，因此患者会有烦躁和焦虑，但是患者期盼着手术治疗以减轻痛苦，顾虑重重，同时也担心手术是否成功，这些心理问题会影响患者的休息，同时会使交感神经兴奋，血液中儿茶酚胺含量增加，使血压升高、心率加快，加重病情。不良的心理问题还会降低机体的免疫力，抵抗力下降，对手术治疗不利。首先我们要倾听患者的主诉，鼓励患者说出自己内心的不快、顾虑以及身体的不适，与患者建立信任关系。向患者讲述成功病例，组织经验交流会，观看图片讲解疾病相关知识，增强患者战胜疾病的信心。与家属配合鼓励患者增强战胜疾病的信心。

（三）术前访视

术前一日ICU护士到病房对拟进行手术者进行访视，术前访视采用视频和发放宣传册以及一对一咨询的方式进行，以确保患者及家属能够理解，并且在访视过程中一定要注意询问他们是否能听懂。护士除了常规介绍ICU工作环境，还需要向患者及家属解释患者在这里的这段时间内可能会发生什么，可能会有什么样的感受以及会听到什么并看到什么；气管内插管的存在会对他们产生什么影响，以及如何用另一种方式进行交流；重症监护室护士的角色，重症监护设备，以及重症监护室的探视制度。所有这些信息都应记录细节备份，以便患者回顾需要说明或提醒的要点。护士需要评价患者心理生理状况，确定可能影响术后恢复的问题。

（四）急诊手术术前准备

急诊的主动脉夹层动脉瘤患者，绝大多数存在主动脉瘤濒临破裂危险或已发生破裂、有严重的组织、器官灌注不良，病情危重。为了挽救患者的生命，应在密切的监护和药物治疗的同时，在最短的时间内进行必要的术前检查和做出明确的诊断，以便及早接受手术治疗。

1.监测

所有夹层动脉瘤或可能急诊手术的患者，都必须送至重症监护室或直接到手术室，进行血流动力学连续监测。为了方便静脉应用药物治疗，快速输液和监测中心静脉压，要求建立中心静脉通路。建立动脉连续直接测压，达到实时监测血压的目的。放置尿管，便于对尿量进行监测，这是对液体的补充，抗高血压治疗效果判断的一个很好的观察指标，在双侧肾无灌注时常产生无尿症。定时触摸并对比四肢动脉脉搏的强弱，在监护过程中，护士用这种简单的方法判断有无组织灌注不良。有条件者还可放置Swan-Ganz漂浮导管，进行肺动脉压、肺毛细血管楔压、心排血量等监测。除上述监测外还要观察患者的神经系统功能及腹部状况，同时还要密切观察患者的动脉血气分析结果。

2.药物治疗

临床实践中，仅有极少数主动脉夹层动脉瘤患者需要急诊手术。假如已在其他医院确定了主动脉夹层动脉瘤的诊断和明确了夹层累及的范围和有无并发症，来院就诊时可直接送入手术室进行治疗。药物治疗主要是静脉给药，普萘洛尔有很强的心肌收缩功能抑制作用，需急诊手术的患者应避免使用。需要急诊手术而又出现组织灌注不良的患者，术前是否进行降血压治疗仍存在分歧，反对者认为降低血压加重组织缺血，赞成者认为组织灌注不良是由于夹层所致，降低血压是可以防止夹层发展、预防夹层破裂的有力措施。在术前准备过程中，有些患者仍出现难以忍受的疼痛则应肌内或静脉注射止痛药和镇静药。

三、术中护理

由于夹层动脉瘤起病急骤，加上剧烈的疼痛，往往使患者出现恐惧、焦虑的情绪，在拟定手术方案后，手术室护士应当尽快到病房做好术前访视，以亲切的态度介绍手术成员及手术的成功经验，鼓励患者以放松的心态准备手术。洗手护士在术前准备好常规心脏大血管手术器械和敷料包，准备各种类型的人造血管及心血管补片、特殊血管缝线和可吸收缝线，大银夹钳和特殊鼻式针持，胸骨锯、骨蜡、无菌冰泥、除颤器、生物胶、止血粉、止血纱布，特细神经拉钩等。检查各种备用插管、手术器材的有效期，准备好充足的手术器械、用物、药品，保障术中及时准确地配合。

患者进入手术室后，巡回护士要热情接待，仔细核对患者姓名、床号、手术部位及术前用药。安慰关怀患者，减轻其紧张情绪。迅速建立两条良好的静脉通路。麻醉完成后，将患者放置平卧位，头下垫软头圈，胸后垫胸枕。肩胛骨、髂尾部、足跟处分别贴减压贴，减少因手术时间长和深低温体外循环导致的皮肤压疮。由于手术位置在主动脉，而且是深低温环境条件下，会引起血流动力学和内环境的变化，术中密切配合麻醉师、体外循环灌注师工作，观察血压、血氧饱和度、尿量及体温的变化。遇异常情况，及时遵医嘱并做好相应的处理。

心脏大血管手术器械种类繁多，要求器械护士提前 30 min 刷手，与巡回护士一起仔细清点缝线、敷料和器械等物品。考虑到手术大，影响术式的不确定因素较多，皮肤消毒范围要足够大。消毒范围原则上同冠状动脉旁路移植手术，但双耳郭、乳突和双上肢也应充分消毒。铺单还是应预留双侧锁骨下动静脉和股动脉切口位置。暴露右侧腋动脉备体外循环插管用。大血管手术开胸时的风险较大，尤以二次开胸行大血管手术为甚。从开胸到完成心脏血管游离的过程中应做好随时应对大出血、心律失常和启动体外循环的准备。

四、术后护理

(一)常规护理

1.ICU 常规护理

准备好麻醉床、心电监护仪、呼吸机、简易呼吸器、吸痰器、除颤仪等急救监测设备。患者回 ICU 后立即给予患者心电、血压、血氧饱和度监测。连接呼吸机进行机械辅助通气。与麻醉师进行交接包括患者使用药物如何配制、血气分析结果以及术中是否出现异常情况。同时还要交接患者的衣物，带回的血制品及药物，血制品要严格交接，双人核对。病情允许可与手术室护士共同为患者翻身查看皮肤情况，出现异常要记录在重症护理记录单上，并填写压疮评估表，并且要把情况告知家属。

2.体位

麻醉未醒时采取平卧位，尽量减少搬动患者，如生命体征不稳定患者要禁止翻身。麻醉清醒后生命体征稳定的患者可将床头抬高 30°。

3.管道护理

与麻醉师一起确定气管插管的位置，听诊呼吸音，观察双侧是否对称，常规进行X线检查，了解气管插管的位置及双肺的情况。交接深静脉及动脉压管路的位置，检查管路是否通畅。妥善固定尿管、引流管，在引流瓶上贴好标记，以便观察患者的引流量。保持各管路通畅，避免打折、扭曲、脱出、受压，每班需要确定各种管路的位置，每个小时记录深静脉及气管插管的位置。

4.保证外出检查安全

患者外出做检查时要备好抢救设备及药物，准备简易呼吸器、氧气袋、负压吸引器、吸痰管、除颤仪、肾上腺素，以保证患者发生意外情况能够给予及时的救治。

5.血糖监测

术后监测血糖每小时1次，连续3 h，如有异常立即应用胰岛素，以控制血糖在正常范围。

6.心理护理

患者进入ICU后要掌握患者的心理动态，及早告知患者手术成功，现在正在ICU接受治疗，对患者实施周到的护理及热情的鼓励。积极指导自我放松训练，转移注意力，使其配合治疗，促进康复。对患者提出的问题，要耐心细心解答，让其信任ICU护士。

(二)其他观察与护理

1.控制血压

维持理想的血压，减少血压的波动是大血管术后护理的难点。术后难以控制的持续高血压可增加脑出血、吻合口出血及冠状动脉痉挛，有心肌缺血的危险。术后要给予患者镇痛、镇静，加强心理护理，使患者有安全感，防止由于过度的焦虑和烦躁而引起的血压升高。术后要给予缓慢复温，防止由于体温过低引起的外周血管收缩而导致血压的升高。当患者麻醉苏醒时，可应用丙泊酚镇静，同时血压有升高趋势时，要遵医嘱给硝普钠、亚宁定、利喜定等降压药物，使血压缓慢降低，收缩压维持在120 mmHg左右。术后早期血压低多是因为渗血多、术中出血、失液，血容量不足引起的，应用药物血压仍控制不理想时，要警惕是否发生低心排。所有患者均采用有创血压监测，妥善固定穿刺针的位置，每班都要校对零点，保证测量血压的真实可靠。使用血管扩张药物要单路给药，使用微量注射泵是避免应用“快进”键，以免血压骤然降低。

2.心电监测

全主动脉置换涉及主动脉根部的置换及头臂干血管的再造，术前主动脉瓣关闭不全，冠状动脉病变，长时间的体外循环及心肌阻断，都会导致术后的心律失常、心肌缺血，低心排甚至心搏骤停。术后立即给予多参数的生理监测及血流动力学监测，定时观察心率、中心静脉压及心电图的变化。高龄患者中心功能较差、心排量降低，易发生充血性心力衰竭，对于这样的患者术后可以给予IABP辅助心脏功能，增加心脏射血、心脏灌注，改善肾脏的血液灌注。

3.纠正电解质紊乱、酸碱平衡失调及出入量失衡

术中血液稀释、利尿剂的应用、低流量灌注、应用呼吸机等都会引起酸碱平衡失调及电解质的紊乱。术后也要参照多方面的因素，包括心率、血压、中心静脉压、尿量、引流量、血气分析结果以及心肺功能。血容量不足时要以补充胶体为主，维持血红蛋白＞100 g/L，血浆可以预

防由于凝血因子减少而造成的引流多，补充胶体还可以防止由于胶体渗透压降低而造成的肺内液体增多，护理过程中不能机械地控制入量小于出量。

4.意识的监测

脑部的并发症是人工血管置换常见的并发症之一。临床表现为苏醒过缓、偏瘫、昏迷、抽搐等。护士在患者未清醒前要观察并记录患者双侧瞳孔是否等大等圆，是否有对光反射及程度如何，清醒后要记录清醒的时间及程度，密切观察患者的认知情况、精神状态及有无脑缺氧。患者清醒后护士要观察和记录四肢的活动情况，皮肤的温度，感觉动脉搏动情况。

5.胃肠道的护理

留置胃管持续胃肠减压是术后常见的护理措施，留置胃管禁食水的患者常有口渴、咽部疼痛等不适，每天要给予两次口腔护理，以促进患者舒适。每班听诊肠鸣音，观察腹部体征，有无腹胀、腹痛，定时测腹围，观察有无腹腔脏器缺血表现。患者肠道功能恢复后可给予胃肠道营养，以促进患者体力的恢复。

6.呼吸道的护理

(1)术后呼吸机辅助呼吸：根据血气分析结果及时调整呼吸机参数。术后带管时间长，不宜长时间持续镇静的患者易出现呼吸机对抗，随时监测呼吸频率、潮气量、气道压及患者的呼吸状态。调整呼吸机模式为SIMV+PS(压力支持)或者压力控制通气(PC)，在PC情况下要注意观察患者的潮气量变化，及时调整压力。

(2)预防呼吸机相关性肺炎(VAP)：呼吸机相关性肺炎是指经气管插管行机械通气48小时以后发生的肺部感染，或原有肺部感染发生新的病情变化，临床上高度提示是一次新的感染，并经病原学证实者。机械通气是ICU常用的一种治疗方法，由于人工气道的建立破坏了呼吸道正常的生理防御机制，使机械通气并发的呼吸机相关性肺炎发生率增加4～12倍。呼吸机相关性肺炎的发生使得患者治疗时间延长，住院费用增加，死亡率增高，影响疾病的预后。

1)ICU环境管理：严格限制探视，减少人员流动，同时也要减少可移动设备的使用。必要探视时家属需要穿隔离服、戴口罩帽子、更换拖鞋后才能进入。每日要进行通风，地面每天用含氯消毒液拖擦，监护仪等设备定期消毒液擦拭，患者转出后对所用物品进行终末消毒处理。ICU应设立隔离病房，以收治特殊感染患者。使用空气层流装置时要定期清理排风口出的污物，以免影响空气质量。定期对ICU工作人员进行手消毒效果监测，洗手后细菌数小于5 cfu/cm^2，并以未检出致病菌为合格。此外，还要进行定期体检，尤其要进行口咽部细菌培养，带有致病菌株者应停止治疗工作或更换工作岗位。

2)保持人工气道的通畅：保持人工气道通畅最有效的方法是根据分泌物的颜色、量和黏稠度等情况，按需进行气管内吸痰。吸痰是利用机械吸引的方法，将呼吸道分泌物经口、鼻或人工气道吸除，以保持呼吸道通畅的一种治疗方法。

吸痰手法：可按照送、提、转手法进行操作。①送：在左手不阻塞负压控制孔的前提下，或先反折吸痰管以阻断负压，右手持吸痰管，以轻柔的动作送至气道深部，最好送至左右支气管处，以吸取更深部的痰液。②提：在吸痰管逐渐退出的过程中，再打开负压吸痰，或左手阻塞吸痰管负压控制孔产生负压，右手向上提拉吸痰管，切忌反复上下提插。③转：注意右手边向上提拉时，边螺旋转动吸痰管，能更彻底地充分吸引各方向的痰液，抽吸时间断使用负压，可减少黏膜损伤，而且抽吸更为有效。

吸痰后护理：与呼吸机连接，吸入纯氧。生理盐水冲洗吸痰管后关闭负压。检查气管套管和气囊。听诊。安慰患者取舒适体位，擦净面部，必要时行口腔护理。观察血氧饱和度变化，调节吸入氧浓度（FiO_2）。整理用物、洗手和记录：吸痰前后面色、呼吸频率的改善情况，痰液的颜色、性质、黏稠度、痰量及口鼻黏膜有无损伤。

3）保持人工气道的湿化：人工气道的建立使患者丧失了上呼吸道对气体的加温和加湿的作用，吸入干燥低温的气体未经过鼻咽腔易引起气管黏膜干燥和分泌物黏稠，造成分泌物潴留，发生肺不张，增加了肺部感染的机会。所以，必须保证人工气道充分的湿化。

4）雾化吸入治疗：有些呼吸机本身有雾化装置，使药液雾化成 3～5 μm 的微粒，可达小支气管和肺泡发挥其药理作用。昏迷患者也可将雾化吸入的面罩直接置于气管切开造口处或固定于其口鼻部，每日4～6 次，每次 10～20 min，患者清醒时嘱其深呼吸，尽量将气雾吸入下呼吸道。常用的药物有 β_2 受体激动剂和糖皮质激素等，以扩张支气管。更换药液前要清洗雾化罐，以免药液混淆。使用激素类药物雾化后，及时清洁口腔及面部。

7.并发症的观察及护理

（1）观察有无截瘫：密切观察患者的下肢肌力及感觉，一旦发现异常立即通知医生。胸降主动脉和胸腹主动脉远端的血管置换术，脊髓缺血时间长或者供给脊髓血液的肋间动脉和腰动脉没有重建等因素导致的偏瘫、截瘫等是主动脉夹层动脉瘤术后常见的严重并发症，迄今为止尚未有解决的方法。

（2）观察有无栓塞征象：主动脉人工血管置换术后，在重建血管吻合口、动静脉腔内易发生血栓和栓塞。为防止人工血管内发生血栓，术后 3 个月内给予抗凝治疗，抗凝药物的应用通常在术后 6～12 h，如果引流多要推迟使用。

（3）预防出血和渗血：主动脉人工血管置换的创伤大，吻合技术难，吻合处多，术中和术后发生出血和弥散性渗血往往能够致命。术后对出血的观察和早期发现尤为重要。勤挤引流，保持引流通畅，观察记录引流的色、质和量，如果发现术后 1 h 引流量＞10 mL/kg，或者任何 1 h 的引流量＞200 mL，或 2 h 内达 400 mL，都提示有活动性出血，一旦发现要立即报告医生，给予开胸止血。同时术后控制血压也是预防出血的关键，主动脉人工血管置换手术复杂，技术难度大，吻合口多，吻合口出血是术后致死的首要原因。控制血压在 90～120/50～80 mmHg，以保证组织灌注，皮肤温度正常，以尿量为准，保证每小时尿量＞1 mL/kg，避免血压过低导致的组织灌注不足。早期引流偏多要排除血液稀释、鱼精蛋白不足、凝血功能障碍等原因，及时给予鱼精蛋白、新鲜血浆、血小板、纤维蛋白等，有效地减少术后渗血。

（4）肾脏功能监测：肾脏是对缺血最敏感的腹腔脏器，肾衰竭是主动脉术后常见的并发症之一，发生率 10％～20％，常在术后 48 h 内发生。防止血容量不足引起的少尿、无尿，每小时观察并记录尿量、颜色及性质，查肌酐、尿素氮，出现出入量失衡时及时汇报医生。补足血容量，血细胞比容低于 35％时适当输血，维持血压稳定，必要时应用硝普钠降压，必须保持稳定的肾动脉灌注压，舒张压不低于 60 mmHg。血压过低者可应用小剂量多巴胺、肾上腺素以提高血压，扩张肾动脉，起到强心利尿作用。发生血红蛋白尿时要碱化尿液，防止管型尿形成，保持水电解质酸碱平衡，控制氮质血症，当尿量连续 2 h＜1mL/kg时，及时报告医生，应用利尿剂，必要时应用肾脏替代疗法。

8.预防感染

主动脉夹层人工血管置换手术时间长、创伤大，人工血管植入和术后带有引流管，中心静脉导管等侵入性导管多，易发生感染。术后各项操作要严格遵循无菌操作原则，应用广谱抗生素，严格按医嘱时间给药，以维持最佳的血药浓度。有发热的患者要根据血培养的结果选择应用抗生素。要密切观察体温，痰液的色、量及性质。观察皮肤有无红肿、疼痛，尿液有无混浊，一旦发现上述症状，要尽快找到原因并及时处理。

(三)康复护理

患者病情平稳后可进行各关节的被动运动，清醒脱机后指导患者进行主动关节运动，练习床上坐起进食，为下床活动做准备。从术后第一天起按摩双下肢，每日 2 次，每次 30 min。翻身叩背促进患者痰液排出，防止呼吸道感染的发生。鼓励患者早期下床活动，促进体力的恢复，初次下床时要注意保护患者安全以免发生摔伤。

五、健康指导

(一)生活指导

减少家庭生活中的不安全因素，防止跌倒，避免体力活动，从事比较轻松的职业。指导患者养成良好的饮食习惯，给予低盐、低胆固醇、富含粗纤维素且清淡易消化饮食，少量多餐，不食刺激性以及易引起腹胀的食物，如饮料和咖啡等，以免加重心脏负担。限制摄盐量，限制高胆固醇、高脂肪食物，并适量摄取蛋白质饮食，多吃新鲜的蔬菜和水果，戒烟限酒，保持大便通畅，防止发生便秘而引起腹内压增高。根据天气增减衣物，避免发生感冒。

(二)用药指导

按医嘱服药，漏服后不能补服，缓释片不可掰开服用。控制血压，定期监测血压是药物治疗的关键。合理降低血压，保持血压平稳，防止动脉破裂。每日定时、定部位、定血压计、定体位测量血压并记录数值，以便调整药物用量。

(三)卫生保健

急性期或恢复期患者都有可能因便秘而诱发夹层范围扩大或破裂。应指导患者养成床上排便习惯，必要时给予缓泻剂。加强腹部按摩，减轻患者精神上和心理上的不安，避免排便时用力屏气，可嘱患者食用蜂蜜、香蕉等，每 1～2 天排便 1 次，同时注意及时记录排便情况，排便时应在旁密切观察血压和心电图变化。

(四)病情观察

一旦出现心前区或胸部、腹部等疼痛立即来医院就诊。

(五)复查指导

术后半年内每三个月门诊随访 1 次，半年复查增强螺旋 CT，了解夹层愈合情况，如有不适随时就诊。

第八节　先天性心脏病

先天性心脏病(先心病)是指出生时即存在的心血管异常，是胎儿时期心血管发育异常或发育障碍及出生后应该退化的组织未能退化所造成的心血管畸形。婴幼儿最常见的心血管畸形是室间隔缺损。心血管的发生、演变和生成过程在妊娠2～3个月期间完成,妊娠第5～8周为心血管发育、演变的最活跃时期。先天性心脏病分类见表2-2。

表2-2 先天性心脏病分类

非青紫型	青紫型
左向右分流型	右向左分流型
房间隔缺损	法洛四联症
室间隔缺损	完全性大动脉错位
动脉导管未闭	
无分流型	
肺动脉狭窄	
主动脉缩窄	

一、疾病特点

(一)病因

1.胎儿周围环境及母体的因素

包括羊膜的病变、胎儿周围局部机械性压迫、母体的营养和维生素缺乏、母亲妊娠最初3个月内患病毒性感染、在妊娠早期服用某些药物,如镇静药、四环素或大量奎宁等可导致胎儿先天性畸形。

2.遗传因素

同一家庭成员中,有同患先天性心脏病者,则先天性心血管畸形概率高。

3.其他因素

宫内缺氧可增加心血管畸形概率,因此高原地区动脉导管未闭及房间隔缺损的发病率较高。高剂量的放射线不仅影响孕妇,而且对妇女以后的生育均会产生影响。

(二)症状和体征

1.呼吸急促

患儿进食时吸吮乏力,吮奶未完即因气促而弃奶喘息,吸几口就停一下,满头大汗。

2.反复呼吸道感染或肺炎

这是最常见的症状,因肺部充血,轻度呼吸道感染就易引起支气管肺炎,甚至出现心功能不全等症状。

3.生长发育迟缓

由体循环血流量及血氧供应不足所致,生长发育比同龄小儿迟缓,其体重落后比身长落后更明显。

4.水肿

当发现患儿出现尿少、下肢凹陷性水肿时,则表示心力衰竭。

5.蹲踞

蹲踞是婴儿先天性心脏病法洛四联症的常见表现,患儿活动量不大,走不远就感乏力,自动采取蹲下姿势或取胸膝卧位，休息片刻后再站起来活动。

6.昏厥

昏厥又称缺氧性发作。往往发生在哺乳、啼哭、排便时，因缺氧，突发呼吸困难，发绀加重，失去知觉甚至抽搐。

7.杵状指(趾)

法洛四联症经常出现，因长期缺氧指(趾)端软组织增生，使手指、足趾呈鼓槌样改变，临床上往往会在婴儿2～3岁后出现。

(三)治疗原则

1.非手术治疗

自愈(自然闭合)，部分(20%～50%)膜部和肌部室间隔缺损能在5岁以内自行愈合。高位室间隔缺损不能自愈。

2.手术治疗

外科手术治疗、介入治疗。

二、先天性心脏病护理

(一)病情观察

动态监测生命体征，特别是心率、血压、神志、呼吸的变化。备好各种抢救物品及药品。

(二)体位

术后取平卧位，麻醉未清醒者头偏向一侧。术侧肢体保持伸直并制动6～8小时，沙袋压迫穿刺点止血6～8小时，并观察局部有无出血、渗血，避免沙袋移位。撤除沙袋后还需再平卧12～24小时。其间做好皮肤护理。

(三)术侧下肢的观察

24小时内密切观察术侧下肢皮肤温度、颜色、有无肿胀、肢体血运是否良好、足背动脉搏动有无异常。

(四)静脉补液

遵医嘱给予静脉液体补充，预防低血容量的发生。

(五)进食护理

清醒后可试饮水，2小时后可进食。

(六)并发症观察及护理

(1)封堵器脱落及异位栓塞：封堵器脱落常可进入肺循环引起患者胸痛、呼吸困难、发绀等。术后密切观察有无胸闷、气促、呼吸困难、症状，注意心脏杂音的变化。

(2)感染性心内膜炎：密切监测体温变化，严格执行无菌操作，术后遵医嘱使用抗生素。

(3)溶血：动脉导管未闭(PDA)封堵术罕见的严重并发症，多因残余分流时高速血流通过网状封堵器所致，术后密切观察患者心脏杂音的变化，睑结膜及尿液颜色，必要时送检血、尿化验，及早发现有无溶血。

(4)高血压：术后密切监测血压，适当控制液体入量，血压升高时可遵医嘱微量泵泵入硝普钠等药物，血压轻度升高可不必处理，必要时给予镇静、镇痛药。

(七)健康指导

(1)术后 3 个月内禁止剧烈体力活动,穿刺处 1 周内避免洗澡,防止出血。

(2)预防感冒,术后 6 个月内注意预防感染性心内膜炎。

(3)遵医嘱服药,术后定期随访复查,行心脏超声等检查,观察患者肺血流改变和封堵器形态、结构有无变化。

第九节 肾脏损伤

一、概述

肾脏隐藏于腹膜后,一般受损伤机会很少,但肾脏为一实质性器官,结构比较脆弱,外力强度稍大即可造成肾脏的创伤。肾损伤大多为闭合性损伤,占 60%~70%,可由直接暴力,如腰、腹部受硬物撞击或车辆撞击,肾受到沉重打击或被推向肋缘而发生损伤;肋骨和腰椎骨折时,骨折片可刺伤肾,间接暴力,如从高处落下、足跟或臀部着地时发生对冲力,可引起肾或肾蒂伤。开放性损伤多见于战时和意外事故,常伴有胸腹部创伤,在临床上按其损伤的严重程度可分为肾挫伤、肾部分裂伤、肾全层裂伤、肾蒂损伤、病理性肾破裂等类型。

二、诊断

(一)症状

1.血尿

损伤后血尿是肾损伤的重要表现,多为肉眼血尿,血尿的轻重程度与肾脏损伤严重程度不一定一致。

2.疼痛

局限于上腹部及腰部,若血块阻塞输尿管,则可引起绞痛。

3.肿块

因出血和尿外渗引起腰部不规则的弥散性胀大的肿块,常伴肌强直。

4.休克

面色苍白,心率加快,血压降低,烦躁不安等。

5.高热

由于血、尿外渗后引起肾周感染所致。

(二)体征

1.一般情况

患者可有腰痛或上腹部疼痛、发热。大出血时可有血流动力学不稳定的表现,如面色苍白、四肢发凉等。

2.专科体检

上腹部及腰部压痛,腹部包块。刀伤或穿透伤累及肾脏时,伤口可流出大量鲜血。出血量与肾脏损伤程度,以及是否伴有其他脏器或血管损伤有关。

(三)检查

1.实验室检查

尿中含多量红细胞。血红蛋白与血细胞比容持续降低提示有活动性出血。血白细胞数增多应注意是否存在感染灶。

2.特殊检查

早期积极的影像学检查可以发现肾损伤部位、程度、有无尿外渗或肾血管损伤,以及对侧肾情况。根据病情轻重,除需紧急手术外,有选择地进行以下检查。

(1)B型超声检查:能提示肾损害的程度,包膜下和肾周血肿及尿外渗情况。为无创检查,病情重时更有实用意义,并有助于了解对侧肾情况。

(2)CT扫描:可清晰显示肾皮质裂伤、尿外渗和血肿范围,显示无活力的肾组织,并可了解与周围组织和腹腔内其他脏器的关系,为首选检查。

(3)排泄性尿路造影:使用大剂量造影剂行静脉推注造影,可发现造影剂排泄减少,肾、腰大肌影消失,脊柱侧突及造影剂外渗等。可评价肾损伤的范围和程度。

(4)动脉造影:适宜于尿路造影未能提供肾损伤的部位和程度,尤其是伤侧肾未显影,选择性肾动脉造影可显示肾动脉和肾实质损伤情况。若伤侧肾动脉完全梗阻,表示为创伤性血栓形成,宜紧急施行手术。有持久性血尿者,动脉造影可以了解有无肾动静脉瘘或创伤性肾动脉瘤,但系有创检查,已少用。

(5)逆行肾盂造影:易招致感染,不宜应用。

(四)诊断要点

一般都有创伤史,可有腰痛、血尿、腰部肿块等症状体征,出血严重时出现休克。定时查血、尿常规,根据血尿增减、血红蛋白变化评估伤情。检查首选。肾脏超声,快速并且无创伤,对于评价肾脏损伤程度有意义,CT检查可以进一步显示肾实质损伤、肾脏出血及肾蒂损伤情况。条件允许时行静脉肾盂造影检查。

(五)鉴别诊断

1.腹腔脏器损伤

主要为肝、脾损伤,有时可与肾损伤同时发生。表现为出血、休克等危急症状,有明显的腹膜刺激症状。腹腔穿刺可抽出血性液体。尿液检查无红细胞;超声检查肾脏无异常发现;静脉尿路造影(IVU)示肾盂、肾盏形态正常,无造影剂外溢情况。

2.肾梗死

表现为突发性腰痛、血尿、血压升高;IVU示肾显影迟缓或不显影。逆行肾盂造影可发现肾被膜下血肿征象。肾梗死患者往往有心血管疾患或肾动脉硬化病史,血清乳酸脱氢酶及碱性磷酸酶升高。

3.自发性肾破裂

突然出现腰痛及血尿病状。体检示腰腹部有明显压痛及肌紧张,可触及边缘不清的囊性肿块。IVU检查示肾盂、肾盏变形和造影剂外溢。B超检查示肾集合系统紊乱,肾周围有液性暗区。一般无明显的创伤史,既往多有肾肿瘤、肾结核、肾积水等病史。

三、治疗

肾损伤的处理与损伤程度直接相关。轻微肾挫伤经短期休息可以康复，多数肾挫裂伤可用保守治疗，仅少数需手术治疗。

(一)紧急治疗

有大出血、休克的患者需迅速给以抢救措施，观察生命体征，进行输血、复苏，同时明确有无并发其他器官损伤，做好手术探查的准备。

(二)保守治疗

(1)绝对卧床休息 2～4 周，病情稳定，血尿消失后才可以允许患者离床活动。通常损伤后 4～6 周肾挫裂伤才趋于愈合，过早过多离床活动，有可能再度出血。恢复后 2～3 个月内不宜参加体力劳动或竞技运动。

(2)密切观察，定时测量血压、脉搏、呼吸、体温，注意腰、腹部肿块范围有无增大。观察每次排出的尿液颜色深浅的变化。定期检测血红蛋白和血细胞比容。

(3)及时补充血容量和热量，维持水、电解质平衡，保持足够尿量。必要时输血。

(4)应用广谱抗生素以预防感染。

(5)使用止痛剂、镇静剂和止血药物。

(三)手术治疗

1.开放性肾损伤

几乎所有这类损伤的患者都要施行手术探查，特别是枪伤或从前面腹壁进入的锐器伤，需经腹部切口进行手术，清创、缝合及引流并探查腹部脏器有无损伤。

2.闭合性肾损伤

一旦确定为严重肾裂伤、肾碎裂及肾蒂损伤需尽早经腹入路施行手术。若肾损伤患者在保守治疗期间发生以下情况，需施行手术治疗：①经积极抗休克后生命体征仍未见改善，提示有内出血。②血尿逐渐加重，血红蛋白和血细胞比容继续降低。③腰、腹部肿块明显增大。④有腹腔脏器损伤可能。

手术方法：经腹部切口施行手术，先探查并处理腹腔损伤脏器，再切开后腹膜，显露肾静脉、肾动脉，并阻断之，而后切开肾周围筋膜和肾脂肪囊，探查患肾。先阻断肾蒂血管，并切开肾周围筋膜，快速清除血肿，依具体情况决定做肾修补、部分肾切除术或肾切除。必须注意，在未控制肾动脉之前切开肾周围筋膜，往往难以控制出血，而被迫施行肾切除。只有在肾严重碎裂或肾血管撕裂，无法修复，而对侧肾良好时，才施行肾切除。肾实质破损不大时，可在清创与止血后，用脂肪或网膜组织填入肾包膜缝合处，完成一期缝合，既消除了无效腔，又减少了血肿引起继发性感染的机会。肾动脉损伤性血栓形成一旦被确诊即应手术取栓，并可行血管置换术，以挽救肾功能。

(四)并发症及其处理

常由血或尿外渗，以及继发性感染等引起。腹膜后囊肿或肾周脓肿可切开引流。输尿管狭窄、肾积水需施行成形术或肾切除术。恶性高血压要做血管修复或肾切除术。动静脉瘘和假性肾动脉瘤应予以修补，如在肾实质内则可行部分肾切除术。持久性血尿可施行选择性肾动脉造影及栓塞术。

四、病情观察

(1)观察生命体征,如:体温、血压、脉搏、呼吸,神智反应。

(2)专科变化,腹部或腰腹部有无肿块及大小变化,血尿程度。

(3)重要生命脏器,心、肺、肝、脾等脏器及骨骼系统有无合并伤。

五、注意事项

(一)医患沟通

(1)如拟保守治疗,应告知患者及家属仍有做手术的可能性及肾损伤后的远期并发症。

(2)做开放手术,应告知可能切肾的方案,如做保肾手术,则有继续出血、尿外渗的可能。

(3)手术探查决定做肾切除时,应再一次告知家属,并告知术后肾功能失代偿或需做肾代替治疗的可能。如合并腹腔或其他部位脏器损伤,手术时要一期处理,亦应告知家属并签字。

(4)交代病情时要立足于当前患者病情,对于病情变化不做肯定与否定的预测。

(二)经验指导

(1)对于肾损伤的患者应留院观察或住院 1 天,必须每半小时至 1 小时监测 1 次血压、心率、呼吸,记录每小时尿量。并做好血型分析及备血。

(2)对于肾损伤病情明确者,生命体征不稳时,可重复做腹腔穿刺及 CT、B 超影像学检查。

(3)手术后要观察腹部情况,伤口有无渗血,敷料有无潮湿,为防止切口裂开,可使用腹带保护。

(4)肾切除患者要计算每天出入量,了解肾功能变化。

(5)确保引流管无扭曲,密切观察引流量、颜色的变化。

(6)腹部创伤合并。肾损伤的比例不是很高,临床工作中易忽视。血尿是肾创伤的重要表现,但与病情严重程度不成比例;输尿管有血块堵塞、肾蒂损伤或低血压休克时可无血尿出现。

六、护理

(一)护理评估

1.健康史

详细了解受伤的原因、部位以及以往的健康状况等。

2.身体状况

(1)血尿:是肾损伤的主要症状。肾挫伤时血尿轻微,肾部分裂伤或肾全层裂伤时,可出现大量肉眼血尿。当血块堵塞输尿管、肾盂或输尿管断裂、肾蒂血管断裂时,血尿可不明显,甚至无血尿。

(2)疼痛:肾包膜张力增加、肾周围软组织损伤,可引起患侧腰、腹部疼痛;血液、尿液渗入腹腔或伴有腹部器官损伤时,可出现全腹痛和腹膜刺激征;血块通过输尿管时,可发生肾绞痛。

(3)腰、腹部包块:血液、尿液渗入肾周围组织,可使局部肿胀形成包块,可有触痛。

(4)休克:严重的肾损伤,尤其是合并其他器官损伤时,易引起休克。

(5)发热:肾损伤后,由于创伤性炎症反应,伤区血液、渗出液及其他组织的分解产物吸收引起发热,多为低热;由于血肿、尿外渗继发感染引起的发热多为高热。

3.心理状况

由于突发的暴力致伤,或因损伤出现大量肉眼血尿、疼痛、腰腹部包块等表现时,患者常有恐惧、焦虑等心理状态的改变。

4.辅助检查

(1)尿常规检查:了解尿中有无大量红细胞。

(2)B 型超声检查:能提示肾损害的程度,包膜下和肾周血肿及尿外渗情况。

(3)X 线平片检查:肾区阴影增大,提示有肾周围血肿的可能。

(4)CT 检查:可清晰显示肾皮质裂伤、尿外渗和血肿范围。

(5)排泄性尿路造影:可评价肾损伤的范围和程度。

(6)肾动脉造影:可显示肾动脉和肾实质损伤的情况。

(二)护理诊断及相关合作性问题

1.不舒适

与疼痛等有关。

2.恐惧/焦虑

与损伤后出现血尿等有关。

3.有感染的危险

与损伤后免疫力降低有关。

4.体温过高

与损伤后的组织产物吸收和血肿、尿外渗继发感染等有关。

(三)护理目标

(1)疼痛不适感减轻或消失。

(2)情绪稳定,能安静休息。

(3)患者发生感染和休克的危险性降低,未发生感染和休克。

(4)体温正常。

(四)护理措施

1.非手术治疗及手术前患者的护理

(1)嘱患者绝对卧床休息 2～4 周,待伤情稳定、血尿消失 1 周后方可离床活动,以防再出血。

(2)迅速建立静脉输液通路,及时输血、输液,维持水、电解质及酸碱平衡,防治休克。

(3)急救护理:有大出血、休克的患者需配合医师迅速进行抢救及护理。

(4)心理护理:对恐惧不安的患者,给予心理疏导、安慰、体贴和关怀。

(5)伤情观察:患者的生命体征;血尿的变化;腰、腹部包块大小的变化;腹膜刺激征的变化。

(6)配合医师做好影像学检查前的准备工作。

(7)做好必要的术前常规准备,以便随时中转手术。

2.手术后患者的护理

(1)卧床休息:肾切除术后需卧床休息 2～3 天,肾修补术、肾部分切除术或肾周引流术后需卧床休息 2～4 周。

(2)饮食:禁食 24 小时,适当补液,肠功能恢复后进流质饮食,并逐渐过渡到普通饮食,但要注意少食易胀气的食物，以减轻腹胀。鼓励患者适当饮水。

(3)伤口护理：保持伤口清洁干燥，注意无菌操作，注意观察有无渗血、渗尿，应用抗菌药物，预防感染。

3.健康指导

(1)向患者介绍康复的基本知识，卧床的意义及观察血尿、腰腹部包块的意义。

(2)告诉患者恢复后3个月内不宜参加重体力劳动或竞技运动；肾切除术后患者，应注意保护对侧肾，尽量不要应用对肾有损害的药物。

(3)定期到医院复诊。

第十节　膀胱肿瘤

膀胱肿瘤是泌尿系统最常见的肿瘤，绝大多数来自于上皮组织，发病年龄多在50～70岁，发病率城市高于农村，男性高于女性，约为4∶1。

一、病因

膀胱癌的发病是一个多因素混合、多基因参与、多步骤形成的过程。下列是与发病相关的危险因素。

(一)致癌物质职业接触

如从事与芳香胺、染料、橡胶、印刷、皮革、油漆等相关的工作，发生膀胱癌的危险性显著增加。对致癌物质的易感性个体差异极大。

(二)吸烟

吸烟是目前明确的致癌因素，约1/3膀胱癌与吸烟有关。吸烟者患膀胱癌的危险性是不吸烟者的2～4倍。致癌可能与香烟中含有多种芳香胺的衍生物致癌物质有关，发病危险与吸烟数量、持续时间和吸入程度有关，并无性别差异。

(三)其他

如长期饮咖啡者、服用大量镇痛药含非那西丁，盆腔放射治疗、膀胱慢性感染与异物长期刺激等，均可能为膀胱癌的病因或诱因。

研究资料显示，异常基因型的积累加上外在环境的作用最终导致恶性表型的出现。

二、病理

与肿瘤组织类型、细胞分化程度、生长方式和浸润深度有关，其中细胞分化程度和浸润对预后影响最大。

(一)组织类型

膀胱癌包括尿路上皮细胞癌(移行细胞癌)、鳞状细胞癌和腺细胞癌，其次还有较少见的转移癌等。其中，尿路上皮移行细胞乳头状癌超过90%，鳞状细胞癌占3%～7%。腺状细胞癌小于2%。1%～5%为非上皮性肿瘤，多数为横纹肌肉瘤，可发生于任何年龄的患者但多数为儿童。

(二)膀胱癌的分级

WHO将膀胱等尿路上皮肿瘤分为乳头状瘤,乳头状低度恶性倾向的尿路上皮肿瘤、低级别乳头状尿路上皮癌和高级别乳头状尿路上皮癌。该分类法中肿瘤的分类主要基于光镜下的显微组织特征,相关形态特征的细胞类型和组织构型。

(三)膀胱癌的分期

膀胱癌的分期指肿瘤浸润深度及转移情况。病理分期同临床分期,是判断膀胱肿瘤预后的最有价值的参数。目前常采用国际抗癌联盟的第7版TNM分期法(见图2-5)。

三、临床表现

(一)症状

1.血尿

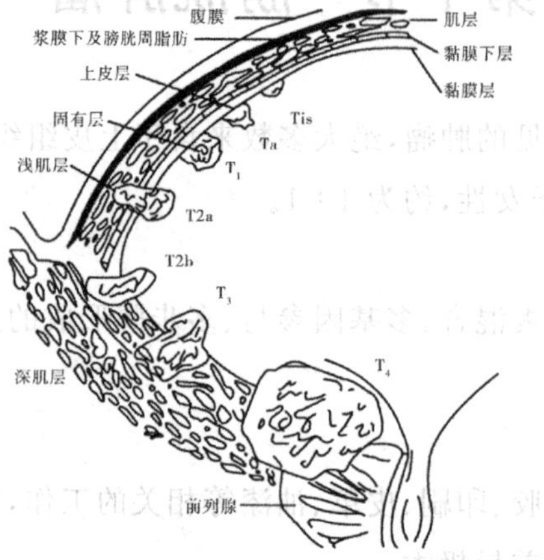

图 2-5 膀胱肿瘤分期

血尿是膀胱癌最常见和最早出现的症状。约85%的患者表现为间歇性肉眼无痛血尿,有时可仅为显微镜下血尿。血尿多为全程血尿,也可表现为初始或终末血尿,可自行减轻或停止,易给患者造成好转的错觉而错过治疗时机。血尿程度与肿瘤大小、数目、恶性程度可不完全一致,非上皮肿瘤血尿情况一般不是很明显。严重时伴有血凝块,可阻塞尿道内口引起尿潴留。

2.膀胱刺激征状

肿瘤坏死、溃疡、合并炎症及形成感染时,患者可出现尿频、尿急、尿痛,多为膀胱肿瘤的晚期表现。

3.梗阻症状

肿瘤进展引起输尿管梗阻可导致肾积水及腰肋部疼痛。

4.其他

骨转移患者有骨痛,腹膜后转移或肾积水患者可出现腰痛。晚期膀胱肿瘤患者有贫血、水肿、下腹部肿块等症状,盆腔淋包结转移可引起腰骶部疼痛和下肢水肿。

(二)体征

多数无明显体征。膀胱癌患者触及盆腔包块多是局部进展性肿瘤的证据。发生肝或淋巴结转移时，可扪及肿大的肝或锁骨上淋巴结。

四、辅助检查

(一)实验室检查

尿检中可见血尿或脓尿，故尿细胞学检查可作为血尿的初步筛选。血常规见血红蛋白值和血细胞比容下降。

(二)影像学检查

1.超声检查

简单易行，可作为患者的最初筛选且具有较高检出率的一种诊断方法。超声检查能在膀胱适度充盈下清晰显示肿瘤的部位、数目、大小、形态及基底宽窄等情况。

2.CT和MRI检查

多用于浸润性癌，CT检查能清晰地显示1 cm以上的膀胱肿瘤，MRI诊断原则与CT相同。不过MRI更有助于肿瘤分期。尿细胞学(UC)检查是膀胱癌的重要检测手段。对于高危人群的筛选有较大的意义。为了防止瘤细胞的自溶漏诊及增加阳性率，一般连续检查3天的尿液，留取尿液标本后应及时送检。

3.尿液脱落细胞检查

膀胱镜检查对诊断具有决定性意义。是易患膀胱癌年龄范围出现血尿患者的重要检查手段。可以直接观察到肿瘤所在的部位、大小、数目、形态、位置等。

4.其他

膀胱镜检查。

五、治疗原则

以手术治疗为主。根据肿瘤的临床分析、病理并结合患者全身状况，选择合适的手术方式。

(一)手术治疗

1.经尿道膀胱肿瘤切除术(TUR-BT)

经尿道膀胱肿瘤切除术是非肌层浸润性膀胱癌的重要诊断方法，同时也是主要的治疗手段。

2.膀胱部分切除

适用于肿瘤比较局限、呈浸润性生长，病灶位于膀胱侧后壁、顶部等，离膀胱三角区有一定的距离。

3.根治性膀胱切除术同时行盆腔淋巴结清扫术(PLND)

用于肌层浸润性膀胱癌的治疗。包括根治性放疗、辅助性放疗、姑息性放疗。根据患者不同的情况作出选择。

(二)放射治疗

10%～15%的肌层浸润性膀胱癌患者在确诊时已出现转移。术前主要目的是控制局部病变，降低手术难度和消除微转移灶，提高手术远期生存率。也可术后进行辅助化疗。

(三)化学药物治疗

对于身体条件不能耐受根治性膀胱切除术，或不愿接受根治性膀胱切除术的浸润性膀胱癌患者,可以考虑行保留膀胱的综合治疗。包括单纯经尿道电切手术、经尿道电切手术联合化疗、经尿道电切手术联合放疗、联合放化疗。

(四)其他

保留膀胱治疗。

六、临床护理

(一)评估要点

健康史家族遗传史:包括有无诱发肿瘤的原因,发病时间的初步判断,影响生存质量等。

1.术前评估

(1)基本情况:患者的年龄、性别、婚姻和职业等。患者是否有吸烟史。职业是否为长期接触联苯胺及β萘胺的橡胶行业。疾病的临床表现如排尿是否疼痛,为间歇性还是持续性血尿,有无血块等。既往史:以往是否有过血尿史,手术创伤史。

(2)相关因素:心理和社会支持状况。

(3)身体状况:患者营养情况,重要脏器功能状况,有无转移的表现及恶病质。患者及家属对病情拟采取的手术方式、排尿态改变的认知程度,可能出现的并发症及患者家庭经济承受能力。

2.术后评估

有无盆腔脓肿、尿瘘、直肠损伤、肠瘘、肠梗阻、术后感染等并发症。

(二)护理诊断/问题

(1)恐惧与焦虑:与对癌症的恐惧、预后缺乏信心有关。

(2)舒适度改变:与手术留置尿管、膀胱冲洗等有关。与膀胱全切除尿流改道、造瘘口或引流装置的存在,不能主动排尿有关。

(3)自我形象紊乱。

(4)潜在并发症:出血、感染。

(三)护理目标

(1)患者恐惧与焦虑减轻或消失,能积极配合治疗。

(2)患者不适症状减轻,舒适感增加。

(3)患者能接受自我形象改变的现实。

(4)患者未发生出血及感染。

(四)护理措施

1.心理护理

减轻患者恐惧与焦虑。对担心手术预后的患者,护士要主动向其解释病情,以消除其恐惧心理。膀胱癌属中等恶性,及时手术治疗效果肯定,5年生存率非常高。鼓励患者家属和朋友给予患者关心和支持。

2.帮助患者接受自我形象改变

(1)解释尿流改道的必要性:告知患者尿流改道是膀胱癌治疗的一部分,通过护理和训练,不影响术后生活质量。

(2)造口的护理:保证造瘘处清洁,敷料渗湿后及时更换。管路保持通畅,在回肠内留置导尿管者，需经常冲洗，防止黏液堵塞。

(3)原位排尿新膀胱的护理：术后3周内定期冲洗留置导尿管，防止黏液堵塞。拔除导尿管前训练新膀胱，待容量达300 mL以上便可以拔管。告知患者做肛门括约肌功能锻炼，有利于早日恢复控尿功能。

(4)集尿袋护理：指导患者自行定期更换集尿袋。

3.并发症的预防与护理

(1)出血：膀胱全切手术创伤大，术后可发生出血。需密切观察血压、脉搏、引流物性状，若血压下降、脉搏加快、引流管内引出鲜血，每小时超过100 mL以上且易凝固，提示有出血，应及时通知医师处理。

(2)预防感染：观察体温变化情况；加强基础护理，保持切口清洁，敷料渗湿应及时更换；保持引流管引流通畅及牢靠的固定。应用广谱抗菌类药物预防感染。如有体温升高，引物为脓性并有切口疼痛，多提示有感染，应尽快通知医师处理。

(五)健康教育

1.康复指导

适当锻炼，加强营养，多食清淡易消化食物。多饮水，保持尿量在200～300 mL，禁止吸烟，避免接触联苯胺类致癌物质，降低癌症复发风险。

2.术后坚持膀胱灌注化疗药物

定期膀胱灌注治疗，无论肿瘤是否有复发都需终身灌注。若有肿瘤复发，立即再次手术治疗，1年后若无肿瘤复发，可将膀胱灌注间隔时间延长至2个月，终身灌注，每2～3年复查膀胱镜。膀胱灌注药物后需将药物保留在膀胱内2小时，每半小时变换体位，俯、仰、左、右侧卧位各半小时。

3.定期复查

定期门诊复查，主要是全身系统检查，以便及时发现转移及复发征象。

4.自我护理

尿流改道术后腹部佩戴接尿器者，应学会自我护理。保持清洁，定期更换尿袋。定期用生理盐水及开水冲洗集尿袋，清除黏液及沉淀物。

第十一节　胆道肿瘤

一、概念

胆道肿瘤包括胆囊和胆管的肿瘤。胆管良性肿瘤不常见。胆管癌发病率存在地区、性别和人群差异。在世界上大部分地区，胆管癌的发病率是比较低的。

(一)胆囊息肉样病变

胆囊息肉样病变是指来源于胆囊壁，并向胆囊腔内突出或隆起的局限性息肉样病变的总称。良性多见。形态多样，有球形或半球形，带蒂或基底较宽。

(二)胆囊癌

胆囊癌是指发生在胆囊的癌性病变,以胆囊体和底部多见。发病率不高。但在胆管系统恶性肿瘤中却是较常见的一种,约占肝外胆管癌的25%。发病年龄在50岁以上者占82%,其中女性发病率为男性的3~4倍。胆囊癌是为数很少的女性发病率高于男性的一种恶性肿瘤。我国胆囊癌的发生率在消化系统肿瘤中占第6位。

(三)胆管癌

其包括肝内胆管细胞癌、肝门胆管癌和胆总管癌三种。肝门胆管癌和胆总管癌属肝外胆管癌,男女发病率无差异,50岁以上多见。肝外胆管癌发病率低于胆囊癌。我国是胆管癌发病率低的国家。由于胆管癌的预后甚差,故是一个值得重视的问题。女性胆管癌发病率增长速度在所有恶性肿瘤中名列前茅,而男性的增长速度仅次于前列腺癌和肾癌,位居第三。

二、相关病理生理

(一)胆囊息肉样病变

在病理上分为肿瘤性息肉和非肿瘤性息肉。肿瘤性息肉包括腺瘤、腺癌、血管瘤、脂肪瘤、平滑肌瘤、神经纤维瘤等;非肿瘤性息肉包括胆固醇息肉、炎性息肉、腺肌性增生等。由于术前难以确诊病变性质,故统称为胆囊息肉样病变。

(二)胆囊癌

约有40%以上的胆囊癌患者合并有胆囊结石,同时胆囊结石患者中有1.5%~6.3%发生胆囊癌。多发生在胆囊体部和底部。癌细胞浸润可使胆囊壁呈弥漫性增厚,乳头状癌突出于囊腔可阻塞胆囊颈和胆囊管而引起胆囊积液。以腺癌多见,约占胆囊癌的85%,其次是未分化癌、鳞状细胞癌、腺鳞癌等。病理上分为肿块型和浸润型,前者表现为胆囊腔内大小不等的息肉样病变,后者表现为胆囊壁增厚与肝牢固粘连。转移方式主要为直接浸润肝实质及邻近组织器官,如十二指肠、胰腺、肝总管和肝门胆管。也可通过淋巴结转移,通常先累及胆囊周围和门静脉及胆总管淋巴结,然后转移至胰头部、肠系膜上动脉、肝动脉周围淋巴结以及腹主动脉旁淋巴结。血行转移少见。

(三)胆管癌

胆管癌较少见。国外资料报道尸检发现率为0.012%~0.85%,在胆管手术中的发现率为0.03%~1.8%。男性略多于女性(男∶女=1.3∶1),发病年龄在17~90岁之间,平均发病年龄约60岁。大多数胆管癌为腺癌,约占95%,分化好;少数为低分化癌、未分化癌、乳头状癌或鳞癌。胆管癌生长缓慢,主要沿胆管壁向上、下浸润生长。肿瘤多为小病灶,呈扁平纤维样硬化、同心圆生长,引起胆管梗阻,并直接浸润相邻组织。沿肝内、外胆管及其淋巴分布和流向转移,并沿肝十二指肠韧带内神经鞘浸润是其转移的特点。亦可经腹腔种植或血行转移。

三、危险因素

胆管肿瘤的病因尚不十分明确,但与下列因素密切相关。

(一)胆石

胆石是迄今所知与胆管癌尤其是胆囊癌关系最密切的危险因素。在胆囊未切除的胆石症患者随访的队列研究中发现,随访20年后胆囊癌的累计发病率约为1%;与非胆石症者比较,胆石症者胆囊癌的相对危险度为3,有20年以上胆囊症状者的相对危险度更高达6倍。约

85%的胆囊癌患者合并有胆囊结石，可能与胆囊黏膜受结石长期物理性刺激、慢性炎症及细菌代谢产物中的致癌物质等因素的作用而导致细胞异常增生有关。

(二)炎症与感染

胆管癌患者常有慢性胆囊炎病史，尤其是萎缩性胆囊炎患者患癌的危险性很高。手术史、先天畸形，如胰管和胆管的异常联合与胆囊癌和肝外胆管癌有关，患癌的危险性增高20倍。

(三)遗传因素

研究中发现，一级亲属中有胆石症史者不仅胆石症危险性增高，胆囊癌和肝外胆管癌的危险性也升高。

(四)其他危险因素

测定肥胖程度的身体质量指数(BMI)与胆囊癌危险性之间有紧密的联系性，尤其是女性胆囊癌。肥胖也与男、女性肝外胆管癌危险性升高有关。有些研究发现妊娠次数与胆石症及胆囊癌间有正相关，也曾报道月经生育史与胆管癌有联系。吸烟、饮酒与胆管癌的关系尚不明确，有待进一步研究。

近年的流行病学调查显示：胆囊癌发病与萎缩性胆囊炎、胆囊息肉样病变有一定的关系，胆囊空肠吻合术后、完全钙化的瓷化胆囊和溃疡性结肠炎等亦可能成为致癌因素。胆管癌与胆管结石、原发性硬化性胆管炎、先天性胆管扩张症、慢性炎性肠病、胆管空肠吻合术后及肝吸虫等有关。近年的研究提示，胆管癌的发生还与乙型肝炎、丙型肝炎病毒感染有关。

四、临床表现

(一)胆囊息肉样病变

常无特殊临床表现，部分患者有右上腹部疼痛或不适，偶尔有恶心呕吐、食欲减退、消化不良等轻微的症状。体格检查可有右上腹部深压痛。若胆囊管梗阻，可扪及肿大的胆囊。

(二)胆囊癌

发病隐匿，早期无特异性症状，但并非无规律可循。按出现频率由高至低临床表现依次为腹痛、恶心呕吐、黄疸和体重减轻等。部分患者可因胆囊结石切除时意外发现。合并胆囊结石或慢性胆囊炎者，早期表现类似胆囊结石或胆囊炎的症状，如上腹部持续性隐痛、食欲减退、恶心、呕吐等。当肿瘤侵犯浆膜层或胆囊床时，出现右上腹痛，可放射至肩背部，胆囊管梗阻时可触及肿大的胆囊。胆囊癌晚期，可在右上腹触及肿块，并出现腹胀、体重减轻或消瘦、贫血、黄疸、腹水及全身衰竭等。少数肿瘤可穿透浆膜，导致胆囊急性穿孔、急性腹膜炎、胆管出血等。

(三)胆管癌

1.症状

(1)腹痛：少数无黄疸者有上腹部隐痛、胀痛或绞痛，可向腰背部放射。

(2)寒战、高热：合并胆管炎时，体温呈持续升高达39～40 ℃或更高，呈弛张热热型。

(3)消化道症状：许多患者在黄疸出现之前，感上腹部不适、饱胀、食欲下降、厌油、易乏等症状。但这些并非特异性症状，常常被患者忽视。

2.体征

(1)黄疸：临床上，90%的患者出现无痛性黄疸。包括巩膜黄染、尿色深黄、无胆汁大便(呈灰白色或陶土样)、皮肤黄染及全身皮肤瘙痒等；肝外胆管癌常常在相对早期时出现梗阻性黄疸，其程度可迅速进展或起伏。黄疸常在肿瘤相对小、未广泛转移时出现。

(2)胆囊肿大:肿瘤发生在胆囊以下胆管时，常可触及肿大的胆囊，Murphy 征可呈阴性；当肿瘤发生在胆囊以上胆管和肝门部胆管时，如发生在近端胆管癌(左右肝管、肝总管)，患者的肝内胆管常常扩张，胆囊不能触及，胆总管常常萎陷。

(3)肝大:部分患者出现肝大、质硬，有触痛或叩痛；晚期可在上腹部触及肿块，可伴有腹水和下肢水肿。

五、辅助检查

(一)实验室检查

1.胆囊癌

患者的血清癌胚抗原(CEA)或肿瘤标记物、CA125 等均可升高，但无特异性。

2.胆管癌

患者的血清总胆红素、直接胆红素、AKP、ALP 显著升高，肿瘤标记物 CA19-9 也可能升高。

(二)影像学检查

1.胆囊息肉样病变

B 超是诊断本病的首选方法，但很难分辨其良、恶性；CT 增强扫描、常规 B 超加彩色多普勒超声、内镜超声及超声引导下经皮细针穿刺活检等可帮助明确诊断。

2.胆囊癌

B 超、CT 检查可见胆囊壁呈不同程度增厚或显示胆囊内新生物，亦可发现肝转移或淋巴结肿大；增强 CT 或 MRI 可显示肿瘤的血供情况；B 超引导下细针穿刺抽吸活检，可帮助明确诊断。经皮肝穿刺胆管造影(PTC)在肝外胆管梗阻时操作容易，诊断价值高，对早期胆囊癌诊断帮助不大。

3.胆管癌

B 超可见肝内、外胆管扩张或查见胆管肿瘤，作为首选检查，其诊断胆管癌的定位和定性准确性分别为 96%和 60%～80%。CT 扫描对胆管癌的诊断负荷率优于 B 超，其定位和定性准确性分别约为 72%和 60%。磁共振胰胆管成像(MRCP)目前已成为了解胆系解剖和病理情况的一种理想的检查方法，其总体诊断精度已达 97%以上，能清楚显示肝内、外胆管的影像，显示病变的部位效果优于 B 超、PTC、CT 和 MRI。

六、治疗原则

(一)胆囊息肉样病变

有明显症状者，排除精神因素、胃十二指肠和其他胆管疾病后，宜行手术治疗。无症状者，有以下情况需考虑手术治疗:胆囊多发息肉样变；单发息肉，直径超过 1 cm；胆囊颈部息肉；胆囊息肉伴胆囊结石；年龄超过 50 岁者，短期内病变迅速增大者，若发生恶变，则按胆囊癌处理。暂不手术的患者，应每 6 个月 B 超复查一次。

(二)胆囊癌

首选手术治疗。化疗及放疗效果均不理想。手术方法有单纯胆囊切除术、胆囊癌根治性切除术或扩大的胆囊切除术、姑息性手术。

(三)胆管癌

手术切除是本病的主要治疗手段。化疗和放疗效果均不肯定。手术方法有肝门胆管癌可行肝门胆管癌根治切除术;中、上段胆管癌在切除肿瘤后行胆总管-空肠吻合术;下段胆管癌多需行十二指肠切除术。肿瘤晚期无法手术切除者,为解除梗阻,可选择胆总管-空肠吻合术、U形管引流术、PTBD或放置支架引流等。

七、护理评估

(一)术前评估

1.健康史及相关因素

(1)病因与发病:发病与饮食、活动的关系,有无明显诱因,有无肝内、外胆管结石或胆囊炎反复发作史,有无类似疼痛史等,以及发病的特点、病情及其程度。

(2)既往史:有无胆管手术史、有无用药史、过敏史及腹部手术史。

2.身体状况

(1)全身:生命体征(T、P、R、BP)患者在发病过程中体温变化情况。有无伴呼吸急促、出冷汗、脉搏细速及血压升高或下降等。有无神志改变,有无巩膜及皮肤黄染及黄染的程度等。

(2)局部:腹痛的部位、性质、程度及有无放射痛等;肝区有无压痛、叩击痛;腹膜刺激征是否为阳性;腹部有无不对称性肿大等。

(3)辅助检查:①实验室检查:检测患者的血清癌胚抗原(CEA)或肿瘤标记物CA125、血清总胆红素、直接胆红素、AKP、ALP、肿瘤标记物CA19-9水平。②影像学检查:B超检查是胆囊息肉样病变首选的检查方法,胆囊癌患者B超、CT检查可见胆囊壁呈不同程度增厚或显示胆囊内新生物,亦可发现肝转移或淋巴结肿大;增强CT或MRI可显示肿瘤的血供情况;B超引导下细针穿刺抽吸活检,可帮助明确诊断。胆管癌患者B超可见肝内、外胆管扩张或查见胆管肿瘤,作为首选检查。MRCP能清楚显示肝内、外胆管的影像,显示病变的部位效果优于B超、PTC、CT和MRI。

3.心理和社会支持状况

了解患者和家属对疾病的认知、家庭经济状况、心理承受程度及对治疗的期望。

(二)术后评估

1.手术中情况

了解手术方案、术中探查、减压及引流情况;术中生命体征是否平稳;肿瘤清除及引流情况;各种引流管放置位置和目的等。

2.术后病情

术后生命体征及手术切口愈合情况;T管及其他引流管引流情况等。

3.心理-社会评估

患者及其家属对术后康复的认知和期望程度。

八、护理诊断(问题)

(一)焦虑

与担心肿瘤预后及病后家庭、社会地位改变有关。

(二)疼痛

与肿瘤浸润、局部压迫及手术创伤有关。

(三)营养失调

低于机体需要量与肿瘤所致的高代谢状态、摄入减少及吸收障碍有关。

九、护理措施

(一)减轻焦虑

根据患者的心理特点及心理承受能力提供相应的护理措施和心理支持。

(1)积极主动关心患者,鼓励患者表达内心的感受,让患者产生信赖感。

(2)说明手术的意义、重要性及手术方案,使患者积极配合检查、手术和护理。

(3)及时为患者提供有利于治疗和康复的信息,增强其战胜疾病的信心。

(二)缓解疼痛

根据疼痛的程度,采取非药物和药物法止痛。

(三)营养支持

营造良好的进食环境,提供清淡饮食;对于因疼痛、恶心、呕吐而影响食欲者,餐前可适当用药控制症状,鼓励患者尽可能经口进食;不能经口进食或摄入不足者,根据其营养状况,给予肠内、外营养支持,以改善患者的营养状况,提高对手术及其他治疗的耐受性,促进康复。

十、护理效果评估

(1)患者对疾病的心理压力得到及时的调适与干预。依从性较好,并对疾病的诊治有一定的了解。

(2)患者自觉症状好转,腹痛得到有效缓解,能叙述自我缓解疼痛的方法。

(3)患者的营养状况保持良好。

(4)有效预防、处理并发症的发生。

第十二节　颅内肿瘤

颅内肿瘤是神经外科中最常见的疾病之一。原发性颅内肿瘤可发生于脑组织、脑膜、脑神经、脑下垂体、血管及胚胎残余组织等。身体其他部位的恶性肿瘤也可转移至颅内形成转移瘤。常见的肿瘤有胶质瘤、脑膜瘤、垂体瘤、听神经瘤、血管瘤、颅咽管瘤等。发病部位以大脑半球最多,其次为鞍区、脑桥小脑角、小脑、脑室及脑干。

一、常见类型及特性

(一)神经胶质瘤

神经胶质瘤来源于神经上皮,多为恶性,占颅内肿瘤的40%～50%。其中,多形性胶质母细胞瘤恶性程度最高,病情进展快,对放、化疗均不敏感;髓母细胞瘤也为高度恶性,好发于2～10岁儿童,多位于后颅窝中线部位,常占据第四脑室、阻塞导水管而引发脑积水,对放射治疗敏感;少突胶质细胞瘤占胶质瘤的7%,生长较慢,分界较清,可手术切除,但术后往往复发,需放疗及化疗;室管膜瘤约占12%,术后需放疗和化疗;星形细胞瘤是胶质瘤中最常见的,占

40%,恶性程度较低,生长缓慢,呈实质性者与周围组织分界不清,常不能彻底切除,术后易复发,囊性者常分界清楚,若切除彻底可望根治。

(二)脑膜瘤

脑膜瘤约占颅内肿瘤的 20%,良性居多,生长缓慢,多位于大脑半球矢状窦旁,邻近颅骨有增生或被侵蚀的迹象。彻底切除,可预防复发。

(三)垂体腺瘤

垂体腺瘤来源于垂体前叶,良性。根据细胞的分泌功能不同可分为催乳素腺瘤(PRL瘤)、生长激素腺瘤(GH 瘤)、促皮质素腺瘤(ACTH 瘤)及混合性腺瘤。PRL 瘤主要表现为女性闭经、泌乳、不育等;男性性欲减退、阳痿、体重增加,毛发稀少等。GH 瘤在青春期发病者为巨人症,成年后发病表现为肢端肥大症。ACTH 瘤主要表现为皮质醇增多症,如满月脸、"水牛背"、腹壁及大腿皮肤紫纹、肥胖、高血压及性功能减退等。手术摘除是首选的治疗方法。若瘤体较小可经蝶窦在显微镜下手术;若瘤体较大需开颅手术,术后行放疗。

(四)听神经瘤

听神经瘤发生于第Ⅷ脑神经前庭支,位于脑桥小脑角内,约占颅内肿瘤的 10%,良性。可出现患侧神经性耳聋、耳鸣、前庭功能障碍、三叉神经及面神经受累和小脑症状。治疗以手术切除为主,直径小于3 cm者可用伽玛刀治疗。

(五)颅咽管瘤

颅咽管瘤属先天性颅内良性肿瘤,大多为囊性,多位于鞍上区,约占颅内肿瘤的 5%,多见于儿童及青少年,男性多于女性。主要表现为视力障碍、视野缺损、尿崩、肥胖和发育迟缓等。以手术切除为主。

(六)转移性肿瘤

转移性肿瘤多来自肺、乳腺、甲状腺、消化道等部位的恶性肿瘤,大多位于幕上脑组织内,多发,男性多于女性,有时脑部症状出现在先,原发灶反而难以发现。

二、病因与发病机制

(一)病因

颅内肿瘤的发病原因和身体其他部位的肿瘤一样,目前尚不完全清楚。大量研究表明,细胞染色体上存在着癌基因加上各种后天诱因可使其发生。诱发脑肿瘤的可能因素有遗传因素、物理和化学因素以及生物因素等。

(二)发病机制

颅内原发的肿瘤多呈浸润生长,极少向颅外转移。颅内的转移瘤多为非浸润生长,但发展到一定程度时可刺激、压迫脑组织,使血液及脑脊液的循环受阻。

颅内肿瘤往往易造成颅内压的增高。随着颅内肿瘤的生长,占据颅内的一定空间,引起脑组织受压或破坏,造成脑脊液和血液循环障碍,引起脑组织水肿,颅内压升高。生长较快的恶性肿瘤,或肿瘤出血破溃可以将部分脑组织挤向邻近的压力较小的裂隙或生理间隙,造成脑组织的嵌顿,导致脑疝。

三、临床表现

(一)颅内压增高

90%以上的患者可出现颅内压增高的症状和体征,通常呈慢性、进行性加重过程,若未得到及时治疗,重者可引起脑疝,轻者可引发视神经萎缩,约80%的患者可发生视力减退。

(二)局灶症状与体征

因不同部位的肿瘤对脑组织造成的刺激、压迫和破坏不同而各异,如癫痫发作,意识障碍,进行性运动障碍或感觉障碍,各种脑神经的功能障碍,小脑症状等。

1.CT检查

CT检查主要依据肿瘤组织对X线吸收不同而呈现不同密度的影像,以及肿瘤使脑室、脑池受压、变形、移位或梗阻而影响脑室的位置、形态和大小来判断肿瘤的部位和性质,有时加用血管造影剂静脉滴注可增强肿瘤的影像。

2.MRI检查

MRI扫描对了解整体肿瘤的形态优于CT扫描,可较清楚地反映肿瘤的特征和对肿瘤周围脑组织的影响,能更准确地进行空间定位及大小和形状的评价。

3.颅脑X线检查

头颅平片对垂体腺瘤、颅咽管瘤、听神经瘤具有一定的辅助诊断价值。

4.正电子发射断层扫描(PET)

正电子发射断层扫描(PET)可了解肿瘤的恶性程度,评估手术、放疗、化疗的效果,动态监测肿瘤的恶变与复发。

5.脑血管造影

脑血管造影对血管性病变及肿瘤供血情况诊断价值较大。数字减影脑血管造影将少量造影剂注入静脉或动脉内即可显示全脑各部位的动静脉分布情况,广泛用于诊断颅内动脉瘤或动静脉畸形。

6.脑电图及脑电地形图检查

脑电图及脑电地形图检查对于大脑半球凸面肿瘤或病灶具有较高的定位价值,但对于中线、半球深部和幕下的肿瘤诊断困难。

四、诊断要点

颅内肿瘤的诊断首先要详细询问病史,全面重点地进行全身和神经系统查体,得出初步印象,然后选择下列一种或几种辅助性检查方法,以明确诊断。

五、治疗要点

(一)非手术治疗

1.降低颅内压

降低颅内压以缓解症状,争取治疗时间。常用的方法有脱水治疗、激素治疗、冬眠低温治疗、脑脊液引流等。

2.放疗

放疗适用于肿瘤位于重要功能区或部位深不宜手术、患者全身情况差不允许手术及对放疗较敏感的颅内肿瘤等。分为内照射法和外照射法。近年来外照射法中的伽玛刀放射治疗应用广泛，适用于脑深部小型肿瘤（直径 2 cm 或 3 cm 以内），如听神经瘤、脑膜瘤、垂体微腺瘤、转移瘤和范围较局限的脑动静脉畸形等。

3.化疗

化疗选择毒性低、小分子、高脂溶性和易通过血脑屏障的化学药物。化疗后可出现颅内压升高，故在化疗时应辅以降颅压治疗。

4.其他疗法

其他疗法有免疫疗法、中医药治疗等。

（二）手术治疗

手术治疗是最直接、有效的方法。手术方法包括肿瘤切除术、内减压术、外减压术和脑脊液分流术等。

六、护理评估

（一）健康史

通过详细询问病史，初步判断发病原因。询问发病以来的病情演变过程，曾做过哪些检查，用过何种药物，效果如何，家族中有无类似病例。

（二）目前身体状况

评估患者生命体征、意识状态、瞳孔、肌力及肌张力、感觉功能、深浅反射及病理反射等。注意有无进行性颅内压增高及脑疝症状；有无神经系统功能障碍；是否影响患者自理能力及容易发生意外伤害；是否有水、电解质及酸碱平衡失调；营养状况及重要脏器功能；了解手术方式及各项治疗措施实施后的效果。

（三）心理、社会状况

评估患者及家属的心理状况，患者及家属对疾病及其手术治疗方法、目的和结果有无充分了解。患者及家属则因脑肿瘤预后不良或易复发而有较重心理负担，评估存在的心理问题。

七、常见护理诊断/问题

（一）焦虑/恐惧/预感性悲哀

焦虑/恐惧/预感性悲哀与脑肿瘤的诊断、担心手术效果有关。

（二）有受伤的危险

受伤与神经系统功能障碍导致的视力障碍、肢体感觉运动障碍、语言功能障碍等有关。

（三）体液不足/有体液不足的危险

体液不足/有体液不足的危险与呕吐、高热、应用脱水剂等有关。

（四）有感染的危险

有感染的危险与留置各种引流管有关。

（五）潜在并发症

潜在并发症有颅内压增高及脑疝、颅内出血、感染、中枢性高热、尿崩症、胃出血、顽固性呃逆、癫痫发作等。

（六）知识缺乏

缺乏与所患疾病相关的康复知识。

八、护理目标

(1)患者或家属心态平稳,恐惧或焦虑状况减轻,能够接受疾病的现实。

(2)患者日常生活需求得到满足,无意外伤害发生。

(3)患者体液能维持平衡,尿量正常,生命体征平稳。

(4)各种引流管通畅,按期拔除,无感染发生。

(5)患者病情变化能够被及时发现和处理。

(6)患者能够复述手术前后与疾病相关的注意事项,并遵从指导,配合治疗。

九、护理措施

(一)术前护理

1.心理护理

给予适当心理支持,使患者及家属能面对现实,接受疾病的挑战,减轻挫折感,耐心倾听患者诉说,帮助患者度过悲伤期。根据患者及家属的具体情况提供正确的通俗易懂的指导,告知患者的疾病类型、可能采用的治疗计划及如何配合,帮助家属学会对患者的特殊照料方法和技巧。

2.加强生活护理,防止意外发生

(1)因意识障碍或后组脑神经受损致吞咽困难者,应防止进食时误入气管导致肺部感染或不慎咬伤舌头。

(2)肢体无力或偏瘫者需加强生活照料;面瘫患者进食时食物易残留于麻痹侧口颊部,需特别注意该侧颊部黏膜的清洁;肢体瘫痪者应防止坠床或跌碰伤。

(3)语言、视力、听力障碍的患者,也需加强生活护理。

3.对症治疗、提高手术耐受力

因颅内高压而频繁呕吐者,除应注意补充营养外,还需纠正水、电解质失衡;降颅压处理。

4.术前常规准备

术前1天剃去头发,手术当日早晨再次剃头,将头洗净,用乙醇或苯扎溴铵消毒头皮后,以无菌巾包扎。经口鼻蝶窦入路手术的患者,需剃胡须、剪鼻毛,并加强口腔及鼻腔护理。术前保持大便通畅,以避免术后便秘,严重颅内压增高者禁忌肥皂水灌肠。

(二)术后护理

1.体位

全麻未清醒的患者,取侧卧位,以利于呼吸道护理。意识清醒、血压平稳后,宜抬高床头15°～30°,以利颅内静脉回流。幕上开颅术后,应卧向健侧,避免切口受压。幕下开颅术后早期宜无枕侧卧或侧俯卧位。后颅脑神经受损、吞咽功能障碍者只能取侧卧位,以免口咽部分泌物误入气管。体积较大的肿瘤切除后,因颅腔留有较大空隙,24小时内手术区应保持高位,以免突然翻动时发生脑和脑干移位,引起大脑上静脉撕裂、硬脑膜下出血或脑干功能衰竭。搬动患者或为患者翻身时,应有人扶持头部使头颈部成一直线,防止头颈部过度扭曲或震动。脊髓手术后,不论仰卧或侧卧都必须使头部和脊柱的轴线保持一致,翻身时须防止脊柱屈曲或扭转。

2.营养和补液

一般颅脑手术后1天可进流质饮食，第2、3天给半流质饮食，以后逐渐过渡到普通饮食。较大的脑手术或全身麻醉术后患者有恶心、呕吐或消化道功能紊乱时，术后可禁食1～2天，给予静脉补液，待病情平稳后再逐步恢复饮食。颅后窝手术或听神经瘤手术后，因舌咽、迷走神经功能障碍而发生吞咽困难、饮水呛咳者，术后应严格禁食、禁饮，采用鼻饲供给营养，待吞咽功能恢复后逐渐练习进食。术后长期昏迷的患者，主要经鼻饲提供营养，不足者可经肠外途径补充。鼻饲后勿立即搬动患者以免引发呕吐和误吸。

脑手术后均有脑水肿反应，故应适当控制输液量，成人每日以1500～2000 mL为宜，其中含盐溶液500 mL。此外，由于脑水肿期需使用强力脱水剂，尿量增加，因此，要注意维持水、电解质的平衡。若有额外丢失，如气管切开、脑室引流、呕吐、高热、大汗等更应酌情补足。定期监测电解质、血气分析，准确记录24小时出入液量。

3.呼吸道护理

及时清除呼吸道分泌物并保持通畅。注意患者是否有呼吸困难、烦躁不安等呼吸道梗阻的情况，定时协助患者翻身、拍背，必要时给予雾化吸入。呕吐时头转向一侧以免误吸，防止肺部感染。

4.止痛及镇静

脑手术后患者若诉头痛，应了解和分析头痛的原因、性质和程度，然后对症处理。切口疼痛多发生于术后24小时内，给予一般止痛剂可奏效。颅内压增高所引起的头痛，多发生在术后2～4天脑水肿高峰期时，常为搏动性头痛，严重时伴有呕吐，需依赖脱水、激素治疗降低颅内压，头痛始能缓解，脱水剂和激素的使用应注意在24小时内合理分配。若系术后血性脑脊液刺激脑膜引起的头痛，需手术后早期行腰椎穿刺引流血性脑脊液，可以减轻脑膜刺激症状，降低颅内压，至脑脊液逐渐转清，头痛自然消失。应注意脑手术后不论何种原因引起的头痛均不可轻易使用吗啡和哌替啶，以免抑制呼吸，影响气体交换，使瞳孔缩小，影响临床观察。

5.病情观察及护理

常规观察生命体征、意识状态、瞳孔、肢体活动状况等。颅前窝手术后常有额眶部水肿，可给予冷敷以减轻不适。注意观察切口敷料及引流情况，加强敷料更换和保持清洁干燥，避免切口感染。分流术后早期应注意观察囟门张力的大小，以估计分流管的流量是否适度，同时警惕有无分流管阻塞和感染等并发症。观察有无脑脊液外漏，一旦发现有脑脊液外漏，应及时通知医师处理。患者取半卧位、抬高头部以减少漏液。为防止颅内感染，头部包扎使用无菌绷带，枕上垫无菌治疗巾并经常更换，定时观察有无浸湿，并在敷料上标记浸湿范围，估计渗出程度。注意有无颅内压增高症状，保持大便通畅，避免引起颅内压增高的活动。

6.术后并发症的观察和护理

(1)出血：颅内出血是脑手术后最危险的并发症，多发生在术后24～48小时内。患者往往有意识改变，表现为意识清楚后又逐渐嗜睡、反应迟钝甚至昏迷。大脑半球手术后出血常有幕上血肿表现，或出现颞叶钩回疝征象；颅后窝手术后出血具有幕下血肿特点，常有呼吸抑制甚至枕骨大孔疝表现；脑室内术后出血可有高热、抽搐、昏迷及生命体征紊乱。术后出血的主要原因是术中止血不彻底或电凝止血痂脱落。其他如患者呼吸道不畅、二氧化碳蓄积、躁动不安、用力挣扎等引起颅内压骤然增高，也可造成再次出血。故术后应严密观察，避免增高颅内压的因素，并做好再次手术止血的准备。

(2)感染：脑手术后常见切口感染、脑膜炎及肺部感染。①切口感染：除因术中无菌操作不严外，也与术前营养不良、免疫防御能力下降和皮肤准备不合要求有关，多发生于术后3～5天，患者感切口疼痛缓解后再次疼痛，局部有明显的红肿、压痛及皮下积液表现，头皮所属之淋巴结肿大压痛，严重的切口感染可影响骨膜，甚至发生颅骨骨髓炎。②脑膜炎：常继发于开放性颅脑损伤后，或因切口感染伴脑脊液外漏而导致颅内感染，表现为术后3～4天外科热消退之后再次出现高热，或术后体温持续升高，伴头痛、呕吐、意识障碍，甚至出现谵妄和抽搐，脑膜刺激征阳性，腰椎穿刺见脑脊液浑浊、脓性，细胞数增加。③肺部感染：多发生于术后1周左右、全身情况差的患者，若未能及时控制，可因高热及呼吸功能障碍导致或加重脑水肿，甚至发生脑疝。预防脑手术后感染的主要方法有常规使用抗生素、严格无菌操作、加强营养及基础护理。

(3)中枢性高热：下丘脑、脑干及上颈髓病变和损害可使体温中枢调节功能紊乱，临床以高热多见，偶有体温过低者。中枢性高热多出现于术后12～48小时内，体温达40℃以上，伴有意识障碍、瞳孔缩小、脉搏快速、呼吸急促等自主神经功能紊乱症状，一般物理降温效果差，需及时采用冬眠低温治疗。

(4)尿崩症：尿崩症主要发生于鞍上手术后，如垂体腺瘤、颅咽管瘤等手术累及下丘脑影响抗利尿激素分泌所致。患者出现多尿、多饮、口渴，每日尿量大于4000 mL，尿比重低于1.005。在给予垂体后叶素治疗时，应准确记录出入液量，根据尿量的增减和血清电解质含量调节用药剂量。尿量增多期间，须注意补钾，每1000 mL尿量补充1 g氯化钾。

(5)胃出血：丘脑下部及脑干受损后可引起应激性胃黏膜糜烂、溃疡、出血。患者呕吐大量血性或咖啡色胃内容物，并伴有呃逆、腹胀及黑便等症状，出血量多时可发生休克。可给予雷尼替丁等药物预防，一旦发现胃出血，应立即放置胃管，抽净胃内容物后用少量冰水洗胃，经胃管或全身应用止血药物，必要时输血。

(6)顽固性呃逆：常发生在三、四脑室或脑干手术后患者。膈肌痉挛导致的呃逆影响患者呼吸、饮食和睡眠，严重时可引起胃出血。对呃逆患者，应先检查上腹部，若有胃胀气或胃潴留，应安置胃管抽空胃内容物；其次，可通过压迫眼球或眶上神经、捏鼻、刺激患者咳嗽等强烈刺激，遏制呃逆。若效果不佳，可遵医嘱使用复方氯丙嗪50 mg或哌甲酯(利他林)10～20 mg肌内注射或静脉注射。

(7)癫痫发作：多发生在术后2～4天脑水肿高峰期，系因术后脑组织缺氧及皮层运动区受激惹所致。当脑水肿消退、脑循环改善后，癫痫常可自愈。对拟做皮质运动区及其附近手术的患者，术前常规给予抗癫痫药物以预防。癫痫发作时，应及时给予抗癫痫药物控制，患者卧床休息，保证睡眠，避免情绪激动；吸氧，注意保护患者，避免意外受伤；观察发作时表现并详细记录。

7.各种引流管的护理

(1)脑室引流：是经颅骨钻孔或椎孔穿刺侧脑室，放置引流管，将脑脊液引流至体外。常用部位半球额角或枕角进行穿刺。其主要目的如下：①抢救因脑脊液循环通路受阻所致的颅内高压危急状态患者。②自引流管注入造影剂进行脑室系统的检查或注入抗生素控制感染。③脑室内手术后安放引流管，引流血性脑脊液，减轻脑膜刺激症状，预防脑膜粘连和蛛网膜粘连，以保持日后脑脊液正常循环及吸收功能；此外，引流术后早期还可起到控制颅内压的作用。

护理要点：①引流管的位置：患者回病室后，立即在严格无菌条件下连接引流瓶（袋），妥善固定引流管及引流瓶（袋），引流管开口应高于侧脑室平面 10～15 cm，以维持正常的颅内压。②引流速度及量：术后早期注意控制引流速度，若引流过快过多，可使颅内压骤然降低，导致意外。因此，术后早期应适当将引流瓶（袋）挂高，以减低流速，待颅内压力平衡后再放低。因正常脑脊液每日分泌 400～500 mL，故每日引流量以不超过 500 mL 为宜；颅内感染患者因脑脊液分泌增多，引流量可增加，此时应注意补液，避免水、电解质失衡。③保持引流通畅：引流管不可受压、扭曲、成角、折叠，适当限制患者头部活动范围，活动及翻身时避免牵拉引流管。观察引流管是否通畅，若引流管内不断有脑脊液流出、管内的液面随患者呼吸、脉搏等上下波动表明引流管通畅；若引流管无脑脊液流出，应查明原因。可能的原因有：a.颅内压低于 0.98～1.47 kPa（10～15 cmH_2O），证实的方法是将引流瓶（袋）降低再观察有无脑脊液流出；b.引流管放入脑室过深过长，在脑室内盘曲成角，X 线拍片确诊，将引流管缓慢向外抽出至有脑脊液流出，然后重新固定；c.内管口吸附于脑室壁，可将引流管轻轻旋转，使管口离开脑室壁；d.若疑引流管被小凝血块或挫碎的脑组织阻塞，可在严格消毒管口后，用无菌注射器轻轻向外抽吸，切不可注入生理盐水冲洗，以免管内阻塞物被冲至脑室系统狭窄处，使脑脊液循环受阻。④观察并记录脑脊液的颜色、量及性状：正常脑脊液无色透明，无沉淀，术后 1～2 天脑脊液可略呈血性，以后转为橙黄色。若脑脊液中有大量血液，或血性脑脊液的颜色逐渐加深，提示有脑室内出血。一旦脑室内大量出血，需紧急手术止血。脑室引流时间一般不宜超过 5～7 天，时间过长有发生颅内感染可能。感染后的脑脊液混浊，呈毛玻璃状或有絮状物，患者有相应表现。⑤严格遵守无菌操作原则：每天定时更换引流瓶（袋）时，应先夹闭引流管以免管内脑脊液逆流入脑室，注意保持整个装置无菌，必要时做脑脊液常规检查或细菌培养。⑥拔管：拔管前一天应试行抬高引流瓶（袋）或夹闭引流管 24 小时，以了解脑脊液循环是否通畅，有无颅内压再次升高的表现。若患者出现头痛、呕吐等颅内压增高症状，应立即放低引流瓶（袋）或开放夹闭的引流管。拔管时应先夹闭引流管，以免管内液体逆流入脑室引起感染。拔管后，切口处若有脑脊液外漏出，也应告知医师，做妥善处理，以免引起颅内感染。

（2）创腔引流：颅内肿瘤手术切除后，在残留的创腔内放置引流物称为创腔引流。目的是引流手术残腔内的血性液体和气体，使残腔逐步闭合，减少局部积液或形成假性囊肿的机会。护理中应注意引流瓶（袋）的位置、引流的速度及量。具体内容如下：①引流瓶位置：术后早期，创腔引流瓶（袋）放置于头旁枕上或枕边，高度与头部创腔保持一致，以保证创腔内一定的液体压力，避免脑组织移位。尤其是位于顶后枕部的创腔，术后 48 小时内，不可随意放低引流瓶（袋），否则可因创腔内液体被引出致脑组织迅速移位，有可能撕破大脑上静脉，引起颅内血肿。另外，创腔内暂时积聚的液体可以稀释渗血，防止渗血形成血肿。创腔内压力升高时，血性液仍可自行流出。②引流速度：手术 48 小时后，可将引流瓶（袋）略放低，以期较快引流出创腔内的液体，使脑组织膨出，以减少局部残腔，避免局部积液造成颅内压增高。③引流量：若术后早期引流量多，应适当抬高引流瓶（袋）。引流放置 3～4 天，一经血性脑脊液转清，即拔除引流管,以免形成脑脊液外漏。

十、护理评价

(1)患者和家属的心理状态是否稳定,对疾病的接受程度,是否配合医护人员进行治和护理。

(2)患者日常生活需求是否得到满足,有无意外伤害发生。

(3)患者尿量是否正常,生命体征是否平稳。

(4)各种引流管是否通畅、如期拔除,有无感染发生。

(5)患者有无并发症发生,若发生是否被及时发现及处理。

(6)患者能否复述手术前后与疾病相关的注意事项,是否遵从医护指导、配合治疗。

十一、健康指导

(1)指导患者及家属术后早期配合康复治疗和锻炼,提高自理能力。

(2)颅内肿瘤手术后患者出现癫痫,或为了预防而服用抗癫痫药物时,指导患者遵医嘱坚持长期服用,并定期进行血白细胞和肝功能检查。有癫痫发作史的患者,户外活动时须有人陪护,以防发生意外。

(3)观察有无肿瘤复发及放疗后出现放射性脑坏死的情况,如出现颅内压增高和神经定位症状,应及时到医院检查。

第三章 妇产科护理

第一节 经前紧张综合征

经前紧张综合征是指妇女在月经来潮前出现的一系列异常现象，如头痛、乳房胀痛、失眠、情绪不稳定、抑郁、焦虑、全身水肿等。严重时影响正常的生活和社会活动。

一、护理评估

(一)病史

经前紧张综合征常发生于30～40岁的妇女，年轻女性很少出现。症状在排卵后即开始，月经来潮前几天达高峰，经血出现后消失。

(二)身心状况

主要表现为紧张、烦躁易怒、抑郁、焦虑、失眠、注意力不集中、疲乏无力、头痛等。有些妇女出现手足及面部水肿、乳房胀痛，少数妇女因肠黏膜水肿而出现腹泻现象。

(三)检查

盆腔检查及实验室检查均属正常。

二、护理诊断

(一)焦虑

其与一系列精神症状及不被人理解有关。

(二)体液过多

其与水钠潴留有关。

三、护理目标

让患者正确认识经前紧张综合征，以减轻症状。

四、护理措施

(1)进行关于经前紧张综合征的有关知识的教育和指导，避免经前过度紧张，注意休息和保证充足的睡眠。

(2)帮助患者适当控制食盐和水的摄入。

(3)给患者服用适当的镇静剂如安定，也可服用谷维素来控制神经和精神症状，还可服用适当的利尿剂减轻水肿，以改善头痛等不适。

(4)遵医嘱用孕激素或雄激素拮抗雌激素与醛固酮的作用。

五、评价

(1)患者能够了解经前紧张综合征的相关知识。

(2)患者症状减轻，自我控制能力增强。

第二节 围绝经期综合征

绝经是每一个妇女生命过程中必然发生的生理过程。绝经提示卵巢功能衰退、生殖功能终止,绝经过渡期是指围绕绝经前、后的一段时期,包括从绝经前出现与绝经有关的内分泌、生理学和临床特征起,至最后一次月经后一年。

围绝经期综合征(MPS)以往称为更年期综合征,是指妇女在绝经前、后由于卵巢功能衰退、雌激素水平波动或下降所致的以自主神经功能紊乱为主,伴有神经心理症状的一组症候群。多发生于45~55岁,约2/3的妇女出现不同程度的低雌激素血症引发的一系列症状。绝经分为自然绝经和人工绝经。自然绝经是指卵巢内卵泡生理性耗竭所致的绝经;人工绝经是指双侧卵巢经手术切除或受放射线损坏导致的绝经,后者更易发生围绝经期综合征。

一、护理评估

(一)健康史

了解患者的发病年龄、职业、文化水平及性格特征,询问月经情况及生育史,有无卵巢切除或盆腔肿瘤放疗,有无心血管疾病及其他疾病病史。

(二)身体状况

1.月经紊乱

半数以上妇女出现2~8年无排卵性月经,表现为月经频发、不规则子宫出血、月经稀发(月经周期超过35天)以至绝经,少数妇女可突然绝经。

2.雌激素下降相关征象

(1)血管舒缩症状:主要表现为潮热、出汗,是血管舒缩功能不稳定的表现,是围绝经期综合征最突出的特征性症状。潮热起自前胸,涌向头颈部,然后波及全身。在潮红的区域患者感到灼热,皮肤发红,紧接着大量出汗。持续数秒至数分钟不等。此种血管功能不稳定可历时1年,有时长达5年或更长。

(2)精神神经症状:常有焦虑、抑郁、激动、喜怒无常、脾气暴躁、记忆力下降、注意力不集中、失眠多梦等。

(3)泌尿生殖系统症状:出现阴道干燥、性交困难及老年性阴道炎,排尿困难、尿频、尿急、尿失禁及反复发作的尿路感染。

(4)心血管疾病:绝经后妇女冠状动脉粥样硬化性心脏病(简称冠心病)、高血压和脑出血的发病率及死亡率逐渐增加。

(5)骨质疏松症:绝经后妇女约有25%患骨质疏松症、腰酸背痛、腿抽搐、肌肉关节疼痛等。

3.体格检查

全身检查注意血压、精神状态、皮肤、毛发、乳房改变及心脏功能,妇科检查注意生殖器官有无萎缩、炎症及张力性尿失禁。

(三)心理-社会状况

因家庭和社会环境的变化或绝经前曾有精神状态不稳定等,更易引起患者心情不畅、忧虑、多疑、孤独等。

(四)辅助检查

根据患者的具体情况不同,可选择血常规、尿常规、心电图及血脂检查、B超、宫颈刮片及诊断性刮宫等。

(五)处理要点

1.一般治疗

加强心理治疗及体育锻炼,补充钙剂,必要时选用镇静剂、谷维素。

2.激素替代疗法

补充雌激素是关键,可改善症状、提高生活质量。

二、护理问题

(一)自我形象紊乱

自我形象紊乱自我形象紊乱与对疾病不正确认识及精神神经症状有关。

(二)知识缺乏

缺乏性激素治疗相关知识。

三、护理措施

(一)一般护理

改善饮食,摄入高蛋白质、高维生素、高钙饮食,必要时可补充钙剂,能延缓骨质疏松症的发生,达到抗衰老效果。

(二)病情观察

(1)观察月经改变情况,注意经量、周期、经期有无异常。

(2)观察面部潮红时间和程度。

(3)观察血压波动、心悸、胸闷及情绪变化。

(4)观察骨质疏松症的影响,如关节酸痛、行动不便等。

(5)观察情绪变化,如情绪不稳定、易怒、易激动、多言多语、记忆力降低。

(三)用药护理

指导应用性激素。

1.适应证

主要用于治疗雌激素缺乏所致的潮热多汗、精神症状、老年性阴道炎、尿路感染,预防存在高危因素的心血管疾病、骨质疏松症等。

2.药物选择及用法

在医师指导下使用,尽量选用天然性激素,剂量个体化,以最小有效量为佳。

3.禁忌证

原因不明的子宫出血、肝胆疾病、血栓性静脉炎及乳腺癌等。

4.注意事项

(1)雌激素剂量过大可引起乳房胀痛、白带多、头痛、水肿、色素沉着、体重增加等,可酌情减量或改用雌三醇。

(2)用药期间可能发生异常子宫出血,多为突破性出血,但应排除子宫内膜癌。

(3)较长时间的口服用药可能影响肝功能,应定期复查肝功能。

(4)单一雌激素长期应用,可使子宫内膜癌危险性增加,雌、孕激素联合用药能够降低风险。坚持体育锻炼,多参加社会活动;定期健康体检,积极防治围绝经期妇女常见病。

(四)心理护理

使患者及其家属了解围绝经期是必然的生理过程,介绍减轻压力的方法,改变患者的认知、情绪和行为,使其正确评价自己。

(五)健康指导

(1)向围绝经期妇女及其家属介绍绝经是一个生理过程,绝经发生的原因及绝经前、后身体将发生的变化,帮助患者消除因绝经变化产生的恐惧心理,并对将发生的变化做好心理准备。

(2)介绍绝经前、后减轻症状的方法,适当的摄取钙质和维生素 D;坚持锻炼如散步、骑自行车等。合理安排工作,注意劳逸结合。

(3)定期普查,更年期妇女最好半年至一年进行 1 次体格检查,包括妇科检查和防癌检查,有选择地做内分泌检查。

(4)绝经前行双侧卵巢切除术者,宜适时补充雌激素。

第三节　卵巢肿瘤

卵巢肿瘤是女性生殖系统常见肿瘤之一,可发生于任何年龄。由于卵巢位于盆腔深部,卵巢肿瘤早期无症状,又缺乏早期诊断的有效方法,患者就医时,恶性肿瘤多为晚期,预后差。其死亡率已居妇科恶性肿瘤的首位,严重地威胁着妇女生命和健康。

一、分类

卵巢肿瘤的分类方法较多,世界卫生组织(WHO)制定的卵巢肿瘤组织学分类方法,将卵巢肿瘤分为卵巢上皮性肿瘤、性索间质肿瘤、生殖细胞肿瘤和转移性肿瘤。

二、常见肿瘤及病理特点

(一)卵巢上皮性肿瘤

卵巢上皮性肿瘤是最常见的卵巢肿瘤,占卵巢肿瘤的 2/3,来源于卵巢表面的生发上皮。可分良性、交界性、恶性三种。交界性肿瘤是一种低度潜在恶性肿瘤,无间质浸润,生长缓慢,转移率低,复发迟。

1.浆液性囊腺瘤

浆液性囊腺瘤约占卵巢良性肿瘤的 25%。多为单侧,分单纯性和乳头状两种。前者中等大小,囊壁光滑。单房,囊内为淡黄色清亮液体,后者多房,囊壁上有乳头状物生长,穿透囊壁可发生腹腔种植。镜下可见囊壁内为单层立方上皮或柱状上皮,间质内见砂粒体。

2.浆液性囊腺癌

浆液性囊腺癌最常见的卵巢恶性肿瘤，占40%～50%。多为双侧，实性或囊实性，表面光滑，或有乳头状生长，有出血坏死。镜下见瘤细胞大小不一，复层，排列紊乱，并向间质浸润。恶性度高，预后差。

3.黏液性囊腺瘤

黏液性囊腺瘤约占卵巢良性肿瘤的20%。常为单侧多房，表面光滑，灰白色，囊壁较厚，内为胶冻状黏液，可长成巨大卵巢肿瘤。镜下见囊壁内衬单层柱状上皮，产生黏液，可见杯状细胞和嗜银细胞。如囊壁破裂，瘤细胞可广泛种植于腹膜上，继续生长并分泌黏液，形成结节状，称腹膜黏液瘤。

4.黏液性囊腺癌

黏液性囊腺癌约占卵巢恶性肿瘤的10%，由黏液性囊腺瘤恶变而来，多为单侧，表面光滑，实性或囊实性。镜下见腺体密集，间质较少，瘤细胞复层排列，有间质浸润。预后较好。

(二)卵巢生殖细胞肿瘤

卵巢生殖细胞肿瘤为来源于生殖细胞的一组肿瘤，其发生率仅次于上皮性肿瘤，多见于儿童及青少年。

1.畸胎瘤

畸胎瘤通常由2～3个胚层组织组成，这些组织可以是成熟的，或不成熟，肿瘤可以是囊性，也可以是实性。其恶性程度与组织分化程度有关。

(1)成熟畸胎瘤：又称皮样囊肿，是最常见的卵巢良性肿瘤。可发生于任何年龄。单侧为主，中等大小，圆形或椭圆形，表面光滑呈灰白色，囊腔内充满油脂及毛发，有时可见牙齿或骨组织。

(2)未成熟畸胎瘤：由分化程度不同的未成熟的胚胎组织组成，多为原始神经组织。多为实性，转移及复发率均较高，预后差。

2.无性细胞瘤

无性细胞瘤属于中度恶性肿瘤。单侧居多，中等大小，实性，表面光滑，切面呈淡棕色。间质中常有淋巴浸润。对放疗极敏感。

3.内胚窦瘤

内胚窦瘤又称卵黄囊瘤，较罕见。瘤体较大，单侧，圆形或卵圆形。切面实性为主，灰黄色，常有出血坏死。瘤细胞可产生甲胎蛋白(AFP)。生长迅速，早期即出现转移，故恶性度极高，预后差。

(三)卵巢性索间质肿瘤

卵巢性索间质肿瘤来源于原始性腺中的性索及间质，占卵巢恶性肿瘤的5%～8%。本组肿瘤多具有内分泌功能，可分泌性激素。

1.颗粒细胞瘤

颗粒细胞瘤占性索间质肿瘤的80%左右，为低度恶性肿瘤，任何年龄均可发生，45～55岁常见。多为单侧，圆形或卵圆形，大小不一，表面光滑。切面组织脆而软，伴有出血坏死灶。一般预后良好，5年生存率达80%以上。

2.卵泡膜细胞瘤

卵泡膜细胞瘤为实质性的良性肿瘤，单侧，大小不一，呈圆形或卵圆形，切面灰白色，瘤细胞呈短梭形，胞质中含有脂质，排列呈漩涡状。可分泌雌激素，故有女性化作用。

3.纤维瘤

纤维瘤为良性肿瘤，多发生于中年妇女，常为单侧，中等大小，实性，表面光滑。切面灰白色，质地坚硬，纤维组织呈编织状排列。可伴有胸腔积液或腹水，称为梅格斯综合征，肿瘤切除后，胸腔积液、腹水可自然消退。

4.支持细胞-间质细胞瘤

支持细胞-间质细胞瘤又称睾丸母细胞瘤，是一种能分泌男性激素的肿瘤，为低度恶性，罕见，多发生于40岁以下的妇女。单侧，实性、较小，表面光滑，有时呈分叶状，切面灰白色。镜下可见不同程度的支持细胞及间质细胞。患者常有男性化症状。5年存活率为70%～90%。

(四)卵巢转移性肿瘤

卵巢转移性肿瘤占卵巢肿瘤的5%～10%。身体各部位的肿瘤均可能转移到卵巢，以乳腺、胃肠道、子宫的肿瘤最多见。库肯勃瘤是来自胃肠道的卵巢转移癌，呈双侧性、实性、中等大小、表面光滑。镜下可见印戒细胞。恶性度高，预后极差。

三、恶性肿瘤的分期

采用国际妇产科联盟(FIGO)的手术病理分期(见表3-1)。

表3-1 原发性卵巢恶性肿瘤的手术病理分期(FIGO)

期别	肿瘤累及范围
Ⅰ	肿瘤局限于卵巢
$Ⅰ_a$	肿瘤局限于一侧卵巢，包膜完整，表面无肿瘤，腹水或腹腔冲洗液中未查见恶性细胞
$Ⅰ_b$	肿瘤局限于两侧卵巢，包膜完整。表面无肿瘤。腹水或腹腔冲洗液中未查见恶性细胞
$Ⅰ_c$	肿瘤局限于单侧或两侧卵巢，伴有以下任何一项者：包膜破裂、卵巢表面有肿瘤、腹水或腹腔冲洗液中查见恶性细胞
Ⅱ	肿瘤累及一侧或双侧卵巢，伴盆腔内扩散
$Ⅱ_a$	蔓延和/或转移到子宫和/或输卵管，腹水或冲洗液中无恶性细胞
$Ⅱ_b$	蔓延到其他盆腔组织，腹水或冲洗液中无恶性细胞
$Ⅱ_c$	$Ⅱ_a$或$Ⅱ_b$病变，但腹水或冲洗液中查见恶性细胞
Ⅲ	一侧或双侧卵巢肿瘤，镜检证实有盆腔外的腹膜转移和/或区域淋巴结转移，肝表面转移为Ⅲ期
$Ⅲ_a$	淋巴结阴性，组织学证实盆腔外腹膜表面有镜下转移
$Ⅲ_b$	淋巴结阴性，腹腔转移灶直径≤2 cm
$Ⅲ_c$	腹膜转移灶直径>2 cm和/或腹膜后区域淋巴结阳性
Ⅳ	远处转移(胸腔积液有癌细胞，肝实质转移)

四、临床表现

(一)症状

卵巢肿瘤早期多无自觉症状，常在妇科检查或做B超时发现。随着肿瘤的增大，出现腹胀不适、尿频、便秘、心悸、气急等压迫症状，腹部触及肿块。如为恶性肿瘤，腹部肿块短期内迅速增大，出现腹胀、腹水；若肿瘤压迫神经、血管或向周围组织浸润，可引起腹痛、腰痛、下肢疼痛及水肿。晚期可出现恶病质。

(二)体征

妇科检查在子宫一侧或双侧扪及囊性或实质性肿物，良性肿瘤包块多囊性、表面光滑、活动与子宫不相连；恶性肿瘤包块多为双侧、实性、表面高低不平、固定不动，子宫直肠陷凹可触及大小不等的结节。

(三)卵巢良、恶性肿瘤的鉴别

鉴别如表 3-2 所示。

表 3-2　卵巢良性肿瘤与恶性肿瘤的鉴别

项目	卵巢良性肿瘤	卵巢恶性肿瘤
病史	生长缓慢，病程长，多无症状，生育期多见	生长迅速，病程短，幼女、青春期或绝经后妇女多见
体征	多为单侧，囊性，表面光滑，活动，一般无腹水	多为双侧，实性或囊性表面不规则，固定，直肠陷凹可触及结节，常伴腹水，且为血性，可查见癌细胞
一般情况	良好，多无不适	逐渐出现恶病质
B超	边界清楚，液性暗区，有间隔光带	肿块边界不清，液性暗区，光点杂乱

五、常见并发症

(一)蒂扭转

蒂扭转是卵巢肿瘤最常见的并发症，也是妇科常见的急腹症之一。其多见于瘤蒂长，活动度好，中等大小，重心不均的肿瘤，以成熟畸胎瘤最多见。常发生于体位改变或妊娠期、产褥期子宫位置发生变化时。卵巢肿瘤的蒂由骨盆漏斗韧带、卵巢固有韧带及输卵管组成。发生扭转后，因血液循环障碍，瘤体增大、缺血坏死呈紫黑色，可发生破裂或继发感染(图 3-1)。

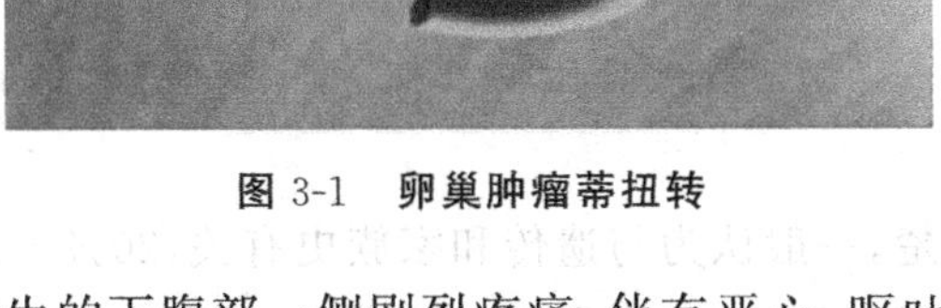

图 3-1　卵巢肿瘤蒂扭转

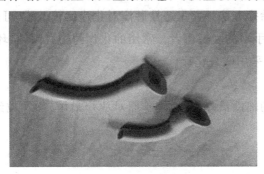

其主要症状是突然发生的下腹部一侧剧烈疼痛，伴有恶心、呕吐甚至休克，系腹膜牵引绞窄所致。妇科检查子宫一侧扪及肿块，张力较高，压痛以瘤蒂部最明显，并有局限性肌紧张。扭转有时可自然复位，腹痛随之缓解。

蒂扭转一旦确诊，应立即手术切除肿瘤。手术时应先钳夹蒂根部，再切除肿瘤及瘤蒂，钳夹前切不可将扭转复位，以免栓子脱落引起栓塞。

(二)破裂

破裂有外伤性破裂和自发性破裂两种。外伤性破裂可因腹部受到重击、分娩、性交、妇科检查及穿刺引起，自发性破裂则可由肿瘤生长过快所致或恶性肿瘤浸润穿透囊壁。其症状轻重与破口大小、流入腹腔囊液的性质、数量有关。轻者仅有轻度腹痛，重者致剧烈腹痛伴恶心、呕吐，有时导致内出血、腹膜炎。

(三)感染

感染多继发于蒂扭转或破裂后，也可由邻近器官感染蔓延所致。其主要表现为发热、腹痛，肿块压痛、腹肌紧张，白细胞数升高。

(四)恶变

恶变早期多无症状，若肿瘤短时间内迅速增大，应疑有恶变。若出现腹水，已属晚期。因此，确诊为卵巢肿瘤者应尽早手术。

六、治疗原则

(一)良性肿瘤

一经确诊，即应手术治疗。可根据患者的年龄、有无生育要求及对侧卵巢情况决定手术范围。年轻、单侧良性肿瘤可行卵巢肿瘤剥出术、卵巢切除术或患侧附件切除术。围绝经期妇女可行全子宫及双附件切除术。

(二)恶性肿瘤

治疗以手术为主，辅以化疗、放疗。

1.手术

手术是恶性卵巢肿瘤的首选方法。首次手术尤为重要。疑为恶性肿瘤者，应尽早剖腹探查。早期患者一般做全子宫、双附件加大网膜切除及盆腔、腹主动脉旁淋巴结清扫术。晚期可行肿瘤细胞减灭术。

2.化疗

化疗为主要的辅助治疗方法。卵巢恶性肿瘤对化疗比较敏感，可用于预防肿瘤复发、消除残留病灶，或已无法施行手术的晚期患者。常用的化疗药物有顺铂、环磷酰胺、多柔比星、氟尿嘧啶、放线菌素D等。多采用联合化疗。

3.放疗

放疗常作为手术后的辅助治疗，无性细胞瘤对放疗最敏感；颗粒细胞瘤中度敏感，上皮性癌也有一定的敏感性。

七、护理评估

(一)健康史

卵巢肿瘤病因尚不清楚，一般认为与遗传和家族史有关，20%～25%卵巢恶性肿瘤患者有家族史；此外，还与饮食习惯(如长期食用高胆固醇食物)及内分泌因素有关。所以需评估患者年龄、生育史、有无其他肿瘤疾病史及卵巢肿瘤的家族史。了解有无相关的内分泌、饮食等高危因素。

(二)身体状况

1.症状

卵巢肿瘤体积较小或发病初期常无症状。产生激素的卵巢肿瘤在发病初期可以引起月经紊乱。随着卵巢肿瘤体积增大,患者会有肿胀感,继续长大可出现尿频、便秘等压迫症状。晚期卵巢肿瘤患者出现消瘦、贫血、恶病质表现。

2.体征

评估患者妇科检查的结果,注意有无腹围增大、有无腹水、卵巢肿瘤的性质、肿瘤的部位及其大小等情况。

(三)心理-社会状况

卵巢肿瘤性质确定之前,患者及家属多表现为紧张不安和焦虑,既想得到确切的结果,又怕诊断为恶性肿瘤。而一旦确诊为恶性,因手术和反复化疗影响其正常生活、疾病可能导致死亡等原因,患者表现为悲观、抑郁甚至绝望的情绪。

(四)辅助检查

1.B超检查

可了解肿块的位置、大小、形态和性质,与子宫的关系,并可鉴别卵巢肿瘤、腹水或结核性包裹性积液。

2.细胞学检查

腹水或腹腔冲洗液找癌细胞,可协助诊断及临床分期。

3.腹腔镜检查

可直接观察肿块的部位、形态、大小、性质,并可行活检或抽取腹腔液进行细胞学检查。

4.肿瘤标志物检查

卵巢上皮性癌患者血清中癌抗原(CA125)水平升高,黏液性卵巢癌时癌胚抗原(CEA)升高,卵巢绒癌时绒毛膜促性腺激素(HCG)升高;甲胎蛋白(AFP)则对内胚窦瘤、未成熟畸胎瘤有诊断意义;颗粒细胞瘤、卵泡膜细胞瘤患者体内雌激素水平升高。睾丸母细胞瘤患者尿中17-酮、17-羟类固醇升高。

八、护理诊断

(1)疼痛:与卵巢肿瘤蒂扭转或肿瘤压迫有关。

(2)营养失调,低于机体需要量:与恶性肿瘤、治疗不良反应及产生腹水有关。

(3)预感性悲哀:与卵巢癌预后不佳有关。

九、护理目标

(1)患者疼痛减轻或消失。

(2)患者营养摄入充足。

(3)患者能正确面对疾病,焦虑程度减轻。

十、护理措施

(一)心理护理

护理人员应有同情心,关心体贴患者,建立良好的护患关系,详细了解患者的疑虑和需求,认真听取患者的诉说,并对患者所提出的各种疑问给予明确答复;鼓励患者尽可能参与护理计划，鼓励家属参与照顾患者，让患者能感受到来自多方面的关爱，尤其是确定肿瘤是良性者，要及时将诊断结果告诉患者，消除其紧张焦虑心理，从而增强战胜疾病的信心。

(二)饮食护理

疾病及化疗通常会使患者营养失调。应鼓励患者进食高蛋白、高维生素、营养素全面且易消化的饮食。进食不足和全身营养状况极差者，遵医嘱静脉补充高营养液及成分输血等，保证治疗效果。

(三)病情观察

术后注意观察切口及阴道残端有无渗血、渗液并及时更换敷料与会阴血垫。对切口疼痛者遵医嘱应用镇痛剂。对行肿瘤细胞减灭术者，术后一般放置腹膜外引流管与腹腔化疗管各1根。对留置的化疗管末端用无菌纱布包扎，固定于腹壁，防止脱落，以备术后腹腔化疗所用。引流管接负压引流袋，固定好，保持引流通畅，记录引流量与引流液性质。

(四)接受各种检查和治疗的护理

1.手术后一般护理

见腹部手术后护理。一般术后第2天血压稳定后取半卧位，利于腹腔及阴道分泌物的引流，减少炎症与腹胀发生。对行肠切除患者应暂禁食，根据医嘱行持续胃肠减压，保持通畅，记录引流量及性质。对未侵及肠管者，于第2天可给流质饮食，同时服用胃肠动力药，促进肠蠕动恢复，3天后根据肠蠕动恢复情况改半流质饮食或普通饮食，保持大便通畅。卧床期间，做好皮肤护理，避免压疮。鼓励床上活动，叩背，及时清除痰液，防止肺部并发症，待病情许可后，协助患者离床活动。

2.腹腔插管化疗的护理

卵巢癌患者术中往往发现盆腹腔各脏器浆膜表面广泛播散粟粒样或较大的植入病灶，经肿瘤减灭术后仍存散在病灶，术后腹腔插管化疗可使化疗药物与病灶直接接触，使局部药物浓度升高，而体循环的药物浓度较低。腹腔化疗能提高疗效并减少因化疗引起的全身反应。化疗方案根据组织学分类而定，多在腹部切口拆除缝线后行第1个疗程，或术中腹腔即放置化疗药，待1个月后再行第2个疗程。腹腔灌注化疗药物时应严格无菌操作，防止感染，注药前先注入少量生理盐水，观察注药管是否通畅，有无外渗。灌注药液量多时，应先将液体适当加温，避免药液过凉，导致患者寒战。灌注完毕，注药管末端包扎，嘱患者翻身活动，使药物在腹腔内均匀分布。

3.并发症观察与护理

同腹部手术后并发症观察与护理。

(五)健康教育

1.预防

30岁以上妇女，应每年进行1次妇科检查。高危人群不论年龄大小，最好每半年接受1次检查，以排除卵巢肿瘤。

2.出院指导

对手术后患者出院前应进行康复指导，对单纯一侧附件切除的患者也可因性激素水平波动而出现停经、潮热等症状。让患者了解这些症状，有一定心理准备，必要时可在医师指导下接受雌激素补充治疗,以缓解症状。对行卵巢癌根治术后患者应根据病理报告的组织学类型、临床分期和组织学分级,告知家属,并讲清后期化疗的必要性,化疗既可用于预防复发,也可用于手术未能全部切除者。化疗需 8～10 个疗程,一般为每月 1 次,化疗应在医院进行,以便随时进行各系统化疗不良反应的监测,护士应督促、协助患者克服实际困难,正确指导患者减轻化疗反应,顺利完成治疗计划。

3.做好随访

未手术的患者 3～6 个月随访 1 次,观察肿瘤的大小变化情况。良性肿瘤术后按一般腹部手术后 1 个月常规进行复查。恶性肿瘤术后易于复发,应长期随访。

第四节　子宫颈上皮内瘤样病变

子宫颈癌的癌前病变称为子宫颈上皮内瘤样病变(CIN),其中包括宫颈不典型增生及宫颈原位癌。

一、临床表现

一般无明显症状和体征,部分有白带增多、白带带血、接触性出血及宫颈肥大、充血、糜烂、息肉等慢性宫颈炎的表现。

二、辅助检查

(一)宫颈刮片细胞学检查

用于宫颈癌筛查的主要方法。

(二)碘试验

正常宫颈、阴道上皮含有丰富的糖原,可被碘液染成棕色或深赤褐色。宫颈管柱状上皮、瘢痕、宫颈糜烂部位及异常鳞状上皮区均无糖原,故不着色。

(三)阴道镜检查

凡宫颈刮片细胞学检查Ⅲ级或以上者,应及时在阴道镜检查下,选择有病变的部位进行宫颈活组织检查,提高诊断正确率。

(四)宫颈和宫颈管活体组织检查

宫颈和宫颈管活体组织检查是确诊 CIN 的最可靠方法。选择宫颈鳞一柱状细胞交接部 3、6、9 和 12 点处取四点活体组织送检,或在碘试验、阴道镜指导下或肉眼观察可疑区,取多处组织进行切片检查。

三、评估与观察要点

(一)健康史

评估婚育史、性生活史,特别是性伴侣数量、有无高危性伴侣、生活方式、避孕方法、是否吸烟;评估患者有无异常的阴道出血,特别是性交后出血;了解患者阴道分泌物的情况,有无感染征象。是否有未治疗的慢性宫颈炎、遗传等诱发因素。评估是否有月经期和经量异常,老年患者是否有绝经后不规则阴道流血等。

(二)观察要点

观察是否有阴道出血,阴道出血的情况。观察患者术后阴道出血的情况。

(三)心理-社会状况

患者一般是在普通的妇科查体时发现,或因为生殖道的炎症就诊时意外确诊,虽然只是早期病变,但患者很难接受,心情沮丧,害怕将要面临的更全面的检查和治疗,担心是否影响性生活,担心是否影响生育,担心病程进展为恶性肿瘤。

四、护理措施

(一)心理护理

向患者解释宫颈癌前病变发展成浸润癌还需要相当长一段时间,只要积极配合治疗,按时随诊和复查,患者可以保持良好的生活质量。鼓励患者向配偶表达内心的感受,鼓励配偶给予患者更多的家庭和情感支持,通过日常的活动和交流减轻焦虑,调整心理状态,正确认识疾病。

(二)术前护理

1.皮肤准备

根据医嘱于术前 1 天给予患者会阴部备皮。

2.阴道准备

根据医嘱于术前 1 天给予患者阴道冲洗两次。

(三)术后护理

1.病情观察及护理

严密观察患者生命体征;观察阴道出血情况,若出血多于月经量,要及时通知医师进行处理,做阴道填塞止血;观察患者自行排尿的情况。

2.营养支持

患者麻醉清醒后 4 小时可进食清淡、易消化的饮食。

3.活动与休息

术后当日卧床休息,鼓励床上翻身与活动,促进肠蠕动,避免肠道及组织粘连;术后第一天让患者尽早下地活动。

4.预防感染

保持外阴清洁,加强会阴部护理;监测患者体温,体温≥38.5 ℃要通知医师;保持床单位清洁;严格限制探视,避免交叉感染的发生。叮嘱探视家属不坐卧患者床,减少患者感染机会。

五、健康指导

(1)向患者做好防癌知识的宣传和普及。让患者知道宫颈癌是感染性疾病,是可以预防也可以治愈的,适龄妇女要定期做宫颈细胞学检查,早期诊断,早期治疗宫颈癌。

(2)使患者了解并保持良好的生活方式,健康的性行为,避免性乱和不洁性交的重要性;教会患者采用适宜的避孕方式。

(3)让患者保持乐观的心态,积极配合治疗,遵从医嘱按时随诊复查。

(4)告知宫颈锥切术的患者,手术后 1 个月可恢复性生活。

第五节 侵蚀性葡萄胎与绒毛膜癌

侵蚀性葡萄胎是指葡萄胎组织侵入子宫肌层引起组织破坏或转移至子宫以外，是继发于葡萄胎之后，具有恶性肿瘤行为，但恶性程度不高，多发生在葡萄胎清除后6个月内。绒毛膜癌（CC）是一种高度恶性肿瘤，可继发于正常或异常妊娠之后，早期即可通过血行转移至全身，破坏组织及器官，引起出血坏死。

侵蚀性葡萄胎病理特点为大体可见子宫肌层内有大小不等、深浅不一的水泡状组织。病灶接近子宫浆膜层时，表面可见紫蓝色结节。镜下可见侵入子宫肌层的水泡状组织的形态和葡萄胎相似，绒毛结构及滋养细胞增生和分化不良。绒毛膜癌原发于子宫，肿瘤常位于子宫肌层内，也可突向子宫腔或穿破浆膜，病灶为单个或多个，与周围组织分界清，质地软而脆，暗红色，伴出血坏死。镜下表现为滋养细胞极度不规则增生，肿瘤中不含间质和自身血管，无绒毛或水泡状结构。

一、护理评估

（一）健康史

详细询问患者月经史、生育史及避孕情况，有无妊娠史；如果是葡萄胎清宫术后患者，应详细了解第一次刮宫情况，包括刮宫时间、水泡大小、刮宫量及病理检查结果；了解葡萄胎排空后的随访情况，流产、足月产、异位妊娠后的恢复情况。

（二）身体状况

1.症状

（1）不规则阴道流血：在葡萄胎清宫术、流产或分娩后，出现持续不规则的阴道流血，量多少不定，可继发贫血。

（2）假孕症状：由于肿瘤分泌的HCG及雌激素、孕激素的作用，表现为乳腺增大，乳头及乳晕着色，甚至有初乳样分泌，外阴、阴道、子宫颈着色，生殖道质地变软。

（3）腹痛：一般无腹痛。若病灶穿破子宫浆膜层时，可引起急性腹痛。

（4）转移灶症状：侵蚀性葡萄胎及绒毛膜癌主要转移途径是血行播散，出现肺转移、阴道转移、肝转移、脑转移。

2.体征

子宫增大，质地软，形态不规则，有时可触及两侧或一侧卵巢黄素化囊肿。如肿瘤穿破子宫导致腹腔内出血，可有腹部压痛及反跳痛。

（三）心理-社会状况

患者对疾病的预后产生无助感，恐惧化疗和手术。常因子宫切除造成生育无望而绝望，迫切希望得到其亲人的理解和帮助。

（四）辅助检查

1.血β-HCG测定

在葡萄胎排空后9周或流产、足月产、异位妊娠后4周持续阳性。

2.B超检查

子宫肌层内可见无包膜的强回声团块等。

3.胸部X线检查

最初X线征象为肺纹理增粗，典型表现为棉絮状或团块状阴影。

4.MRI检查

可发现肺、脑、肝等部位的转移病灶。

5.组织病理学检查

观察侵犯范围、有无绒毛结构，可区别葡萄胎、侵蚀性葡萄胎及绒毛膜癌(表3-3)。

表3-3 葡萄胎、侵蚀性葡萄胎、绒毛膜癌的鉴别

项目	葡萄胎	侵蚀性葡萄胎	绒毛膜癌
病史	无	多发生在葡萄胎清宫术后6个月以内	常发生在各种妊娠后12个月以上
绒毛结构	有	有	无
浸润深度	蜕膜层	肌层	肌层
组织坏死	无	有	有
肺转移	无	有	有
肝、脑转移	无	少	较易
HCG测定	+	+	+

(五)处理要点

以化疗为主，手术和放疗为辅。年轻未生育者尽可能不切除子宫，以保留生育能力。

如不得已切除子宫者仍可保留正常的卵巢。需手术治疗者一般主张先化疗，待病情基本控制后再行手术，对肝、脑有转移的重症患者，除以上治疗外，可加用放疗治疗。

二、护理问题

(一)有感染的危险

与阴道流血、化疗导致机体抵抗力降低，晚期患者长期卧床有关。

(二)预感性悲哀

与担心疾病预后有关。

(三)潜在并发症

阴道转移、肺转移、脑转移。

三、护理措施

(一)一般护理

保持病室空气清新，温度适宜，定期进行病房消毒。嘱患者卧床休息，鼓励患者进高蛋白质、高维生素、易消化的饮食。

(二)病情观察

除观察患者阴道流血及腹痛情况外，还应注意有无咯血、呼吸困难等肺转移症状，及有无头痛、呕吐、视力障碍、偏瘫等脑转移征象。发现异常情况，立即报告医师并配合抢救工作。

（三）对症护理

1.预防感染

（1）监测体温、血常规的变化，对全血细胞数减少或白细胞数减少的患者遵医嘱少量多次输新鲜血或行成分输血，并进行保护性隔离。

（2）限制探陪人员，嘱患者少去公共场所，以防感染。

（3）遵医嘱应用抗生素。

2.有转移病灶患者的护理

（1）阴道转移患者的护理：①禁止做不必要的阴道检查，密切观察阴道出血情况；②备血并准备好各种抢救器械和物品；③如破溃大出血，应立即通知医师并配合抢救。

（2）肺转移患者的护理：①卧床休息，有呼吸困难者给予半卧位，并吸氧；②对大咯血患者，应严密观察有无窒息及休克，如发现异常应立即通知医师，给予头低侧卧位，轻叩背部，排出积血，保持呼吸道通畅。

（3）脑转移患者的护理：①采取相应的护理措施，预防跌倒、吸入性肺炎、压疮等情况；②积极配合医师治疗，按医嘱补液，给予止血剂、脱水剂、吸氧、化疗等；③配合医师做好 HCG 测定、腰椎穿刺、CT 等检查。

（四）心理护理

主动与患者交谈，鼓励其宣泄内心的痛苦。耐心讲解疾病的相关知识、治疗方法与治疗效果，列举治疗成功的病例，帮助患者树立战胜疾病的信心。

（五）健康指导

指导患者严密随访。第 1 年每月随访 1 次，1 年后每 3 个月随访 1 次共 3 年，以后每年 1 次共 5 年。随访内容及避孕指导同葡萄胎的相关内容。

第六节　妊娠剧吐

少数孕妇早孕反应严重，频繁恶心呕吐，不能进食，以致发生体液失衡及新陈代谢障碍，甚至危及孕妇生命，称为妊娠剧吐。发生率 0.35%～0.47%。

一、临床表现

恶心呕吐，头晕，厌食，甚则食入即吐，或恶闻食气，不食也吐。体格检查见精神萎靡消瘦，严重者可见血压下降，体温升高，黄疸，嗜睡和昏迷。

二、治疗

对妊娠剧吐者，应给予安慰，注意其精神状态，了解其思想情绪，解除顾虑。通常应住院治疗。应先禁食 2～3 天，每天静脉滴注葡萄糖液及葡萄糖盐水共 3 000 mL。输液中加入氯化钾、维生素 C 及维生素 B_6，同时肌内注射维生素 B_1。合并有代谢性酸中毒者，应根据血二氧化碳结合力值或血气分析结果，静脉滴注碳酸氢钠溶液。每天尿量至少应达到 1 000 mL。一般经上述治疗 2～3 天后，病情多迅速好转。呕吐停止后，可以试进饮食。若进食量不足，应适当补液，经上述治疗，若病情不见好转，体温增高达 38 ℃以上，心率每分钟超过 120 次或出现黄疸时，应考虑终止妊娠。

三、护理

(一)护理措施

1.心理护理

了解患者的心理状态,充分调动患者的主动性,帮患者分析病情,使患者了解妊娠剧吐是一种常见的生理现象,经过治疗和护理是可以预防和治愈的,消除不必要的思想顾虑,克服妊娠剧吐带来的不适,树立妊娠的信心,提高心理舒适度。

2.输液护理

考虑患者的感受,输液前做好解释工作,操作时做到沉着、稳健、熟练、一针见血,尽可能减少穿刺中的疼痛,经常巡视输液情况,观察输液是否通畅,针头是否脱出,输液管有无扭曲、受压,注射部位有无液体外溢、疼痛等。

3.饮食护理

妊娠剧吐往往与孕妇自主神经系统稳定性、精神状态、生活环境有密切关系,患者在精神紧张下,呕吐更加频繁,引起水及电解质紊乱,由于呕吐后怕进食,长期饥饿热量摄入不足,故在治疗同时应注意患者的心理因素,予以解释安慰,妊娠剧吐患者见到食物往往有种恐惧心理,胃食欲缺乏,因此,呕吐时禁食,使胃肠得到休息。但呕吐停止后应适当进食,饮食以清淡、易消化为主,还应含丰富蛋白质和碳水化合物,可少量多餐,对患者进行营养与胎儿发育指导,把进餐当成轻松愉快的享受而不是负担,使胎儿有足够的营养,顺利度过早孕反应期。

4.家庭护理

(1)少吃多餐,选择能被孕妇接受的食物,以流质为主,避免油腻、异味。吐后应继续再吃,若食后仍吐,多次进食补充,仍可保持身体营养的需要,同时避免过冷过热的食物。必要时饮口服补液盐。

(2)卧床休息,环境安静,通风,减少在视线范围内引起不愉快的情景和异味。呕吐时作深呼吸和吞咽动作即大口喘气,呕吐后要及时漱口,注意口腔卫生。另外,要保持外阴的清洁,床铺的整洁。

(3)关心、体贴孕妇,解除不必要的顾虑,孕妇保持心情愉快,避免急躁和情绪激动。

(4)若呕吐导致体温上升,脉搏增快,眼眶凹陷,皮肤无弹性,精神异常,要立即送医院。

5.健康教育

(1)保持情绪的安定与舒畅。呕吐严重者,须卧床休息。

(2)居室尽量布置得清洁、安静、舒适。避免异味的刺激。呕吐后应立即清除呕吐物,以避免恶性刺激,并用温开水漱口,保持口腔清洁。呕吐较剧者,可在食前口中含生姜1片,以达到暂时止呕的目的。

(3)注意饮食卫生,饮食宜营养价值稍高且易消化为主。可采取少吃多餐的方法。为防止脱水,应保持每天的液体摄入量,平时宜多吃一些西瓜、生梨、甘蔗等水果。

(4)保持大便的通畅。

(二)护理效果评估

(1)患者呕吐减轻,水电解质平衡。

(2)患者情绪稳定。

第七节 自然流产

流产是指妊娠不足28周、胎儿体重不足1 000 g而终止者。流产发生于妊娠12周前者称早期流产，发生在妊娠12周至不足28周者称晚期流产。流产又分为自然流产和人工流产，本节内容仅限于自然流产。自然流产的发生率占全部妊娠的15%左右，多数为早期流产，是育龄妇女的常见病，严重影响了妇女生殖健康。

一、病因和发病机制

导致自然流产的原因很多，可分为胚胎因素和母体因素。早期流产常见的原因是胚胎染色体异常、孕妇内分泌异常、生殖器官畸形、生殖道感染、血栓前状态和免疫因素异常等；晚期流产多由宫颈功能不全等因素引起。

（一）胚胎因素

胚胎染色体异常是自然流产最常见的原因。据文献报道，46%～54%的自然流产与胚胎染色体异常有关。流产发生越早，胚胎染色体异常的频率越高，早期流产中染色体异常的发生率为53%，晚期流产为36%。

胚胎染色体异常包括数量异常和结构异常。在数量异常中第一位的是染色三体，占52%，除1号染色三体未见报道外，各种染色三体均有发现，其中以13、16、18、21及22号染色体最常见，18-三体约占1/3；第二位的是45，X单体，约占19%；其他依次为三倍体占16%，四倍体占5.6%。染色体结构异常主要是染色体易位，占3.8%，嵌合体占1.5%，染色体倒置、缺失和重叠也见有报道。

多数三体胚胎是以流产或死胎告终，但也有少数能成活，如21-三体、13-三体和18-三体等。单体是减数分裂不分离所致，以X单体最为多见，少数胚胎如能存活，足月分娩后即形成特纳综合征。三倍体常与胎盘的水泡样变性共存，不完全水泡状胎块的胎儿可发育成三倍体或第16号染色体的三体，流产较早，少数存活，继续发育后伴有多发畸形，未见活婴。四倍体活婴极少，绝大多数极早期流产。在染色体结构异常方面，不平衡易位可导致部分三体或单体，易发生流产或死胎。总之，染色体异常的胚胎多数结局为流产，极少数可能继续发育成胎儿，但出生后也会发生某些功能异常或合并畸形。若已流产，妊娠产物有时仅为一空孕囊或已退化的胚胎。

（二）母体因素

1.夫妇染色体异常

习惯性流产与夫妇染色体异常有关，习惯性流产者夫妇染色体异常发生频率为3.2%，其中多见的是染色体相互易位，占2%，罗伯逊易位占0.6%。着床前配子在女性生殖道时间过长，配子发生老化，流产的机会也会增加。在促排卵及体外受精等辅助生殖技术中，是否存在配子老化问题目前尚不清楚。

2.内分泌因素

(1)黄体功能不良(LPD)：黄体中期黄体酮峰值低于正常标准值，或子宫内膜活检与月经时间同步差 2 天以上即可诊断为 LPD。高浓度黄体酮可阻止子宫收缩，使妊娠子宫保持相对静止状态；黄体酮分泌不足，可引起妊娠蜕膜反应不良，影响受精卵着床和发育，导致流产。孕期黄体酮的来源有两条途径：一是由卵巢黄体产生，二是胎盘滋养细胞分泌。孕 6～8 周后卵巢黄体产生黄体酮逐渐减少，之后由胎盘产生黄体酮替代，如果两者衔接失调则易发生流产。在习惯性流产中有 23%～60%的病例存在黄体功能不全。

(2)多囊卵巢综合征(PCOS)：有人发现，在习惯性流产中多囊卵巢的发生率可高达 58%，而且其中有 56%的患者 LH 呈高分泌状态。现认为，PCOS 患者高浓度的 LH 可能导致卵细胞第二次减数分裂过早完成，从而影响受精和着床过程。

(3)高泌乳素血症：高水平的泌乳素可直接抑制黄体颗粒细胞增生及其分泌功能。高泌乳素血症的临床主要表现为闭经和泌乳，当泌乳素水平高于正常值时，则可表现为黄体功能不全。

(4)糖尿病：血糖控制不良者流产发生率可高达 15%～30%，妊娠早期高血糖还可能造成胚胎畸形的危险因素。

(5)甲状腺功能：目前认为甲状腺功能减退或亢进与流产有着密切的关系，妊娠前期和早孕期进行合理的药物治疗，可明显降低流产的发生率。有学者报道，甲状腺自身抗体阳性者流产发生率显著升高。

3.生殖器官解剖因素

(1)子宫畸形：米勒管先天性发育异常导致子宫畸形，如单角子宫、双角子宫、双子宫、子宫纵隔等。子宫畸形可影响子宫血供和宫腔内环境造成流产。母体在孕早期使用或接触己烯雌酚可影响女胎子宫发育。

(2)Asherman 综合征：由宫腔创伤(如刮宫过深)、感染或胎盘残留等引起宫腔粘连和纤维化。宫腔镜下行子宫内膜切除或黏膜下肌瘤切除手术也可造成宫腔粘连。子宫内膜受损伤可影响胚胎种植，导致流产发生。

(3)宫颈功能不全：是导致中晚期流产的主要原因。宫颈功能不全在解剖上表现为宫颈管过短或宫颈内口松弛。由于存在解剖上的缺陷，随着妊娠的进程子宫增大，宫腔压力升高，多数患者在中、晚期妊娠出现无痛性的宫颈管消退、宫口扩张、羊膜囊突出和胎膜破裂，最终发生流产。宫颈功能不全主要由于宫颈局部创伤(分娩、手术助产、刮宫、宫颈锥形切除和 Manchester 手术等)引起，先天性宫颈发育异常较少见；另外，胚胎时期接触己烯雌酚也可引起宫颈发育异常。

(4)其他：子宫肿瘤可影响子宫内环境，导致流产。

4.生殖道感染

有一些生殖道慢性感染被认为是早期流产的原因之一。能引起反复流产的病原体往往是持续存在于生殖道而母体很少产生症状，而且此病原体能直接或间接导致胚胎死亡。生殖道逆行感染一般发生在妊娠12周以前，过此时期，胎盘与蜕膜融合，构成机械屏障，而且随着妊娠进程，羊水抗感染力也逐步增强，感染的机会减少。

(1)细菌感染：布鲁菌属和弧菌属感染可导致动物(牛、猪、羊等)流产，但在人类还不肯定。

(2)沙眼衣原体：文献报道，妊娠期沙眼衣原体感染率为 3%～30%，但是否直接导致流产尚无定论。

(3)支原体：流产患者宫颈及流产物中支原体的阳性率均较高，血清学上也支持人支原体和解脲支原体与流产有关。

(4)弓形虫：弓形虫感染引起的流产是散发的，与习惯性流产的关系尚未完全证明。

(5)病毒感染：巨细胞病毒经胎盘可累及胎儿，引起心血管系统和神经系统畸形，致死或流产。妊娠前半期单纯疱疹感染流产发生率可高达70%，即使不发生流产，也易累及胎儿、新生儿。妊娠初期风疹病毒感染者流产的发生率较高。人免疫缺陷病毒感染与流产密切相关，Temmerman等报道，HIV-1抗体阳性是流产的独立相关因素。

5.血栓前状态

系凝血因子浓度升高，或凝血抑制物浓度降低而产生的血液易凝状态，尚未达到生成血栓的程度，或者形成的少量血栓正处于溶解状态。

血栓前状态与习惯性流产的发生有一定的关系，临床上包括先天性和获得性血栓前状态，前者是由于凝血和纤溶有关的基因突变造成，如凝血因子Ⅴ突变、凝血酶原基因突变、蛋白C缺陷症和蛋白S缺陷症等；后者主要是抗磷脂抗体综合征、获得性高半胱氨酸血症，以及机体存在各种引起血液高凝状态的疾病等。

各种先天性血栓形成倾向引起自然流产的具体机制尚未阐明，目前研究的比较多的是抗磷脂抗体综合征，并已肯定它与早、中期胎儿丢失有关。普遍的观点认为，高凝状态使子宫胎盘部位血流状态改变，易形成局部微血栓，甚至胎盘梗死，使胎盘血供下降，胚胎或胎儿缺血缺氧，引起胚胎或胎儿发育不良而流产。

6.免疫因素

免疫因素引起的习惯性流产，可分自身免疫型和同种免疫型两种。

(1)自身免疫型：主要与患者体内抗磷脂抗体有关，部分患者同时，可伴有血小板减少症和血栓栓塞现象，这类患者可称为早期抗磷脂抗体综合征。在习惯性流产中，抗磷脂抗体阳性率约为21.8%。另外，自身免疫型习惯性流产还与其他自身抗体有关。

在正常情况下，各种带负电荷的磷脂位于细胞膜脂质双层的内层，不被免疫系统识别；一旦暴露于机体免疫系统，即可产生各种抗磷脂抗体。抗磷脂抗体不仅是一种强烈的凝血活性物质，激活血小板和促进凝血，导致血小板聚集，血栓形成；同时，可直接造成血管内皮细胞损伤，加剧血栓形成，使胎盘循环发生局部血栓栓塞，胎盘梗死，胎死宫内，导致流产。近年来的研究还发现，抗磷脂抗体可能直接与滋养细胞结合，从而抑制滋养细胞功能，影响胎盘着床过程。

(2)同种免疫型：现代生殖免疫学认为，妊娠是成功的半同种异体移植现象，孕妇由于自身免疫系统产生一系列的适应性变化，从而对宫内胚胎移植物表现出免疫耐受，不发生排斥反应，妊娠得以继续。

在正常妊娠的母体血清中，存在一种或几种能够抑制免疫识别和免疫反应的封闭因子，也称封闭抗体，以及免疫抑制因子，而习惯性流产患者体内则缺乏这些因子。因此，使得胚胎遭受母体的免疫打击而排斥。封闭因子既可直接作用于母体淋巴细胞，又可与滋养细胞表面特异性抗原结合，从而阻断母儿之间的免疫识别和免疫反应，封闭母体淋巴细胞对滋养细胞的细胞毒作用。还有认为,封闭因子可能是一种抗独特型抗体,直接针对T淋巴细胞或B淋巴细胞表面特异性抗原受体(BCR/TCR),从而防止母体淋巴细胞与胚胎靶细胞起反应。

几十年来,同种免疫型习惯性流产与HLA抗原相容性的关系一直存有争议。有学者提出,习惯性流产可能与夫妇HLA抗原的相容性有关,在正常妊娠过程中夫妇或母胎间HLA抗原是不相容的,胚胎所带的父源性HLA抗原可以刺激母体免疫系统,产生封闭因子。同时,滋养细胞表达的HLA-G抗原能够引起抑制性免疫反应,这种反应对胎儿具有保护性作用,能够抑制母体免疫系统对胎儿胎盘的攻击。

7.其他因素

(1)慢性消耗性疾病:结核和恶性肿瘤常导致早期流产,并威胁孕妇的生命;高热可导致子宫收缩;贫血和心脏病可引起胎儿胎盘单位缺氧;慢性肾炎、高血压可使胎盘发生梗死。

(2)营养不良:严重营养不良直接可导致流产。现在更强调各种营养素的平衡,如维生素E缺乏也可造成流产。

(3)精神、心理因素:焦虑、紧张和恐吓等严重精神刺激均可导致流产。近来还发现,噪音和振动对人类生殖也有一定的影响。

(4)吸烟、饮酒等:近年来,育龄妇女吸烟、饮酒,甚至吸毒的人数有所增加,这些因素都是流产的高危因素。孕期过多饮用咖啡也增加流产的危险性。

(5)环境毒性物质:影响生殖功能的外界不良环境因素很多,可以直接或间接对胚胎造成损害。过多接触某些有害的化学物质(如砷、铅、苯、甲醛、氯丁二烯和氧化乙烯等)和物理因素(如放射线、噪声及高温等),均可引起流产。

尚无确切的依据证明使用避孕药物与流产有关,然而,有报道宫内节育器避孕失败者,感染性流产发生率有所升高。

二、病理

早期流产时胚胎多数先死亡,随后发生底蜕膜出血,造成胚胎的绒毛与蜕膜层分离,已分离的胚胎组织如同异物,引起子宫收缩而被排出。有时,也可能蜕膜海绵层先出血坏死或有血栓形成,使胎儿死亡,然后排出。8周以内妊娠时,胎盘绒毛发育尚不成熟,与子宫蜕膜联系还不牢固,此时流产妊娠产物多数可以完整地从子宫壁分离而排出,出血不多。妊娠8～12周时,胎盘绒毛发育茂盛,与蜕膜联系较牢固。此时,若发生流产,妊娠产物往往不易完整分离排出,常有部分组织残留宫腔内影响子宫收缩,致使出血较多。妊娠12周后,胎盘已完全形成,流产时往往先有腹痛,然后排出胎儿、胎盘。有时,由于底蜕膜反复出血,凝固的血块包绕胎块,形成血样胎块稽留于宫腔内。血红蛋白因时间长久被吸收形成肉样胎块,或纤维化与子宫壁粘连。偶有胎儿被挤压,形成纸样胎儿,或钙化后形成石胎。

三、临床表现

(一)停经

多数流产患者有明显的停经史,根据停经时间的长短可将流产分为早期流产和晚期流产。

(二)阴道流血

发生在妊娠12周以内流产者,开始时绒毛与蜕膜分离,血窦开放,即开始出血。当胚胎完全分离排出后,由于子宫收缩,出血停止。早期流产的全过程均伴有阴道流血,而且出血量往往较多。晚期流产者，胎盘已形成，流产过程与早产相似，胎盘继胎儿分娩后排出，一般出血量不多。

(三)腹痛

早期流产开始阴道流血后宫腔内存有血液，特别是血块，刺激子宫收缩，呈阵发性下腹痛，特点是阴道流血往往出现在腹痛之前。晚期流产则先有阵发性的子宫收缩，然后胎儿胎盘排出，特点是往往先有腹痛，然后出现阴道流血。

四、临床类型

根据临床发展过程和特点的不同，流产可以分为七种类型。

(一)先兆流产

先兆流产指妊娠 28 周前，先出现少量阴道流血，继之常出现阵发性下腹痛或腰背痛。

妇科检查：宫颈口未开，胎膜未破，妊娠产物未排出，子宫大小与停经周数相符。妊娠有希望继续者，经休息及治疗后，若流血停止及下腹痛消失，妊娠可以继续；若阴道流血量增多或下腹痛加剧，则可能发展为难免流产。

(二)难免流产

难免流产是先兆流产的继续，妊娠难以持续，有流产的临床过程，阴道出血时间较长，出血量较多，而且有血块排出，阵发性下腹痛，或有羊水流出。

妇科检查：宫颈口已扩张，羊膜囊突出或已破裂，有时可见胚胎组织或胎囊堵塞于宫颈管中，甚至露见于宫颈外口，子宫大小与停经周数相符或略小。

(三)不全流产

不全流产指妊娠产物已部分排出体外，尚有部分残留于宫腔内，由难免流产发展而来。妊娠 8 周前发生流产，胎儿胎盘成分多能同时排出；妊娠 8～12 周时，胎盘结构已形成并密切连接于子宫蜕膜，流产物不易从子宫壁完全剥离，往往发生不全流产。由于宫腔内有胚胎组织残留，影响子宫收缩，以致阴道出血较多，时间较长，易引起宫内感染，甚至因流血过多而发生失血性休克。

妇科检查：宫颈口已扩张，不断有血液自宫颈口内流出，有时尚可见胎盘组织堵塞于宫颈口或部分妊娠产物已排出于阴道内，而部分仍留在宫腔内。一般，子宫小于停经周数。

(四)完全流产

完全流产指妊娠产物已全部排出，阴道流血逐渐停止，腹痛逐渐消失。

妇科检查：宫颈口已关闭，子宫接近正常大小。常常发生于妊娠 8 周以前。

(五)稽留流产

稽留流产又称过期流产，指胚胎或胎儿已死亡滞留在宫腔内尚未自然排出者。患者有停经史和/或早孕反应，按妊娠时间计算已达到中期妊娠但未感到腹部增大，病程中可有少量断续的阴道流血，早孕反应消失。尿妊娠试验由阳性转为阴性，血清 β-HCG 值下降，甚至降至非孕水平。B 超检查子宫小于相应孕周，无胎动及心管搏动，子宫内回声紊乱，难以分辨胎盘和胎儿组织。

妇科检查：阴道内可少量血性分泌物，宫颈口未开，子宫较停经周数小，由于胚胎组织机化，子宫失去正常组织的柔韧性，质地不软，或已孕 4 个月尚未听见胎心，触不到胎动。

(六)习惯性流产

习惯性流产指自然流产连续发生3次或3次以上者。每次流产多发生于同一妊娠月份，其临床经过与一般流产相同。早期流产的原因常为黄体功能不足、多囊卵巢综合征、高泌乳素血症、甲状腺功能低下、染色体异常、生殖道感染及免疫因素等。晚期流产最常见的原因为宫颈内口松弛、子宫畸形、子宫肌瘤等。宫颈内口松弛者于妊娠后，常于妊娠中期，胎儿长大，羊水增多，宫腔内压力增加，胎囊向宫颈内口突出，宫颈管逐渐短缩、扩张。患者多无自觉症状，一旦胎膜破裂，胎儿迅即排出。

(七)感染性流产

感染性流产是指流产合并生殖系统感染。各种类型的流产均可并发感染，包括选择性或治疗性的人工流产，但以不全流产、过期流产和非法堕胎为常见。感染性流产的病原菌常常是阴道或肠道的寄生菌(条件致病菌)，有时为混合性感染。厌氧菌感染占60%以上，需氧菌中以大肠埃希菌和假芽孢杆菌为多见，也见有β-溶血链球菌及肠球菌感染。患者除了有各种类型流产的临床表现和非法堕胎史外，还出现一系列感染相关的症状和体征。

妇科检查：宫口可见脓性分泌物流出，宫颈举痛明显，子宫体压痛，附件区增厚或有痛性包块。严重时感染可扩展到盆腔、腹腔乃至全身，并发盆腔炎、腹膜炎、败血症及感染性休克等。

五、病因筛查及诊断

诊断流产一般并不困难。根据病史及临床表现多能确诊，仅少数需进行辅助检查。确诊流产后，还应确定流产的临床类型，同时还要对流产的病因进行筛查，这对决定流产的处理方法很重要。

(一)病史

应询问患者有无停经史和反复流产史，有无早孕反应、阴道流血，应询问阴道流血量及其持续时间，有无腹痛，腹痛的部位、性质及程度，还应了解阴道有无水样排液，阴道排液的色、量及有无臭味，有无妊娠产物排出等。

(二)体格检查

观察患者全身状况，有无贫血，并测量体温、血压及脉搏等。在消毒条件下进行妇科检查，注意宫颈口是否扩张，羊膜囊是否膨出，有无妊娠产物堵塞于宫颈口内；宫颈阴道部是否较短，甚至消退，内外口松弛，可容一指通过，有时可触及羊膜囊或见有羊膜囊突出于宫颈外口。子宫大小与停经周数是否相符，有无压痛等。并应检查双侧附件有无肿块、增厚及压痛。检查时操作应轻柔，尤其对疑为先兆流产者。

(三)辅助检查

对诊断有困难者，可采用必要的辅助检查。

1.B超显像

目前应用较广，对鉴别诊断与确定流产类型有实际价值。对疑为先兆流产者，可根据妊娠囊的形态、有无胎心反射及胎动来确定胚胎或胎儿是否存活，以指导正确的治疗方法。一般妊娠5周后宫腔内即可见到孕囊光环，为圆形或椭圆形的无回声区，有时由于着床过程中的少量出血，孕囊周围可见环形暗区，此为早孕双环征。孕6周后可见胚芽声像，并出现心管搏动。孕8周可见胎体活动，孕囊约占宫腔一半。孕9周可见胎儿轮廓。孕10周孕囊几乎占满整个宫腔。孕 12 周胎儿出现完整形态。不同类型的流产及其超声图像特征有所差别，可帮助鉴别诊断。

（1）先兆流产声像图特征：子宫大小与妊娠月份相符，少量出血者孕囊一侧见无回声区包绕，出血多者宫腔有较大量的积血，有时可见胎膜与宫腔分离，胎膜后有回声区，孕 6 周后可见到正常的心管搏动。

（2）难免流产声像图特征：孕囊变形或塌陷，宫颈内口开大，并见有胚胎组织阻塞于宫颈管内，羊膜囊未破者可见到羊膜囊突入宫颈管内或突出宫颈外口，心管搏动多已消失。

（3）不全流产声像图特征：子宫较正常妊娠月份小，宫腔内无完整的孕囊结构，代之以不规则的光团或小暗区，心管搏动消失。

（4）完全流产声像图特征：子宫大小正常或接近正常，宫腔内空虚，见有规则的宫腔线，无不规则光团。

B 超检查在确诊宫颈机能不全引起的晚期流产中也很有价值。通过 B 超可以观察宫颈长度、内口宽度、羊膜囊突出等情况，能够客观地评价妊娠期宫颈结构，且具有无创伤可重复等优点，近年来临床应用较多。可作为宫颈功能评价的超声指标较多，如宫颈长度、宫颈内口宽度、宫颈漏斗宽度、羊膜囊楔度等。一般认为，宫颈结构随着妊娠进程有所变化，故动态观察妊娠期宫颈结构变化的意义更大。目前，国内规定：孕 12 周时如三条径线中有一异常即提示宫颈功能不全，这包括宫颈长度＜25 mm、宽度＞32 mm 和内径＞5 mm。

另外，以超声多普勒血流频谱显示孕妇子宫动脉和胎儿脐动脉，可判断宫内胎儿健康状况及母体并发症。目前，常用动脉血流频谱的收缩期速度峰值与舒张期速度最低值的比值，估计动脉血管的阻力，早孕期动脉阻力高者，胎儿血供和营养不足，可诱发胚胎发育停止。

2.妊娠试验

近年临床多用试纸法，对诊断妊娠有意义。为进一步了解流产的预后，多选用血清β-HCG的定量测定。一般，妊娠后 8～9 天在母血中即可测出 β-HCG，随着妊娠的进程，β-HCG逐渐升高，早孕期 β-HCG 倍增时间为 48 小时左右，孕 8～10 周达高峰。血清 β-HCG 值低或呈下降趋势，提示可能发生流产。

3.其他激素测定

其他激素主要有血黄体酮的测定，可以协助判断先兆流产的预后。甲状腺功能低下和亢进均易发生流产，测定游离 T_3 和 T_4 有助于孕期甲状腺功能的判断。人胎盘催乳素（hPL）的分泌与胎盘功能密切相关，妊娠 6～7 周时血清 hPL 正常值为 0.02 mg/L，8～9 周为 0.04 mg/L。hPL 低水平常常是流产的先兆。正常空腹血糖值为 5.9 mmol/L，异常时应进一步做糖耐量试验，排除糖尿病。

4.血栓前状态测定

血栓前状态的妇女可能没有明显的临床表现，但母体的高凝状态使子宫胎盘部位血流状态改变，形成局部微血栓，甚至胎盘梗死，使胎盘血供下降，胚胎或胎儿缺血缺氧，引起胚胎或胎儿发育不良而流产。如下诊断可供参考：*D*-二聚体、FDP 数值增加表示已经产生轻度凝血-纤溶反应的病理变化；而对虽有危险因子参与，但尚未发生凝血-纤溶反应的患者，却只能用血浆凝血机能亢进动态评价，如血液流变学和红细胞形态检测；另外，凝血和纤溶有关的基因突变造成凝血因子Ⅴ突变、凝血酶原基因突变、蛋白C缺陷症、蛋白S缺陷症,抗磷脂抗体综合征、获得性高半胱氨酸血症及机体存在各种引起血液高凝状态的疾病等均需引起重视。

(四)病因筛查

引发流产发生的病因众多,特别是针对习惯性流产者,进行系统的病因筛查,明确诊断,及时干预治疗,为避免流产的再次发生是必要的。筛查内容包括胚胎染色体及夫妇外周血染色体核型分析、生殖道微生物检测、内分泌激素测定、生殖器官解剖结构检查、凝血功能测定、自身抗体检测等。

六、处理

流产为妇产科常见病,一旦发生流产症状,应根据流产的不同类型,及时进行恰当的处理。

(一)先兆流产处理原则

(1)休息镇静:患者应卧床休息,禁止性生活,阴道检查操作应轻柔,精神过分紧张者可使用对胎儿无害的镇静剂,如苯巴比妥0.03~0.06 g,每天3次。加强营养,保持大便通畅。

(2)应用黄体酮或HCG:黄体功能不足者,可用黄体酮20 mg,每天或隔天肌内注射1次,也可使用HCG以促进黄体酮合成,维持黄体功能,用法为1 000 U,每天肌内注射1次,或2 000 U,隔天肌内注射1次。

(3)其他药物:维生素E为抗氧化剂,有利孕卵发育,每天100 mg口服。基础代谢率低者可以服用甲状腺素片,每天1次,每次40 mg。

(4)出血时间较长者,可选用无胎毒作用的抗生素,预防感染,如青霉素等。

(5)心理治疗:要使先兆流产患者的情绪安定,增强其信心。

(6)经治疗两周症状不见缓解或反而加重者,提示可能胚胎发育异常,进行B超检查及β-HCG测定,确定胚胎状况,给以相应处理,包括终止妊娠。

(二)难免流产处理原则

(1)孕12周内可行刮宫术或吸宫术,术前肌内注射催产素10 U。

(2)孕12周以上可先催产素5~10 U加于5%葡萄糖液500 mL内静脉滴注,促使胚胎组织排出,出血多者可行刮宫术。

(3)出血多伴休克者,应在纠正休克的同时清宫。

(4)清宫术后应详细检查刮出物,注意胚胎组织是否完整,必要时做病理检查或胚胎染色体分析。

(5)术后应用抗生素预防感染。出血多者可使用肌内注射催产素以减少出血。

(三)不全流产处理原则

(1)一旦确诊,无合并感染者应立即清宫,以清除宫腔内残留组织。

(2)出血时间短,量少或已停止,并发感染者,应在控制感染后再做清宫术。

(3)出血多并伴休克者,应在抗休克的同时行清宫术。

(4)出血时间较长者,术后应给予抗生素预防感染。

(5)刮宫标本应送病理检查,必要时可送检胎儿的染色体核型。

(四)完全流产处理原则

如无感染征象,一般不需特殊处理。

(五)稽留流产处理原则

1.早期过期流产

早期过期流产宜及早清宫,因胚胎组织机化与宫壁粘连,刮宫时有可能遇到困难,而且此时子宫肌纤维可发生变性,失去弹性,刮宫时出血可能较多并有子宫穿孔的危险。故过期流产的刮宫术必须慎重,术时注射宫缩剂以减少出血,如一次不能刮净可于5～7天后再次刮宫。

2.晚期过期流产

晚期过期流产均为妊娠中期胚胎死亡,此时胎盘已形成,诱发宫缩后宫腔内容物可自然排出。若凝血功能正常,可先用大剂量的雌激素,如己烯雌酚5 mg,每天3次,连用3～5天,以提高子宫肌层对催产素的敏感性,再静脉滴注缩宫素(5～10 U加于5%葡萄糖液内),也可用前列腺素或依沙吖啶等进行引产,促使胎儿、胎盘排出。若不成功,再做清宫术。

3.预防DIC

胚胎坏死组织在宫腔稽留时间过长,尤其是孕16周以上的过期流产,容易并发DIC。所以,处理前应检查血常规、出凝血时间、血小板计数、血纤维蛋白原、凝血酶原时间、凝血块收缩试验、*D*-二聚体、纤维蛋白降解产物及血浆鱼精蛋白副凝试验(3P试验)等,并做好输血准备。若存在凝血功能异常,应及早使用纤维蛋白原、输新鲜血或输血小板等,高凝状态可用低分子肝素,防止或避免DIC发生,待凝血功能好转后再行引产或刮宫。

4.预防感染

过期流产病程往往较长,且多合并有不规则阴道流血,易继发感染,故在处理过程中应使用抗生素。

(六)习惯性流产处理原则

有习惯性流产史的妇女,应在怀孕前进行必要的检查,包括夫妇双方染色体检查与血型鉴定及其丈夫的精液检查,女方尚需进行内分泌、生殖道感染、血栓前状态、生殖道局部或全身免疫等检查及生殖道解剖结构的详细检查,查出原因者,应于怀孕前及时纠治。

1.染色体异常

若每次流产均由于胚胎染色体异常所致,这提示流产的病因与配子的质量有关。如精子畸形率过高者建议到男科治疗,久治不愈者可行供者人工授精(AID)。如女方为高龄,胚胎染色体异常多为三体,且多次治疗失败可考虑做赠卵体外受精——胚胎移植术(IVF)。夫妇双方染色体异常可做AID,或赠卵IVF及种植前诊断(PGD)。

2.生殖道解剖异常

完全或不完全子宫纵隔可行纵隔切除术。子宫黏膜下肌瘤可在宫腔镜下行肌瘤切除术,壁间肌瘤可经腹肌瘤挖出术。宫腔粘连可在宫腔镜下做粘连分离术,术后放置宫内节育器3个月。宫颈内口松弛者,于妊娠前作宫颈内口修补术。若已妊娠,最好于妊娠14～16周行宫颈内口环扎术,术后定期随诊,提前住院,待分娩发动前拆除缝线,若环扎术后有流产征象,治疗失败,应及时拆除缝线,以免造成宫颈撕裂。国际上有对于有先兆流产症状的患者进行紧急宫颈缝扎术获得较好疗效的报道。

3.内分泌异常

黄体功能不全者主要采用孕激素补充疗法。孕时可使用黄体酮20 mg隔天或每天肌内注射至孕10周左右，或 HCG 1 000～3 000 U，隔天肌内注射 1 次。如患者存在多囊卵巢综合征、高泌乳素血症、甲状腺功能异常或糖尿病等，均宜在孕前进行相应的内分泌治疗，并于孕早期加用孕激素。

4.感染因素

孕前应根据不同的感染原进行相应的抗感染治疗。

5.免疫因素

自身免疫型习惯性流产的治疗多采用抗凝剂和免疫抑制剂治疗。常用的抗凝剂有阿司匹林和肝素，免疫抑制剂以泼尼松为主，也有使用人体丙种球蛋白治疗成功的报道。同种免疫型习惯性流产采用主动免疫治疗，自 20 世纪 80 年代以来，国外有学者开始采用主动免疫治疗同种免疫型习惯性流产。即采用丈夫或无关个体的淋巴细胞对妻子进行主动免疫致敏，其目的是诱发女方体内产生封闭抗体，避免母体对胚胎的免疫排斥。

6.血栓前状态

目前多采用低分子肝素（LMWH）单独用药或联合阿司匹林的治疗方法。一般 LMWH 5 000 IU 皮下注射，每天 1～2 次。用药时间从早孕期开始，治疗过程中必须严密监测胎儿生长发育情况和凝血-纤溶指标，检测项目恢复正常，即可停药。但停药后必须每月复查凝血-纤溶指标，有异常时重新用药。有时治疗可维持整个孕期，一般在终止妊娠前 24 小时停止使用。

7.原因不明习惯性流产

当有怀孕征兆时，可按黄体功能不足给以黄体酮治疗，每天 10～20 mg 肌内注射，或 HCG 2 000 U，隔天肌内注射一次。确诊妊娠后继续给药直至妊娠 10 周或超过以往发生流产的月份，并嘱其卧床休息，禁忌性生活，补充维生素 E 并给予心理治疗，以解除其精神紧张，并安定其情绪。同时在孕前和孕期尽量避免接触环境毒性物质。

（七）感染性流产

流产感染多为不全流产合并感染。治疗原则应积极控制感染，若阴道流血不多，应用广谱抗生素2～3 天，待控制感染后再行刮宫，清除宫腔残留组织以止血。若阴道流血量多，静脉滴注广谱抗生素和输血的同时，用卵圆钳将宫腔内残留组织夹出，使出血减少，切不可用刮匙全面搔刮宫腔，以免造成感染扩散。术后继续应用抗生素，待感染控制后再行彻底刮宫。若已合并感染性休克者，应积极纠正休克。若感染严重或腹、盆腔有脓肿形成时，应行手术引流，必要时切除子宫。

七、护理

（一）护理评估

1.病史

停经、阴道流血和腹痛是流产孕妇的主要症状。应详细询问患者停经史、早孕反应情绪；阴道流血的持续时间与阴道流血量；有无腹痛，腹痛的部位、性质及程度。此外，还应了解阴道有无水样排液，排液的色、量和有无臭味，以及有无妊娠产物排出等。对于既往病史，应全面了解孕妇在妊娠期间有无全身性疾病、生殖器官疾病、内分泌功能失调及有无接触有害物质等，以识别发生流产的诱因。

2.身心诊断

流产孕妇可因出血过多而出现休克，或因出血时间过长、宫腔内有残留组织而发生感染。因此，护士应全面评估孕妇的各项生命体征。判断流产类型，尤其须注意与贫血及感染相关的征象(见表 3-4)。

表 3-4 各型流产的临床表现

类型	病史			妇科检查	
	出血量	下腹痛	组织排出	宫颈口	子宫底高度
先兆流产	少	无或轻	无	闭	与妊娠周数相符
难免流产	中～多	加剧	无	扩张	相符或略小
不全流产	少～多	减轻	部分排出	扩张或有物堵塞或闭	小于妊娠周数
完全流产	少～无	无	全部排出	闭	正常或略大

流产孕妇的心理状况以焦虑和恐惧为特征。孕妇面对阴道流血往往会不知所措，甚至有过度严重化情绪，同时对胎儿健康的担忧也会直接影响孕妇的情绪反应，孕妇可能会表现伤心、郁闷、烦躁不安等。

3.诊断检查

(1)产科检查：在消毒条件下进行妇科检查，进一步了解宫颈口是否扩张、羊膜是否破裂、行无妊娠产物堵塞于宫颈口内；子宫大小与停经周数是否相符、有无压痛等，并应检查双侧附件有无肿块、增厚及压痛等。

(2)实验室检查：多采用放射免疫方法对绒毛膜促性腺激素(HCG)、胎盘生乳素(HPL)、雌激素和孕激素等进行定量测定，如测定的结果低于正常值，提示有流产可能。

(3)B 超显像：超声显像可显示有无胎囊、胎动、胎心等，从而可诊断并鉴别流产及其类型，指导正确处理。

(二)可能的护理诊断

1.有感染的危险

其与阴道出血时间过长、宫腔内有残留组织等因素有关。

2.焦虑

其与担心胎儿健康等因素有关。

(三)预期目标

(1)出院时护理对象无感染征象。

(2)先兆流产孕妇能积极配合保胎措施，继续妊娠。

(四)护理措施

对于不同类型的流产孕妇，处理原则不同，其护理措施亦有差异。护理在全面评估孕妇身心状况的基础上，综合病史及诊断检查，明确基本处理原则，认真执行医嘱，积极配合医师，为流产孕妇进行诊断，并为之提供相应的护理措施。

1.先兆流产孕妇的护理

先兆流产孕妇需卧床休息，禁止性生活，禁用肥皂水灌肠，以减少各种刺激。护士除了为其提供生活护理外，通常遵医嘱给孕妇适量镇静剂、孕激素等。随时评估孕妇的病情变化，如是否腹痛加重、阴道流血量增多等。此外，由于孕妇的情绪状态也会影响其保胎效果，因此护士还应注意观察孕妇的情绪反应，加强心理护理，从而稳定孕妇情绪，增强保胎信心。护士须向孕妇及家属讲明以上保胎措施的必要性，以取得孕妇及家属的理解和配合。

2.妊娠不能再继续者的护理

护士应积极采取措施，及时采取终止妊娠的措施，协助医师完成手术过程，使妊娠产物完全排出，同时开放静脉，做好输液、输血准备。并严密检测孕妇的体温、血压及脉搏。观察其面色、腹痛、阴道流血及与休克有关的征象。有凝血功能障碍者应予以纠正，然后再行引产或手术。

3.预防感染

护士应检测患者的体温、血常规及阴道流血，以及分泌物的性质、颜色和气味等，并严格执行无菌操作规程，加强会阴部的护理。指导孕妇使用消毒会阴垫，保持会阴部清洁，维持良好的卫生习惯。当护士发现感染征象后应及时报告医师，并按医嘱进行抗感染处理。此外，护士还应嘱患者流产后1个月返院复查，确定无禁忌证后，方可开始性生活。

4.协助患者顺利渡过悲伤期

患者由于失去婴儿，往往会出现伤心、悲哀等情绪反应。护士应给予同情和理解，帮助患者及家属接受现实，顺利渡过悲伤期。此外，护士还应与孕妇及家属共同讨论此次流产的原因，并向他们讲解有关流产的相关知识，帮助他们为再次妊娠做好准备。有习惯性流产史的孕妇在下一次妊娠确诊后卧床休息，加强营养，禁止性生活。补充B族维生素、维生素E和维生素C等，治疗期必须超过以往发生流产的妊娠月份。病因明确者，应积极接受对因治疗。黄体功能不足者。按医嘱正确使用黄体酮治疗，以预防流产；子宫畸形者须在妊娠前先进行矫正手术。宫颈内口松弛者应在未妊娠前做宫颈内口松弛修补术。如已妊娠，则可在妊娠14～16周时行子宫内口缝扎术。

(五)护理评价

(1)护理对象体温正常，血红蛋白及白细胞数正常，无出血、感染征象。

(2)先兆流产孕妇配合保胎治疗，继续妊娠。

第八节　过期妊娠

平时月经周期规则，妊娠达到或超过42周(＞294天)尚未分娩者，称为过期妊娠。其发生率占妊娠总数的3%～15%。过期妊娠使胎儿窘迫、胎粪吸入综合征、过熟综合征、新生儿窒息、围生儿死亡、巨大儿，以及难产等不良结局发生率增高，并随妊娠期延长而增加。

一、病因

过期妊娠可能与下列因素有关。

(一)雌、孕激素比例失调

内源性前列腺素和雌二醇分泌不足而黄体酮水平增高，导致孕激素优势.抑制前列腺素和缩宫素的作用，延迟分娩发动。导致过期妊娠。

（二）头盆不称

部分过期妊娠胎儿较大，导致头盆不称和胎位异常，使胎先露部不能紧贴子宫下段及宫颈内口，反射性子宫收缩减少，容易发生过期妊娠。

（三）胎儿畸形

胎儿畸形如无脑儿，由于无下丘脑，垂体肾上腺轴发育不良或缺如，促肾上腺皮质激素产生不足，胎儿肾上腺皮质萎缩，使雌激素的前身物质16α-羟基硫酸脱氢表雄酮不足，从而雌激素分泌减少；小而不规则的胎儿不能紧贴子宫下段及宫颈内口诱发宫缩，导致过期妊娠。

（四）遗传因素

某家族、某个体常反复发生过期妊娠，提示过期妊娠可能与遗传因素有关。胎盘硫酸酯酶缺乏症是一种罕见的伴性隐性遗传病，可导致过期妊娠。其发生机制是因胎盘缺乏硫酸酯酶，胎儿肾上腺与肝脏产生的16α-羟基硫酸脱氢表雄酮不能脱去硫酸根转变为雌二醇及雌三醇，从而使血雌二醇及雌三醇明显减少，降低子宫对缩宫素的敏感性，使分娩难以启动。

二、临床表现

（一）胎盘

过期妊娠的胎盘病理有两种类型：一种是胎盘功能正常，除重量略有增加外。胎盘外观和镜检均与妊娠足月胎盘相似；另一种是胎盘功能减退，肉眼观察胎盘母体面呈片状或多灶性梗死及钙化，胎儿面及胎膜常被胎粪污染，呈黄绿色。

（二）羊水

正常妊娠38周后，羊水量随妊娠推延逐渐减少，妊娠42周后羊水减少迅速，约30%减至300 mL以下；羊水粪染率明显增高，是足月妊娠的2～3倍，若同时伴有羊水过少，羊水粪染率达71%。

（三）胎儿

过期妊娠胎儿生长模式与胎盘功能有关，可分为以下三种。

1.正常生长及巨大儿

胎盘功能正常者，能维持胎儿继续生长，约25%成为巨大儿，其中1.4%胎儿出生体重>4 500 g。

2.胎儿成熟障碍

10%～20%过期妊娠并发胎儿成熟障碍。胎盘功能减退与胎盘血流灌注不足、胎儿缺氧及营养缺乏等有关。由于胎盘合成、代谢、运输及交换等功能障碍，胎儿不易再继续生长发育。临床分为3期：第Ⅰ期为过度成熟期，表现为胎脂消失、皮下脂肪减少、皮肤干燥松弛多皱褶，头发浓密，指（趾）甲长，身体瘦长，容貌似“小老人”。第Ⅱ期为胎儿缺氧期，肛门括约肌松弛，有胎粪排出，羊水及胎儿皮肤黄染，羊膜和脐带绿染，同胎儿患病率及围生儿死亡率最高。第Ⅲ期为胎儿全身因粪染历时较长广泛黄染，指（趾）甲和皮肤呈黄色，脐带和胎膜呈黄绿色，此期胎儿已经历和渡过第Ⅱ期危险阶段，其预后反较第Ⅱ期好。

3.胎儿生长受限

小样儿可与过期妊娠共存，后者更增加胎儿的危险性，约1/3过期妊娠死产儿为生长受限小样儿。

三、处理原则

应根据胎盘功能、胎儿大小、宫颈成熟度综合分析，以确诊过期妊娠，并选择恰当的分娩方式终止妊娠，在产程中密切观察羊水情况、胎心监护，出现胎儿窘迫征象，行剖宫产尽快结束分娩。

四、护理

(一)护理评估

1.病史

准确核实孕周，确定胎盘功能是否正常是关键。诊断过期妊娠之前必须准确核实孕周。

2.身心诊断

平时月经周期规则，妊娠达到或超过42周(>294天)未分娩者，可诊断为过期妊娠。由于孕妇结果的不可预知、恐惧、焦虑、猜测是过期妊娠孕妇常见的情绪反应。

3.诊断检查

实验室检查：①根据B超检查确定孕周，妊娠20周内，B超检查对确定孕周有重要意义。妊娠5～12周内以胎儿顶臀径推算孕周较准确，妊娠12～20周以内以胎儿双顶径、股骨长度推算预产期较好。②根据妊娠初期血、尿HCG增高的时间推算孕周。

(二)可能的护理诊断

1.有新生儿受伤的危险

其与过期胎儿生长受限有关。

2.焦虑

其与担心分娩方式、过期胎儿预后有关。

(三)预期目标

(1)新生儿不存在因护理不当而产生的并发症。

(2)患者能平静地面对事实，接受治疗和护理。

(四)护理措施

1.预防过期妊娠

(1)加强孕期宣教，使孕妇及家属认识过期妊娠的危害性。

(2)定期进行产前检查，适时结束妊娠。

2.加强监测，判断胎儿在宫内情况

(1)教会孕妇进行胎动计数：妊娠超过40周的孕妇，通过计数胎动进行自我监测尤为重要。胎动计数>30次/12小时为正常，<10次/12小时或逐日下降，超过50%，应视为胎盘功能减退，提示胎儿宫内缺氧。

(2)胎儿电子监护仪检测：无应激试验(NST)每周2次，胎动减少时应增加检测次数；住院后需每天1次监测胎心变化。NST无反应型需进一步做缩宫素激惹试验(OCT)，若多次反复相互现胎心晚期减速，提示胎盘功能减退、胎儿明显缺氧。因NST存在较高假阳性率，需结合B超检查，估计胎儿安危。

3.终止妊娠

应根据胎盘功能、胎儿大小、宫颈成熟度综合分析的分娩方式。

(1)终止妊娠的指征:已确诊过期妊娠,严格掌握终止妊娠的指征有:①宫颈条件成熟;②胎儿体重>4 000 g或胎儿生长受限;③12 小时内胎动<10 次或 NST 为无反应型,OCT 可疑;④尿E/C 比值持续低值;⑤羊水过少(羊水暗区<3 cm)和/或羊水粪染;⑥并发重度子痫前期或子痫。终止妊娠的方法应酌情而定。

(2)引产:宫颈条件成熟、Bishop 评分>7 分者,应予引产;胎头已衔接者,通常采用人工破膜,破膜时羊水多而清者,可静脉滴注缩宫素。在严密监视下经阴道分娩。对羊水Ⅱ度污染者,若阴道分娩,要求在胎肩娩出前用负压吸管或吸痰管吸净胎儿鼻咽部黏液。

(3)剖宫产:出现胎盘功能减退或胎儿窘迫征象,不论宫颈条件成熟与否,均应行剖宫产尽快结束分娩。过期妊娠时,胎儿虽有足够储备力,但临产后宫缩应激力的显著增加超过其储备力,出现隐性胎儿窘迫,对此应有足够认识。最好应用胎儿监护仪,及时发现问题,采取应急措施,适时选择剖宫产挽救胎儿。进入产程后。应鼓励产妇左侧卧位、吸氧。产程中最好连续监测胎心,注意羊水性状,必要时取胎儿头皮血测 pH,及早发现胎儿窘迫,并及时处理。过期妊娠时,常伴有胎儿窘迫、羊水粪染,分娩时应做相应准备。胎儿娩出后立即在直接喉镜指引下行气管插管吸出气管内容物,以减少胎粪吸入综合征的发生。过期儿患病率和死亡率均增高,应及时发现和处理新生儿窒息、脱水、低血容量及代谢性酸中毒等并发症。

(五)护理评价

(1)患者能积极配合医护措施。

(2)新生儿未发生窒息。

第九节　脐带异常

脐带异常是胎儿窘迫的首位因素,脐带是子宫-胎盘-胎儿联系的纽带,正常脐带长度30~70 cm(平均为 55 cm),是血、氧供应及代谢交换的转运站。

一、病因

如果脐带的结构或位置异常,可因母儿血液循环障碍,造成胎儿宫内缺氧而窘迫,严重者可导致胎儿死亡。

二、临床表现

脐带异常可分为形态异常、生长异常、位置异常及脐带附着异常。形态异常如脐带扭转、打结、缠绕(绕颈、绕躯干、绕四肢),生长异常如脐带过长、过短、单脐动脉,位置异常如脐带先露、脐带脱垂。

(一)脐带缠绕

脐带围绕胎儿颈部、四肢或躯干者,称脐带缠绕是最为常见的脐带异常,其中以脐带绕颈最为多见。脐带缠绕对胎儿的危害主要是缠绕过紧时引起血氧交换循环障碍,而致胎儿缺氧,甚至窘迫或死亡。尤其在分娩过程中,胎头下降后脐带出现相对长度不足,拉紧脐带就会阻断血液循环，或引起胎先露入盆下降受阻、产程延长、胎盘早剥及子宫内翻等并发症。

（二）脐带扭转

脐带过度扭转发生于近胎儿脐轮部时，可使胎儿血运受阻。

（三）脐带打结

其有脐带假结和真结两种。假结是由于脐静脉迂曲形似打结或脐血管较脐带长、血管在脐带中扭曲而引起，对胎儿没有危害。另一种是脐带真结，与胎儿活动有关，一般发生在怀孕中期，先是出现脐带绕体，后因胎儿穿过脐带套环而形成真结。如果真结处未拉紧则无症状，拉紧后就会阻断胎儿血液循环而引起宫内窒息或胎死宫内。

（四）脐带长度异常

脐带正常长度为30～70 cm，平均55 cm。脐带超过80 cm称为脐带过长，不足30 cm称为脐带过短。脐带过长易导致脐带缠绕、打结、脱垂、脐血管受压等并发症。脐带过短在妊娠期常无临床征象，临产后因脐带过短，引起胎儿下降受阻，产程延长或者是过度牵拉使脐带及血管过紧、破裂，胎儿血液循环受阻，胎心律失常致胎儿窘迫、胎盘早剥。

（五）单脐动脉

脐带血管中仅一条脐动脉、一条脐静脉称为单脐动脉，临床罕见，大多合并胎儿畸形或胎儿分娩过程中因脐带受压而突然死亡。

（六）脐带先露与脱垂

胎膜未破，脐带位于胎先露之前或一侧称脐带先露。胎膜已破，脐带位于胎先露与子宫下段之间称隐性脐带脱垂；脐带脱出子宫口外，降至阴道内，甚至露于外阴称脐带脱垂。胎先露与骨盆入口不衔接存在间隙（如胎先露异常、胎先露下降受阻、胎儿小、羊水过多、低置胎盘等）时可发生脐带脱垂。

（七）脐带附着异常

正常情况下脐带附着于胎盘的中央或侧方，如果脐带附着于胎盘之外的胎膜上，则脐血管裸露于宫腔内，称为脐带帆状附着，这种情况在双胞胎中较多见，单胎的发生率只有百分之一。如果帆状血管的位置在宫体较高处，对胎儿的影响很小，只有在分娩时牵拉脐带或者娩出胎盘时脐带附着处容易发生断裂，使产时出血的机会增高。如果帆状血管位于子宫下段或脐血管绕过子宫口，血管则容易受到压迫而发生血液循环阻断、血管破裂，对胎儿危害极大。

三、护理评估

（一）健康史

详细了解产前检查结果，有无羊水过多、胎儿过小、胎位异常、低置胎盘等症状。

（二）生理状况

1.症状

若脐带未受压可无明显症状，若脐带受压，产妇自觉胎动异常甚至消失。

2.体征

出现频繁的变异减速，上推胎先露部及抬高臀部后恢复，若胎儿缺氧严重可伴有胎心消失。胎膜已破者，阴道检查可在胎先露旁或其前方触及脐带，甚至脐带脱出于外阴。

3.辅助检查

(1)产科检查:在胎先露旁或其前方触及脐带,甚至脐带脱出于外阴。

(2)胎儿电子监护:伴有频繁的变异减速,甚至胎心音消失。

(3)B超检查:有助于明确诊断。

(三)心理-社会因素

评估孕产妇及家属有无焦虑、恐慌等心理问题,以及对脐带脱垂的认识程度及家庭支持度。

四、护理诊断

(一)有胎儿窒息的危险

其与脐带缠绕、受压、牵拉等导致胎儿缺氧等有关。

(二)焦虑

其与预感胎儿可能受到危害有关。

(三)知识缺乏

缺乏对脐带异常的认识。

五、护理措施

(1)脐带异常的判定:应告知孕妇密切注意宫缩、胎动等情况,特别是有胎位不正、骨盆异常、低置胎盘、胎儿过小等情况的孕妇,如果发现12小时内胎动数<10次,或逐日下降50%而不能复原,说明胎儿宫内窘迫,应立即就诊。B超检查结合电子监护观察胎心变化可以确诊大部分脐带异常的情况。如果经阴道检查在前羊膜囊内摸到搏动的、手指粗的索状物,其搏动频率与胎心率一致而与孕妇的脉率不一致,则可以诊断为脐带先露。此时胎心大多已有明显异常,出现胎动突然频繁增强、胎心率明显减速等。

(2)存在脐带异常的孕妇在分娩前一般不会出现特殊不适,但孕妇在得知有关胎儿的异常情况时,都会出现紧张、担心等心理负担。应该及时、准确地将脐带异常相关知识告知孕妇,并注意安慰孕妇,避免因孕妇紧张焦虑等心理因素进一步影响胎儿。发现早期的脐带异常,如单纯的脐带过长、过短、缠绕、扭转等,如未引起宫内窘迫,应向孕妇讲明可以通过改变体位进行纠正。

(3)嘱孕妇注意卧床休息,一般以左侧卧位为主,床头抬高15°,以缓解膨大子宫对下腔静脉压迫,以增加胎盘血供,改善胎盘循环,有时改变体位还能减少脐带受压。同时可根据情况给予低流量吸氧,通过胎儿电子监护仪观察胎儿宫内变化,并结合胎动计数,必要时行胎儿生物物理评分,能较早发现隐性胎儿宫内窘迫。

(4)如妊娠晚期,因脐带异常而不能继续妊娠时,应协助医师做好待产准备。对于临产的产妇,密切观察产程进展,根据医师要求做好阴道助产或剖宫产准备,对于脐带脱垂或宫内窘迫严重的胎儿应做好新生儿窒息抢救准备。

第十节 前置胎盘

妊娠28周后,胎盘附着于子宫下段,甚至胎盘下缘达到或覆盖宫颈内口,其位置低于胎先露部，称为前置胎盘。前置胎盘是妊娠晚期严重并发症，也是妊娠晚期阴道流血最常见的原因。其发病率国外报道0.5%，国内报道0.24%～1.57%。

一、病因

目前尚不清楚，高龄初产妇(年龄＞35岁)、经产妇及多产妇、吸烟或吸毒妇女为高危人群。其病因可能与下述因素有关。

(一)子宫内膜病变或损伤

多次刮宫、分娩、子宫手术史等是前置胎盘的高危因素。上述情况可损伤子宫内膜，引起子宫内膜炎或萎缩性病变，再次受孕时子宫蜕膜血管形成不良、胎盘血供不足，刺激胎盘面积增大延伸到子宫下段。前次剖宫产手术瘢痕可妨碍胎盘在妊娠晚期向上迁移。增加前置胎盘的可能性。据统计发生前置胎盘的孕妇，85%～95%为经产妇。

(二)胎盘异常

双胎妊娠时胎盘面积过大，前置胎盘发生率较单胎妊娠高1倍；胎盘位置正常而副胎盘位于子宫下段接近宫颈内口；膜状胎盘大而薄，扩展到子宫下段，均可发生前置胎盘。

(三)受精卵滋养层发育迟缓

受精卵到达子宫腔后，滋养层尚未发育到可以着床的阶段，继续向下游走到达子宫下段，并在该处着床而发育成前置胎盘。

二、分类

根据胎盘下缘与宫颈内口的关系，将前置胎盘分为以下三类(图3-2)。

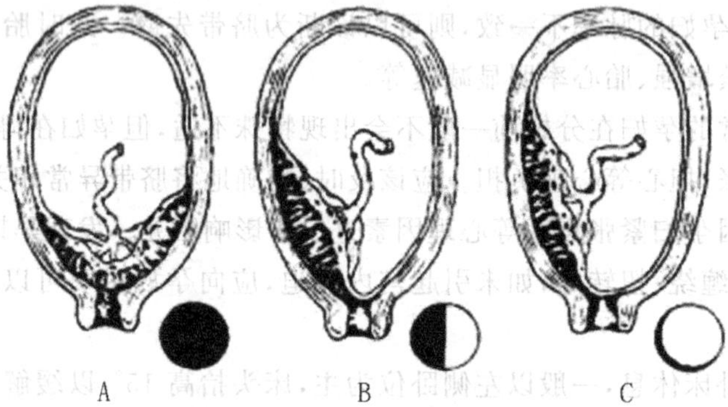

图3-2 前置胎盘的类型

A.完全性前置胎盘；B.部分性前置胎盘；C.边缘性前置胎盘

(1)完全性前置胎盘又称中央性前置胎盘，胎盘组织完全覆盖宫颈内口。

(2)部分性前置胎盘宫颈内口部分为胎盘组织所覆盖。

(3)边缘性前置胎盘胎盘附着于子宫下段，胎盘边缘到达宫颈内口，未覆盖宫颈内口。

胎盘位于子宫下段，与胎盘边缘极为接近，但未达到宫颈内口，称为低置胎盘。胎盘下缘与宫颈内口的关系可因宫颈管消失、宫口扩张而改变。前置胎盘类型可因诊断时期不同而改变，如临产前为完全性前置胎盘，临产后因口扩张而成为部分性前置胎盘。目前临床上均依据处理前最后一次检查结果来决定其分类。

三、临床表现

(一)症状

前置胎盘的典型症状是妊娠晚期或临产时，发生无诱因、无痛性反复阴道流血。妊娠晚期子宫下段逐渐伸展，牵拉宫颈内口，宫颈管缩短；临产后规律宫缩使宫颈管消失成为软产道的一部分。宫颈外口扩张，附着于子宫下段及宫颈内口的胎盘前置部分不能相应伸展而与其附着处分离，血窦破裂出血。前置胎盘出血前无明显诱因，初次出血量一般不多，剥离处血液凝固后，出血自然停止；也有初次即发生致命性大出血而导致休克的。由于子宫下段不断伸展，前置胎盘出血常反复发生，出血量也越来越多。阴道流血发生的迟早、反复发生次数、出血量多少与前置胎盘类型有关。完全性前置胎盘初次出血时间早，多在妊娠28周左右，称为警戒性出血。边缘性前置胎盘出血多发生于妊娠晚期或临产后，出血量较少。部分性前置胎盘的初次出血时间、出血量及反复出血次数介于两者之间。

(二)体征

患者一般情况与出血量有关，大量出血呈现面色苍白、脉搏增快微弱、血压下降等休克表现。腹部检查：子宫软，无压痛，大小与妊娠周数相符。由于子宫下段有胎盘占据，影响胎先露部入盆，故胎先露高浮，易并发胎位异常。反复出血或一次出血量过多，使胎儿宫内缺氧，严重者胎死宫内。当前置胎盘附着于子宫前壁时，可在耻骨联合上方听到胎盘杂音。临产时检查见宫缩为阵发性，间歇期子宫完全松弛。

四、处理原则

处理原则是抑制宫缩、止血、纠正贫血和预防感染。根据阴道流血量、有无休克、妊娠周数、胎位、胎儿是否存活、是否临产及前置胎盘类型等综合作出决定。

(一)期待疗法

应在保证孕妇安全的前提下尽可能延长孕周，以提高围生儿存活率。适用于妊娠＜34周、胎儿体重＜2 000 g、胎儿存活、阴道流血量不多、一般情况良好的孕妇。

尽管国外有资料证明，前置胎盘孕妇的妊娠结局住院与门诊治疗并无明显差异，但我国仍应强调住院治疗。住院期间密切观察病情变化，为孕妇提供全面优质护理是期待疗法的关键措施。

(二)终止妊娠

1.终止妊娠指征

孕妇反复发生多量出血甚至休克者，无论胎儿成熟与否，为了母亲安全应终止妊娠；期待疗法中发生大出血或出血量虽少，但胎龄达孕 36 周以上，胎儿成熟度检查提示胎儿肺成熟者；胎龄未达孕 36 周，出现胎儿窘迫征象，或胎儿电子监护发现胎心异常者；出血量多。危及胎儿；胎儿已死亡或出现难以存活的畸形，如无脑儿。

2.剖宫产

剖宫产可在短时间内娩出胎儿，迅速结束分娩，对母儿相对安全，是处理前置胎盘的主要手段。剖宫产指征应包括：完全性前置胎盘，持续大量阴道流血；部分性和边缘性前置胎盘出血量较多，先露高浮，短时间内不能结束分娩；胎心异常。术前应积极纠正贫血、预防感染等，备血，做好处理产后出血和抢救新生儿的准备。

3.阴道分娩

边缘性前置胎盘、枕先露、阴道流血不多、无头盆不称和胎位异常,估计在短时间内能结束分娩者,可予试产。

五、护理

(一)护理评估

1.病史

除个人健康史外,在孕产史中尤其注意识别有无剖宫产术、人工流产术及子宫内膜炎等前置胎盘的易发因素。此外,妊娠期特别是孕28周后,是否出现无痛性、无诱因、反复阴道流血症状,并详细记录具体经过及医疗处理情况。

2.身心状况

患者的一般情况与出血量的多少密切相关。大量出血时可见面色苍白、脉搏细速、血压下降等休克症状。孕妇及其家属可因突然阴道流血而感到恐惧或焦虑,既担心孕妇的健康,更担心胎儿的安危,可能显得恐慌、紧张、手足无措。

3.诊断检查

(1)产科检查:子宫大小与停经月份一致,胎儿方位清楚,先露高浮,胎心可以正常,也可因孕妇失血过多致胎心异常或消失。前置胎盘位于子宫下段前壁时,可于耻骨联合上方听见胎盘血管杂音。临产后检查,宫缩为阵发性,间歇期子宫肌肉可以完全放松。

(2)超声波检查:B超断层相可清楚看到子宫壁、胎头、宫颈和胎盘的位置,胎盘定位准确率达95%以上,可反复检查,是目前最安全、有效的首选检查方法。

(3)阴道检查:目前一般不主张应用。只有在近临产期出血不多时,终止妊娠前为除外其他出血原因或明确诊断决定分娩方式前考虑采用。要求阴道检查操作必须在输血、输液和做好手术准备的情况下方可进行。怀疑前置胎盘的个案,切忌肛查。

(4)术后检查胎盘及胎膜:胎盘的前置部分可见陈旧血块附着呈黑紫色或暗红色,如这些改变位于胎盘的边缘,而且胎膜破口处距胎盘边缘<7 cm,则为部分性前置胎盘。如行剖宫产术,术中可直接了解胎盘附着的部分并确立诊断。

(二)护理诊断

1.潜在并发症

出血性休克。

2.有感染的危险

其与前置胎盘剥离面靠近子宫颈口、细菌易经阴道上行感染有关。

(三)预期目标

(1)接受期待疗法的孕妇血红蛋白不再继续下降,胎龄可达或更接近足月。

(2)产妇产后未发生产后出血或产后感染。

(四)护理措施

根据病情须立即接受终止妊娠的孕妇,立即安排孕妇去枕侧卧位,开放静脉,配血,做好输血准备。在抢救休克的同时,按腹部手术患者的护理进行术前准备,并做好母儿生命体征监护及抢救准备工作。接受期待疗法的孕妇的护理措施如下。

1.保证休息

减少刺激孕妇需住院观察，绝对卧床休息，尤以左侧卧位为佳，并定时间断吸氧，每天3次，每次1小时，以提高胎儿血氧供应。此外，还需避免各种刺激，以减少出血可能。医护人员进行腹部检查时动作要轻柔，禁做阴道检查和肛查。

2.纠正贫血

除采取口服硫酸亚铁、输血等措施外，还应加强饮食营养指导，建议孕妇多食高蛋白及含铁丰富的食物，如动物肝脏、绿叶蔬菜和豆类等，一方面有助于改善贫血，另一方面还可以增强机体抵抗力，同时也促进胎儿发育。

3.监测生命体征

及时发现病情变化严密观察并记录孕妇生命体征，阴道流血的量、色，流血事件及一般状况，检测胎儿宫内状态。按医嘱及时完成实验室检查项目，并交叉配血备用。发现异常及时报告医师并配合处理。

4.预防产后出血和感染

(1)产妇回病房休息时严密观察产妇的生命体征及阴道流血情况，发现异常及时报告医师处理。

(2)及时更换会阴垫，以保持会阴部清洁、干燥。

(3)胎儿分娩后，及早使用宫缩剂，以预防产后大出血；对新生儿严格按照高危儿处理。

5.健康教育

护士应加强对孕妇的管理和宣教。指导围孕期妇女避免吸烟、酗酒等不良行为，避免多次刮宫、引产或宫内感染，防止多产，减少子宫内膜损伤或子宫内膜炎。对妊娠期出血，无论量多少均应就医，做到及时诊断并正确处理。

(五)护理评价

(1)接受期待疗法的孕妇胎龄接近(或达到)足月时终止妊娠。

(2)产妇产后未出现产后出血和感染。

第十一节　胎盘早剥

妊娠20周以后或分娩期正常位置的胎盘在胎儿娩出前部分或全部从子宫壁剥离，称为胎盘早剥。胎盘早剥是妊娠晚期严重并发症，具有起病急、发展快特点，若处理不及时可危及母儿生命。胎盘早剥的发病率：国外1%～2%，国内0.46%～2.10%。

一、病因

胎盘早剥确切的原因及发病机制尚不清楚，可能与下述因素有关。

(一)孕妇血管病变

孕妇患严重妊娠期高血压疾病、慢性高血压、慢性肾脏疾病或全身血管病变时，胎盘早剥的发生率增高。妊娠合并上述疾病时，底蜕膜螺旋小动脉痉挛或硬化，引起远端毛细血管变性坏死甚至破裂出血，血液流至底蜕膜层与胎盘之间形成胎盘后血肿。致使胎盘与子宫壁分离。

(二)机械性因素

外伤尤其是腹部直接受到撞击或挤压；脐带过短(<30 cm)或脐带围绕颈、绕体相对过短时，分娩过程中胎儿下降牵拉脐带造成胎盘剥离；羊膜穿刺时刺破前壁胎盘附着处，血管破裂出血引起胎盘剥离。

(三)宫腔内压力骤减

双胎妊娠分娩时，第一胎儿娩出过速；羊水过多时，人工破膜后羊水流出过快，均可使宫腔内压力骤减，子宫骤然收缩，胎盘与子宫壁发生错位剥离。

(四)子宫静脉压突然升高

妊娠晚期或临产后，孕妇长时间仰卧位，巨大妊娠子宫压迫下腔静脉，回心血量减少，血压下降。此时子宫静脉淤血、静脉压增高、蜕膜静脉床淤血或破裂，形成胎盘后血肿，导致部分或全部胎盘剥离。

(五)其他一些高危因素

如高龄孕妇、吸烟、可卡因滥用、孕妇代谢异常、孕妇有血栓形成倾向、子宫肌瘤(尤其是胎盘附着部位肌瘤)等与胎盘早剥发生有关。有胎盘早剥史的孕妇再次发生胎盘早剥的危险性比无胎盘早剥史者高 10 倍。

二、分类及病理变化

胎盘早剥主要病理改变是底蜕膜出血并形成血肿，使胎盘从附着处分离。按病理类型，胎盘早剥可分为显性、隐性及混合性三种(图 3-3)。若底蜕膜出血量少，出血很快停止，多无明显的临床表现，仅在产后检查胎盘时发现胎盘母体面有凝血块及压迹。若底蜕膜继续出血，形成胎盘后血肿，胎盘剥离面随之扩大，血液冲开胎盘边缘并沿胎膜与子宫壁之间经过颈管向外流出，称为显性剥离或外出血。若胎盘边缘仍附着于子宫壁或由于胎先露部同定于骨盆入口，使血液积聚于胎盘与子宫壁之间，称为隐性剥离或内出血。由于子宫内有妊娠产物存在，子宫肌不能有效收缩，以压迫破裂的血窦而止血，血液不能外流，胎盘后血肿越积越大，子宫底随之升高。当出血达到一定程度时，血液终会冲开胎盘边缘及胎膜外流，称为混合型出血。偶有出血穿破胎膜溢入羊水中成为血性羊水。

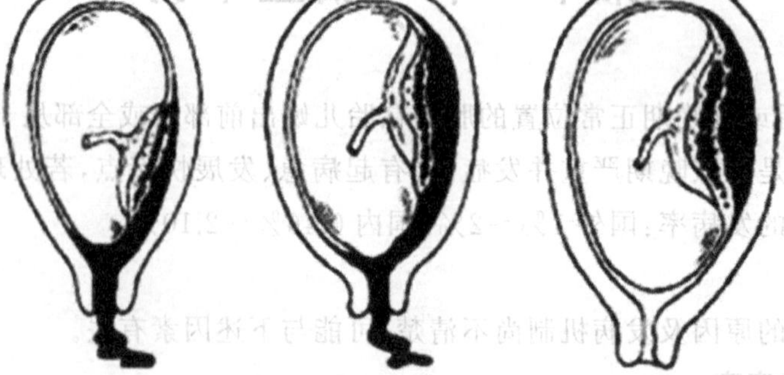

图 3-3 胎盘早剥类型

A.显性剥离；B.隐性剥离；C.混合性剥离

胎盘早剥发生内出血时，血液积聚于胎盘与子宫壁之间，随着胎盘后血肿压力的增加，血液浸入子宫肌层，引起肌纤维分离、断裂甚至变性，当血液渗透至子宫浆膜层时，子宫表面现紫蓝色瘀斑，称为子宫胎盘卒中，又称为库弗莱尔子。有时血液还可渗入输卵管系膜、卵巢生发上皮下、阔韧带内。子宫肌层由于血液浸润、收缩力减弱，造成产后出血。

严重的胎盘早剥可以引发一系列病理生理改变。从剥离处的胎盘绒毛和蜕膜中释放大量组织凝血活酶，进入母体血循环，激活凝血系统，导致弥散性血管内凝血(DIC)，肺、肾等脏器的毛细血管内微血栓形成，造成脏器缺血和功能障碍。胎盘早剥持续时间越长，促凝物质不断进入母血，激活纤维蛋白溶解系统，产生大量的纤维蛋白原降解产物(FDP)，引起继发性纤溶亢进。发生胎盘早剥后，消耗大量凝血因子，并产生高浓度FDP，最终导致凝血功能障碍。

三、临床表现

根据病情严重程度，Sher将胎盘早剥分为三度。

(一)Ⅰ度

Ⅰ度多见于分娩期，胎盘剥离面积小，患者常无腹痛或腹痛轻微，贫血体征不明显。腹部检查见子宫软，大小与妊娠周数相符，胎位清楚，胎心率正常。产后检查见胎盘母体面有凝血块及压迹即可诊断。

(二)Ⅱ度

胎盘剥离面为胎盘面积1/3左右。主要症状为突然发生持续性腹痛、腰酸或腰背痛，疼痛程度与胎盘后积血量成正比。无阴道流血或流血量不多，贫血程度与阴道流血量不相符。腹部检查见子宫大于妊娠周数，子宫底随胎盘后血肿增大而升高。胎盘附着处压痛明显(胎盘位于后壁则不明显)，宫缩有间歇，胎位可扪及，胎儿存活。

(三)Ⅲ度

胎盘剥离面超过胎盘面积1/2。临床表现较Ⅱ度重。患者可出现恶心、呕吐、面色苍白、四肢湿冷、脉搏细数、血压下降等休克症状，且休克程度大多与阴道流血量不成正比。腹部检查见子宫硬如板状，宫缩间歇时不能松弛，胎位扪不清，胎心消失。

四、处理原则

纠正休克、及时终止妊娠是处理胎盘早剥的原则。患者入院时，情况危重、处于休克状态，应积极补充血容量，及时输入新鲜血液，尽快改善患者状况。胎盘早剥一旦确诊，必须及时终止妊娠。终止妊娠的方法根据胎次、早剥的严重程度、胎儿宫内状况及宫口开大等情况而定。此外，对并发症如凝血功能障碍、产后出血和急性肾衰竭等进行紧急处理。

五、护理

(一)护理评估

1.病史

孕妇在妊娠晚期或临产时突然发生腹部剧痛，有急性贫血或休克现象，应引起高度重视。护士需结合有无妊娠期高血压疾病或高血压病史、胎盘早剥史、慢性肾炎史、仰卧位低血压综合征史及外伤史，进行全面评估。

2.身心状况

胎盘早剥孕妇发生内出血时，严重者常表现为急性贫血和休克症状，而无阴道流血或有少量阴道流血。因此对胎盘早剥孕妇除进行阴道流血的量、色评估外,应重点评估腹痛的程度、性质,孕妇的生命体征和一般情况,及时、准确地了解孕妇的身体状况。胎盘早剥孕妇入院时情况危急,孕妇及其家属常常感到高度紧张和恐惧。

3.诊断检查

(1)产科检查:通过四步触诊判断胎方位、胎心情况、宫高变化、腹部压痛范围和程度等。

(2)B超检查:正常胎盘B超图像应紧贴子宫体部后壁、前壁或侧壁,若胎盘与子宫体之间有血肿时,在胎盘后方出现液性低回声区,暗区常不止一个,并见胎盘增厚。若胎盘后血肿较大时,能见到胎盘胎儿面凸向羊膜腔,甚至能使子宫内的胎儿偏向对侧。若血液渗入羊水中,见羊水回声增强、增多,系羊水混浊所致。当胎盘边缘已与子宫壁分离,未形成胎盘后血肿,则见不到上述图像,故B超检查诊断胎盘早剥有一定的局限性。重型胎盘早剥时常伴胎心、胎动消失。

(3)实验室检查:主要了解患者贫血程度及凝血功能。重型胎盘早剥患者应检查肾功能与二氧化碳结合力。若并发DIC时进行筛选试验血小板计数、凝血酶原时间、纤维蛋白原测定),结果可疑者可做纤溶确诊试验(凝血酶时间、优球蛋白溶解时间、血浆鱼精蛋白副凝时间)。

(二)可能的护理诊断

1.潜在并发症

弥散性血管内凝血。

2.恐惧

此与胎盘早剥引起的起病急、进展快,危及母儿生命有关。

3.预感性悲哀

此与死产、切除子宫有关。

(三)预期目标

(1)孕妇出血性休克症状得到控制。

(2)患者未出现凝血功能障碍、产后出血和急性肾衰竭等并发症。

(四)护理措施

胎盘早剥是一种妊娠晚期严重危及母儿生命的并发症,积极预防非常重要。护士应使孕妇接受产前检查,预防和及时治疗妊娠期高血压疾病、慢性高血压、慢性肾病等;妊娠晚期避免仰卧位及腹部外伤;施行外倒转术时动作要轻柔;处理羊水过多和双胎者时,避免子宫腔压力下降过快等。对于已诊断为胎盘早剥的患者,护理措施如下。

1.纠正休克

改善患者的一般情况护士应迅速开放静脉,积极补充其血容量,及时输入新鲜输血。既能补充血容量,又可补充凝血因子。同时密切监测胎儿状态。

2.严密观察病情变化

及时发现并发症凝血功能障碍表现为皮下、黏膜或注射部位出血,子宫出血不凝,有时有尿血、咯血及呕血等现象;急性肾衰竭可表现为尿少或无尿。护士应高度重视上述症状,一旦发现,及时报告医师并配合处理。

3.为终止妊娠做好准备

一旦确诊,应及时终止妊娠,以孕妇病情轻重、胎儿宫内状况、产程进展、胎产式等具体状态决定分娩方式,护士需为此做好相应准备。

4.预防产后出血

胎盘早剥的产妇胎儿娩出后易发生产后出血,因此分娩后应及时给予宫缩剂,并配合按摩子宫,必要时按医嘱做切除子宫的术前准备。未发生出血者,产后仍应加强生命体征观察,预防晚期产后出血的发生。

5.产褥期的处理

患者在产褥期应注意加强营养,纠正贫血。更换消毒会阴垫,保持会阴清洁,预防感染。根据孕妇身体情况给予母乳指导。死产者及时给予退乳措施,可在分娩后 24 小时内尽早服用大剂量雌激素,同时紧束双乳,少进汤类;水煎生麦芽当茶饮;针刺足临泣、悬钟等穴位等。

(五)护理评价

(1)母亲分娩顺利,婴儿平安出生。

(2)患者未出现并发症。

第十二节　胎膜早破

胎膜早破(PROM)是指在临产前胎膜自然破裂。它是常见的分娩期并发症,妊娠满 37 周的发生率为 10%,妊娠不满 37 周的发生率为 2.0%～3.5%。胎膜早破可引起早产及围生儿死亡率增加,亦可导致孕产妇宫内感染率和产褥期感染率增加。

一、病因

一般认为胎膜早破与以下因素有关,常为多种因素所致。

(一)上行感染

上行感染可由生殖道病原微生物上行感染,引起胎膜炎,使胎膜局部张力下降而破裂。

(二)羊膜腔压力增高

羊膜腔压力增高常见于多胎妊娠、羊水过多等。

(三)胎膜受力不均

胎先露高浮、头盆不称、胎位异常可使胎膜受压不均导致破裂。

(四)营养因素

缺乏维生素 C、锌及铜,可使胎膜张力下降而破裂。

(五)宫颈内口松弛

宫颈内口松弛常因手术创伤或先天性宫颈组织薄弱,宫颈内口松弛,胎膜进入扩张的宫颈或阴道内,导致感染或受力不均,而使胎膜破裂。

(六)细胞因子

IL-1、IL-6、IL-8、TNF-α 升高,可激活溶酶体酶,破坏羊膜组织,导致胎膜早破。

二、临床表现

(一)症状

孕妇突感有较多液体自阴道流出,有时可混有胎脂及胎粪,无腹痛等其他产兆,当咳嗽、打喷嚏等腹压增加时,羊水可少量间断性排出。

(二)体征

肛诊或阴检时,触不到羊膜囊,上推胎儿先露部可见到羊水流出。如伴羊膜腔感染时,可有臭味,并伴有发热、母儿心率增快、子宫压痛,以及白细胞计数增多、C反应蛋白升高。

三、对母儿的影响

(一)对母亲的影响

胎膜早破后,生殖道病原微生物易上行感染,通常感染程度与破膜时间有关。羊膜腔感染易发生产后出血。

(二)对胎儿的影响

胎膜早破经常诱发早产,早产儿易发生呼吸窘迫综合征。羊膜腔感染时,可引起新生儿吸入性肺炎,严重者发生败血症、颅内感染等。脐带受压、脐带脱垂时可致胎儿窘迫。胎膜早破发生的孕周越小,胎肺发育不良发生率越高,围生儿死亡率越高。

四、处理原则

预防感染和脐带脱垂,如有感染、胎窘征象,及时行剖宫产终止妊娠。

五、护理

(一)护理评估

1.病史

询问病史,了解是否有发生胎膜早破的病因,确定具体的胎膜早破的时间、妊娠周数,是否有宫缩、见红等产兆,是否出现感染征象,是否出现胎窘现象。

2.身心状况

观察孕妇阴道流液的色、质、量,是否有气味。孕妇常可能因为不了解胎膜早破的原因,而对不可自控的阴道流液形成恐慌,可能担心自身与胎儿的安危。

3.辅助检查

(1)阴道流液的pH测定:正常阴道液pH为4.5～5.5,羊水pH为7.0～7.5。若pH＞6.5,提示胎膜早破,准确率90%。

(2)肛查或阴道窥阴器检查:肛查时未触到羊膜囊,上推胎儿先露部,有羊水流出。阴道窥阴器检查时见液体自宫口流出或可见阴道后穹隆有较多混有胎脂和胎粪的液体。

(3)阴道液涂片检查:阴道液置于载玻片上,干燥后镜检可见羊齿植物叶状结晶为羊水,准确率95%。

(4)羊膜镜检查:可直视胎先露部,看不到前羊膜囊,即可诊断。

(5)胎儿纤维结合蛋白(fFN)测定:fFN是胎膜分泌的细胞外基质蛋白。当宫颈及阴道分泌物内fFN含量≥0.05 mg/L时,胎膜抗张能力下降,易发生胎膜早破。

(6)超声检查:羊水量减少可协助诊断,但不可确诊。

(二)护理诊断

(1)有感染的危险:与胎膜破裂后,生殖道病原微生物上行感染有关。

(2)知识缺乏:缺乏预防和处理胎膜早破的知识。

(3)有胎儿受伤的危险:与脐带脱垂、早产儿肺部发育不成熟有关。

(三)护理目标

(1)孕妇无感染征象发生。

(2)孕妇了解胎膜早破的知识如突然发生胎膜早破,能够及时进行初步应对。

(3)胎儿无并发症发生。

(四)护理措施

1.预防脐带脱垂的护理

胎膜早破并胎先露未衔接的孕妇绝对卧床休息,多采用左侧卧位,注意抬高臀部防止脐带脱垂造成胎儿宫内窘迫。注意监测胎心变化,进行肛查或阴检时,确定有无隐性脐带脱垂,一旦发生,立即通知医师,并于数分钟内结束分娩。

2.预防感染

保持床单位清洁。使用无菌的会阴垫于外阴处,勤于更换,保持清洁干燥,防止上行感染。更换会阴垫时观察羊水的色、质、量、气味等。嘱孕妇保持外阴清洁,每天擦洗会阴2次。同时观察产妇的生命体征,血生化指标,了解是否存在感染征象。按医嘱一般破膜,大于12小时给了抗生素防止感染。

3.监测胎儿宫内情况

密切观察胎心率的变化,嘱孕妇自测胎动。如有混有胎粪的羊水流出,即为胎儿宫内缺氧的表现,应及时予以吸氧,左侧卧位,并根据医嘱做好相应的护理。

若胎膜早破孕周小于35周者。根据医嘱予地塞米松促进胎肺成熟。若孕周＜37周并已临产,或孕周＞37周。胎膜早破＞12小时后仍未临产者,可根据医嘱尽快结束分娩。

4.健康教育

孕期时为孕妇讲解胎膜早破的定义与原因,并强调孕期卫生保健的重要性。指导孕妇,如出现胎膜早破现象,无须恐慌,应立即平卧,及时就诊。孕晚期禁止性交,避免腹部碰撞或增加腹压。指导孕期补充足量的维生素和锌、铜等微量元素。如宫颈内口松弛者,应多卧床休息,并遵医嘱根据需要于孕14～16周时行宫颈环扎术。

第四章　儿科护理

第一节　小儿肺炎

肺炎系指不同病原体或其他因素所致的肺部炎症，以发热、咳嗽、气促、呼吸困难和肺部固定湿啰音为共同临床表现，该病是儿科常见疾病中能威胁生命的疾病之一。据联合国儿童基金会统计，全世界每年约有350万左右<5岁儿童死于肺炎，占<5岁儿童总死亡率的28%；我国每年<5岁儿童因肺炎死亡者约35万，占全世界儿童肺炎死亡数的10%。因此积极采取措施，降低小儿肺炎的死亡率，是21世纪世界儿童生存、保护和发展纲要规定的重要任务。

目前，小儿肺炎的分类尚未统一，常用方法有四种，各种肺炎可单独存在，也可两种同时存在。具体分类如下①病理分类：可分为支气管肺炎、大叶性肺炎、间质性肺炎等。②病因分类：感染性肺炎，如病毒性肺炎、细菌性肺炎、支原体肺炎、衣原体肺炎、真菌性肺炎、原虫性肺炎；非感染性肺炎，如吸入性肺炎、坠积性肺炎等。③病程分类：急性肺炎（病程<1个月），迁延性肺炎（病程1～3个月），慢性肺炎（病程>3个月）。④病情分类：轻症肺炎（主要为呼吸系统表现）、重症肺炎（除呼吸系统受累外，其他系统也受累，且全身中毒症状明显）。

临床上若病因明确，则按病因分类，否则按病理分类。

一、病因与发病机制

引起肺炎的主要病原体为病毒和细菌，病毒中最常见的为呼吸道合胞病毒，其次为腺病毒、流感病毒等；细菌中以肺炎链球菌多见，其他有葡萄球菌、链球菌、革兰氏阴性杆菌等。低出生体重、营养不良、维生素D缺乏性佝偻病、先天性心脏病等患儿易患本病，且病情严重，容易迁延不愈，病死率也较高。

病原体多由呼吸道入侵，也可经血行入肺，引起支气管、肺泡、肺间质炎症，支气管因黏膜水肿而管腔变窄，肺泡壁因充血水肿而增厚，肺泡腔内充满炎症渗出物，影响了通气和气体交换；同时由于小儿呼吸系统的特点，当炎症进一步加重时，可使支气管管腔更加狭窄，甚至阻塞，造成通气和换气功能障碍，导致低氧血症及高碳酸血症。为代偿缺氧，患儿呼吸与心率加快，出现鼻翼扇动和三凹征，严重时可产生呼吸衰竭。由于病原体作用，重症常伴有毒血症，引起不同程度的感染中毒症状。缺氧、二氧化碳潴留及毒血症可导致循环系统、消化系统、神经系统的一系列症状以及水、电解质和酸碱平衡紊乱。

（一）循环系统

缺氧使肺小动脉反射性收缩，肺循环压力增高，形成肺动脉高压；同时病原体和毒素侵袭心肌，引起中毒性心肌炎。肺动脉高压和中毒性心肌炎均可诱发心力衰竭。重症患儿常出现微循环障碍、休克甚至弥散性血管内凝血。

（二）中枢神经系统

缺氧和高碳酸血症使脑血管扩张、血流减慢，血管通透性增加，致使颅内压增高。严重缺氧和脑供氧不足使脑细胞无氧代谢增加，造成乳酸堆积、ATP生成减少和Na-K离子泵转运功能障碍，引起脑细胞内水、钠潴留，形成脑水肿。病原体毒素作用亦可引起脑水肿。

（三）消化系统

低氧血症和毒血症可引起胃黏膜糜烂、出血、上皮细胞坏死脱落等应激性反应，导致黏膜屏障功能破坏，使胃肠功能紊乱，严重者可引起中毒性肠麻痹和消化道出血。

（四）水、电解质和酸碱平衡紊乱

重症肺炎可出现混合性酸中毒，因为严重缺氧时体内需氧代谢障碍、酸性代谢产物增加，常可引起代谢性酸中毒；而 CO_2 潴留、H_2CO_3 增加又可导致呼吸性酸中毒。缺氧和 CO_2 潴留还可导致肾小动脉痉挛而引起水钠潴留，重症者可造成稀释性低钠血症。

二、临床表现

（一）支气管肺炎

支气管肺炎为小儿最常见的肺炎。多见于3岁以下婴幼儿。

1.轻症

以呼吸系统症状为主，大多起病较急。主要表现为发热、咳嗽和气促。

(1)发热：热型不定，多为不规则热，新生儿或重度营养不良儿可不发热，甚至体温不升。

(2)咳嗽：较频，早期为刺激性干咳，以后有痰，新生儿则表现为口吐白沫。

(3)气促：多发生在发热、咳嗽之后，呼吸频率加快，每分钟可达40～80次，可有鼻翼扇动、点头呼吸、三凹征、唇周发绀。肺部可听到较固定的中、细湿啰音，病灶较大者可出现肺实变体征。

2.重症

重症肺炎常有全身中毒症状及循环、神经、消化系统受累的临床表现。

(1)循环系统：常见心肌炎、心力衰竭及微循环障碍。心肌炎表现为面色苍白、心动过速、心音低钝、心律不齐，心电图显示ST段下移和T波低平、倒置；心力衰竭表现为呼吸突然加快，＞60次/分；极度烦躁不安，明显发绀，面色发灰；心率增快，＞180次/分，心音低钝有奔马率；颈静脉怒张，肝脏迅速增大，尿少或无尿，颜面或下肢水肿等。

(2)神经系统：表现为烦躁或嗜睡，脑水肿时出现意识障碍、反复惊厥、前囟膨隆、脑膜刺激征等。

(3)消化系统：常有食欲不振、腹胀、呕吐、腹泻等；重症可引起中毒性肠麻痹和消化道出血，表现为严重腹胀、肠鸣音消失、便血等。

若延误诊断或病原体致病力强，可引起脓胸、脓气胸、肺大泡等并发症，多表现为体温持续不退，或退而复升，中毒症状或呼吸困难突然加重。

（二）几种不同病原体所致肺炎的特点

1.呼吸道合胞病毒性肺炎

其由呼吸道合胞病毒感染所致，多见于2岁以内婴幼儿，尤以2～6个月婴儿多见。常于上呼吸道感染后2～3天出现干咳、低～中度发热，喘憋为突出表现，2～3天后病情逐渐加重，出现呼吸困难和缺氧症状。肺部听诊可闻及多量哮鸣音、呼气性喘鸣，肺基底部可听到细湿啰音。喘憋严重时可合并心力衰竭、呼吸衰竭。临床上有以下两种类型。

(1)毛细支气管炎:有上述临床表现,但中毒症状不严重,当毛细支气管接近完全阻塞时,呼吸音可明显减低,胸部X线常显示不同程度的梗阻性肺气肿和支气管周围炎,有时可见小点片状阴影或肺不张。

(2)间质性肺炎:全身中毒症状较重,呼吸困难明显,肺部体征出现较早,胸部X线呈线条状或单条状阴影增深,或互相交叉成网状阴影,多伴有小点状致密阴影。

2.腺病毒性肺炎

此为腺病毒引起,在我国以3、7两型为主,11、12型次之。本病多见于6个月~2岁的婴幼儿。起病急骤,呈稽留高热,全身中毒症状明显,咳嗽较剧,可出现喘憋、呼吸困难、发绀等。肺部体征出现较晚,常在发热4~5天后出现湿啰音,以后病变融合而呈现肺实变体征,少数患儿可并发渗出性胸膜炎。胸部X线改变的出现较肺部体征为早,可见大小不等的片状阴影或融合成大病灶,并多见肺气肿,病灶吸收较缓慢,需数周至数月。

3.葡萄球菌肺炎

这主要包括金黄色葡萄球菌及白色葡萄球菌所致的肺炎,多见于新生儿及婴幼儿。临床起病急,病情重,进展迅速;多呈弛张高热,婴儿可呈稽留热;中毒症状明显,面色苍白、咳嗽、呻吟、呼吸困难,皮肤常见一过性猩红热样或荨麻疹样皮疹,有时可找到化脓灶,如疖肿等。肺部体征出现较早,双肺可闻及中、细湿啰音,易并发脓胸、脓气胸等,可合并循环、神经及胃肠功能障碍。胸部X线常见浸润阴影,易变性是其特征。

4.流感嗜血杆菌肺炎

此类肺炎由流感嗜血杆菌引起。近年来,由于广泛使用广谱抗生素和免疫抑制剂,加上院内感染等因素,流感嗜血杆菌感染有上升趋势,多见于<4岁的小儿,常并发于流感病毒或葡萄球菌感染者。临床起病较缓,病情较重,全身中毒症状明显,有发热、痉挛性咳嗽、呼吸困难、鼻翼扇动、三凹征、发绀等。体检肺部有湿啰音或肺实变体征,易并发脓胸、脑膜炎、败血症、心包炎、中耳炎等。胸部X线表现多种多样。

5.肺炎支原体肺炎

本型肺炎由肺炎支原体引起,多见于年长儿,婴幼儿发病率也较高。以刺激性咳嗽为突出表现,有的酷似百日咳样咳嗽,咯出黏稠痰,甚至带血丝;常有发热,热程1~3周。年长儿可伴有咽痛、胸闷、胸痛等症状,肺部体征不明显,常仅有呼吸音粗糙,少数闻及干湿啰音。婴幼儿起病急,呼吸困难、喘憋和双肺哮鸣音较突出。部分患儿出现全身多系统的临床表现,如心肌炎、心包炎、溶血性贫血、脑膜炎等。胸部X线检查可分为四种改变:①肺门阴影增浓。②支气管肺炎改变。③间质性肺炎改变。④均一地实变影。

6.衣原体肺炎

沙眼衣原体肺炎多见于6个月以下的婴儿,可于产时或产后感染,起病缓,先有鼻塞、流涕,后出现气促、频繁咳嗽,有的酷似百日咳样阵咳,但无回声,偶有呼吸暂停或呼气喘鸣,一般无发热。可同时患有结合膜炎或有结合膜炎病史。胸部X线呈弥漫性间质性改变和过度充气。肺炎衣原体肺炎多见于5岁以上小儿,发病隐匿,体温不高,咳嗽逐渐加重,两肺可闻及干湿啰音。X线显示单侧肺下叶浸润,少数呈广泛单侧或双侧浸润。

三、治疗要点

采取综合措施，积极控制感染，改善肺的通气功能，防止并发症。

（一）控制感染

根据不同病原体选用敏感抗生素积极控制感染，使用原则为早期、联合、足量、足疗程，重症宜静脉给药。

WHO 推荐的四种第 1 线抗生素为复方磺胺甲基异噁唑、青霉素、氨苄西林、阿莫西林，其中青霉素为首选药，复方磺胺甲基异噁唑不能用于新生儿。怀疑有金葡菌肺炎者，推荐用氨苄西林、氯霉素、苯唑西林或氯唑西林和庆大霉素。我国卫健委对轻症肺炎推荐使用头孢氨苄（先锋霉素Ⅳ）。大环内酯类抗生素如红霉素、交沙霉素、罗红霉、阿奇霉素等对支原体肺炎、衣原体肺炎等均有效；除阿奇霉素外，用药时间应持续至体温正常后 5～7 天，临床症状基本消失后 3 天。支原体肺炎至少用药 2～3 W。应用阿奇霉素3～5 天一疗程，根据病情可再重复一疗程，以免复发。葡萄球菌肺炎比较顽固，疗程宜长，一般于体温正常后继续用药 2 周，总疗程6周。

病毒感染尚无特效药物，可用利巴韦林、干扰素、聚肌胞、乳清液等，中药治疗有一定疗效。

（二）对症治疗

止咳、止喘、保持呼吸道通畅；纠正低氧血症、水电解质与酸碱平衡紊乱；对于中毒性肠麻痹者，应禁食、胃肠减压，皮下注射新斯的明。对有心力衰竭、感染性休克、脑水肿、呼吸衰竭者，采取相应的治疗措施。

（三）肾上腺皮质激素的应用

若中毒症状明显，或严重喘憋，或伴有脑水肿、中毒性脑病、感染性休克、呼吸衰竭等以及胸膜有渗出者，可应用肾上腺皮质激素，常用地塞米松，每日 2～3 次，每次 2～5 mg，疗程 3～5 天。

（四）防治并发症

对并发脓胸、脓气胸者及时抽脓、抽气；对年龄小、中毒症状明显、脓液黏稠经反复穿刺抽脓不畅者，以及有张力气胸者进行胸腔闭式引流。

四、护理措施

（一）改善呼吸功能

(1)保持病室环境舒适，空气流通，温湿度适宜，尽量使患儿安静，以减少氧的消耗。不同病原体肺炎患儿应分室居住，以防交叉感染。

(2)置患儿于有利于肺扩张的体位并经常更换，或抱起患儿，以减少肺部瘀血和防止肺不张。

(3)给氧。凡有低氧血症，有呼吸困难、喘憋、口唇发绀、面色灰白等情况立即给氧；婴幼儿可用面罩法给氧，年长儿可用鼻导管法；若出现呼吸衰竭，则使用人工呼吸器。

(4)正确留取标本，以指导临床用药；遵医嘱使用抗生素治疗，以消除肺部炎症，促进气体交换；注意观察治疗效果。

（二）保持呼吸道通畅

(1)及时清除患儿口鼻分泌物，经常协助患儿转换体位，同时轻拍背部，边拍边鼓励患儿咳嗽，以促使肺泡及呼吸道的分泌物借助重力和震动易于排出；病情许可的情况下可进行体位引流。

(2)给予超声雾化吸入,以稀释痰液,利于咳出,必要时予以吸痰。

(3)遵医嘱给予祛痰剂,如复方甘草合剂等;对严重喘憋者,遵医嘱给予支气管解痉剂。

(4)给予易消化、营养丰富的流质、半流质饮食,少食多餐,避免过饱影响呼吸;哺喂时应耐心,防止呛咳引起窒息;重症不能进食者,给予静脉营养。保证液体的摄入量,以湿润呼吸道黏膜,防止分泌物干结,利于痰液排出;同时可以防止发热导致的脱水。

(三)加强体温监测

观察体温变化并警惕高热惊厥的发生,对高热者给予降温措施,保持口腔及皮肤清洁。

(四)密切观察病情

(1)如患儿出现烦躁不安、面色苍白、气喘加剧、心率加速(>160~180 次/分)、肝脏在短时间内急剧增大等心力衰竭的表现,及时报告医生,给予氧气吸入并减慢输液速度,遵医嘱给予强心、利尿药物,以增强心肌收缩力,减慢心率,增加心搏出量,减轻体内水钠潴留,从而减轻心脏负荷。

(2)若患儿出现烦躁或嗜睡、惊厥、昏迷、呼吸不规则等,提示颅内压增高,立即报告医生并共同抢救。

(3)患儿腹胀明显伴低钾血症时,及时补钾;若有中毒性肠麻痹,应禁食,予以胃肠减压,遵医嘱皮下注射新斯的明,以促进肠蠕动,消除腹胀,缓解呼吸困难。

(4)如患儿病情突然加重,出现剧烈咳嗽、烦躁不安、呼吸困难、胸痛、面色发绀、患侧呼吸运动受限等,提示并发脓胸或脓气胸,应及时配合进行胸穿或胸腔闭式引流。

(五)健康教育

向患儿家长讲解疾病相关知识和护理要点,指导家长合理喂养,加强体格锻炼,以改善小儿呼吸功能;对易患呼吸道感染的患儿,在寒冷季节或气候骤变外出时,应注意保暖,避免着凉;定期健康检查,按时预防接种;对年长儿说明住院和注射等对疾病痊愈的重要性,鼓励患儿克服暂时的痛苦,与医护人员合作;教育患儿咳嗽时用手帕或纸捂嘴,不随地吐痰,防止病原菌污染空气而传染给他人。

第二节　小儿支气管哮喘

一、定义

支气管哮喘简称哮喘,是一种以嗜酸性粒细胞、肥大细胞和 T 淋巴细胞等多种细胞参与的气道变应原性慢性炎症性疾病,具有气道高反应性特征。

二、疾病相关知识

(一)流行病学

以 1~6 岁患病较多,大多数在 3 岁以内起病。在青春期前,男孩哮喘的患病率是女孩的 1.5~3 倍,青春期时此种差别消失。

(二)临床表现

反复发作性喘息、呼吸困难、胸闷或咳嗽等症状。

(三)治疗

去除病因、控制发作、预防复发。坚持长期、持续、规范、个体化的治疗原则。

(四)康复

经对症治疗,症状消失,维持正常呼吸功能。

(五)预后

预后较好,病死率约为2～4/10万,约70%～80%年长后症状不再复发,但可能存在不同程度气道炎症和高反应性,30%～60%的患儿可完全治愈。

三、专科评估与观察要点

(1)刺激性干咳、哮鸣音、吸气性呼吸困难。

(2)观察患儿精神状态,有无烦躁不安等症状发生。

(3)呼吸道黏膜、口腔黏膜干燥,评估是否有痰液黏稠不易咳出、皮肤弹性下降、尿量少于正常等情况发生。

四、护理问题

(一)低效性呼吸型态

与支气管痉挛、气道阻力增加有关。

(二)清理呼吸道无效

与呼吸道分泌物黏稠、体弱无力排痰有关。

(三)活动无耐力

与缺氧和辅助呼吸机过度使用有关。

(四)潜在并发症

呼吸衰竭。

(五)焦虑

与哮喘反复发作有关。

五、护理措施

(一)常规护理

(1)保持病室空气清新,温湿度适宜。做好呼吸道隔离,避免有害气体及强光的刺激。

(2)保持患儿安静,给予坐位或半卧位,以利于保持呼吸道通畅。

(3)保证患儿摄入足够的水分,以降低分泌物的黏稠度,防止形成痰栓。

(4)遵医嘱给予氧气吸入,注意吸氧浓度和时间,根据病情,定时进行血气分析,及时调整氧流量,保持PaO_2在70～90 mmHg(9.3～11.9 kPa)。

(5)给予雾化吸入、胸部叩击或震荡,以利于分泌物的排出,鼓励患儿做有效的咳嗽,对痰液黏稠无力咳出者应及时吸痰。

(6)密切观察病情变化,及时监测生命体征,注意呼吸困难的表现。记录哮喘发作的时间,注意诱因及避免接触过敏原。

(二)专科护理

(1)哮喘发作时应密切观察病情变化,给患儿以坐位或半卧位,背后给予衬垫,使患儿舒适,正确使用定量气雾剂或静脉输入止喘药物,记录哮喘发作及持续的时间。

(2)哮喘持续状态时应及时给予氧气吸入,监测生命体征,及时准确给药,并备好气管插管及呼吸机,随时准备抢救。

六、健康指导

(1)指导呼吸运动,以加强呼吸肌的功能。

(2)指导患儿及家长认识哮喘发作的诱因,室内禁止放置花草或毛毯等,避免接触过敏原。

(3)给予营养丰富、易消化、低盐、高维生素、清淡无刺激性食物。避免食用易过敏、刺激性食物,以免诱发哮喘发作。

(4)哮喘发作时应绝对卧床休息,保持患儿安静和舒适,指导家长给予合适的体位。缓解期逐渐增加活动量。

(5)教会家长正确认识哮喘发作的先兆,确认患儿对治疗的依从性,指导患儿及家长正确使用药物和设备,如喷雾剂、峰流速仪、吸入器,及早用药控制、减轻哮喘症状。指导家长帮助患儿进行缓解期的功能锻炼,多进行户外活动及晒太阳,增强御寒能力,预防呼吸道感染。

(6)建立随访计划,坚持门诊随访。

七、护理结局评价

(1)患儿气道通畅,通气量有改善。

(2)患儿舒适感增强,能得到适宜的休息。

(3)患儿能保持平静状态,焦虑得到改善,无并发症的发生。

八、急危重症观察与处理

哮喘持续状态:①表现,哮喘发作严重,有明显的呼吸困难及吸气三凹征,伴有心功能不全和低氧血症。②处理,应注意严密监测呼吸、心率变化,并注意观察神志状态,遵医嘱立即建立静脉通路,及时准确给药,随时准备行气管插管和机械通气。

第三节　小儿急性呼吸道感染

急性上呼吸道感染是小儿最常见的疾病,主要侵犯鼻、鼻咽和咽部,常诊断为“急性鼻咽炎(普通感冒)”“急性咽炎”“急性扁桃体炎”等,也可统称为上呼吸道感染,或简称“上感”。

一、病因

各种病毒和细菌都可引起上呼吸道感染,尤以病毒为多见,约占“上感”发病病原体的60%甚至90%以上,常见有鼻病毒、腺病毒、副流感病毒、流感病毒、呼吸道合胞病毒等,其他病毒如冠状病毒、肠道病毒、单纯疱疹病毒、EB病毒等也可引起。细菌感染常继发于病毒感染之后,其中溶血性链球菌占重要地位,其次为肺炎链球菌、葡萄球菌、嗜血流感杆菌,偶尔也有革兰氏阴性杆菌。亦有报告肺炎支原体菌亦可引起上呼吸道感染。

二、病理改变

病变部位早期表现为毛细血管和淋巴管扩张,黏膜充血水肿、腺体及杯状细胞分泌增加及单核细胞和吞噬细胞浸润、以后转为中性粒细胞浸润,上皮细胞和纤毛上细胞坏死脱落。恢复期上皮细胞新生、黏膜修复、恢复正常。

三、临床表现

本病多为散发，偶然亦见流行。婴幼儿患病症状较重，年长儿较轻。婴幼儿患病时可有或无流涕、鼻塞、喷嚏等呼吸道症状，常突发高热、呕吐、腹泻，甚至因高热而引起惊厥。年长儿患者常有流涕、鼻塞、喷嚏、咽部不适、发热等症状，可伴有轻度咳嗽与声嘶。部分患儿发病早期可出现脐周围阵痛、咽炎、咽痛等症状，咽黏膜充血，若咽侧索也受累，则在咽两外侧壁上各见一纵行条索状肿块突出。疱疹性咽峡炎，在咽弓、软腭、悬雍垂黏膜上可见数个或数十个灰白色小疱疹，直径 1～3 mm，周围有红晕，1～2 天破溃成溃疡。咽结合膜热患者，临床特点为发热 39 ℃左右，咽炎及结合膜炎同时存在，而有别于其他类型的上呼吸道感染。急性扁桃体炎除了发热咽痛外，扁桃体可见明显红肿，表面有黄白色脓点，可融合成假膜状。

四、实验室检查

病毒感染时白细胞计数多偏低或正常，粒细胞不增高。病因诊断除病毒分离与血清反应外，近年来广泛利用免疫荧光、酶联免疫等方法开展病毒学的早期诊断，对初步鉴别诊断有一定帮助。细菌感染时白细胞计数及中性粒细胞可增高；由链球菌引起者血清抗链球菌溶血素“O”滴度增高，咽拭子培养可有致病菌生长。

五、诊断

急性上呼吸道感染具有典型症状，如发热、鼻塞、咽痛、扁桃体肿大等全身和局部症状，结合季节、流行病学特点等，临床诊断并不困难，但对病原学的诊断则需依靠病毒学和细菌学检查。

六、鉴别诊断

(1)症状中以高热惊厥和腹痛严重者，须与中枢神经系统感染和急腹症等疾病相鉴别。

(2)很多急性传染病早期，也有上呼吸道感染的症状，虽然现在预防接种比较普遍及传染病发病率明显下降，但在传染病流行季节要仔细询问麻疹、猩红热、腮腺炎、百日咳、流感以及脊髓灰质炎的流行接触史。当夏季时尤要注意和早期中毒性疾病相鉴别。

(3)如有高热、流涎、拒食、咽后壁及扁桃体周围有小疱疹及小溃疡者，可诊断为疱疹性咽峡炎；如高热、咽红伴眼结膜充血，可诊为咽结膜热；扁桃体红肿且有渗出者为急性扁桃体炎或化脓性扁桃体炎；如有明显流行史、高热、四肢酸痛、头痛等全身症状而较鼻咽部症状更重时，要考虑为流行性感冒。

七、治疗

(一)一般治疗

充分休息，多饮水，注意隔离，预防并发症。WHO 在急性呼吸道感染的防治纲要中指出，关于感冒的治疗主要是家庭护理和对症处理。

(二)对症治疗

1.高热

高热时口服阿司匹林类，剂量为 10 mg/(kg·次)，持续高热可每 4 小时口服 1 次；亦可用扑热息痛，剂量为5～10 mg/(kg·次)，市场上多为糖浆剂，便于小儿服用。高热时还可用赖氨匹林或安痛定等肌内注射，同时亦可用冷敷、温湿敷、酒精擦浴等物理方法降温。

2.高热惊厥

出现高热惊厥可针刺人中、十宣等穴位或肌内注射苯巴比妥钠 4～6 mg/(kg·次),有高热惊厥史的小儿可在服退热剂同时服用苯巴比妥等镇静剂。

3.鼻塞

乳儿鼻塞妨碍喂奶时,可在喂奶前用 0.5%麻黄碱 1～2 滴滴鼻,年长儿亦可加用扑尔敏等脱敏剂。

4.咽痛

疱疹性咽峡炎时可用冰硼酸、锡类散、金霉素鱼肝油或碘甘油涂抹口腔内疱疹或溃疡处;年长儿可口含碘喉片及其他中药利咽喉片,如华素片、度美芬、四季润喉片、草珊瑚、西瓜霜润喉片等。

(三)病因治疗

如诊断为病毒感染,目前常用 1%病毒唑滴鼻,每 2～3 小时双鼻孔各滴 2～3 滴,或口服三氮唑核苷口服液(威乐星),或用三氮唑核苷口含片。亦有用口服金刚烷胺、病毒灵(吗啉双呱片),但疗效不肯定。如明确腺病毒或单纯性溃疡病毒感染亦有用疱疹净(碘苷)、阿糖胞苷。近年来有报道用干扰素治疗重症病毒性感染取得较好疗效。如诊断为细菌感染,大多合并有中耳炎、鼻窦炎、化脓性扁桃体炎、淋巴结炎以及下呼吸道炎症时,可选用复方新诺明、氨苄西林、羟氨苄青霉素或其他抗生素。但多数上呼吸道感染病例不应滥用抗生素。

(四)风热两型

风热两型治法以清热解表为主,常用中成药有银翘解毒片、桑菊感冒片、感冒退热冲剂、板蓝根冲剂以及双黄连口服液等。

八、预防

减少上呼吸道感染的根本办法在于预防。平时要多户外活动,增强体质,要避免交叉感染,特别是在感冒流行季节要少去公共场所或串门;注意气候骤变,及时添减衣服;对体弱儿及反复呼吸道感染儿可服玉屏风散或左旋咪唑,0.25～3 mg/(kg·d),每周服 2 天停 5 天,3 个月为一疗程,亦可口服卡慢舒。这些治疗目的多是增强机体抵抗力,预防呼吸道感染复发。

九、并发症

正常 5 岁以下小儿平均每年患急性呼吸道感染 4～6 次。但有的患儿患呼吸道感染的次数过于频繁,可称为反复呼吸道感染,简称复感儿。

(一)影响因素

由于小儿正处在生长发育之中,身体的免疫系统还未发育完善,缺乏抵御微生物侵入的能力,故很容易患急性呼吸道感染,但有的患儿由于环境或机体本身条件比一般小儿更易患急性呼吸道感染,影响因素有以下几点。

1.机体条件

如患儿长期营养不良,婴儿母乳不足又未及时添加辅食,体内缺乏必需的蛋白质、脂肪及热量不足,影响器官组织的正常发育致抵抗力低下;也有的家庭经济条件并不差,但父母缺乏科学育儿知识,偏食或喂养不合理,特别是只喝牛奶、巧克力,缺乏多种维生素和微量元素如铁、锌等,也会对免疫系统造成损害,抗病能力下降而易患病。

2.环境因素

环境因素特别是大气污染或被动吸烟。如冬天屋内生炉子，空气中大量烟雾、粉尘以及有害物质进入小儿呼吸道；同样被动吸烟也是。这些有害物质不但损伤呼吸道正常黏膜，而且还可降低抵抗力，诱发呼吸道感染。有报道在吸烟家庭中生长的婴儿比无吸烟家庭的小儿患急性呼吸道感染的机会大数倍至近10倍。

3.先天因素

小儿患有先天的免疫缺陷病或暂时性免疫低下也可造成反复呼吸道感染。

（二）诊断

根据全国小儿呼吸道疾病学术会议讨论标准作出诊断（表4-1）。

表4-1　小儿反复呼吸道疾病诊断标准

年龄（岁）	上呼吸道感染（次/年）	下呼吸道感染（次/年）
0～2	7	3
3～5	5	2
6～12	5	2

（三）治疗

急性感染可参照上述方法外，还要针对引起反复上感的原因，如增加营养、改善环境因素。应该指出患先天性免疫缺陷的小儿是极少数，大部分还是护理问题，因此，增强患儿体质是治疗及预防之根本。加强体育锻炼及注意户外活动，使患儿增强适应外界环境及气候变化的能力；同时注意对反复呼吸道感染患儿的生活护理，随气候变化增减衣服，切忌过捂过饱，这些都是治疗反复呼吸道感染的关键。

十、护理评估

（一）健康史

询问发病情况，注意有无受凉史，或当地有无类似疾病的流行，患儿发热开始时间、程度，伴随症状及用药情况；了解患儿有无营养不良、贫血等病史。

（二）身体状况

观察患儿精神状态，注意有无鼻塞、呼吸困难，测量体温，检查咽部有无充血和疱疹，扁桃体及颈部淋巴结是否肿大，结合咽喉膜有无充血，皮肤有无皮疹，腹痛及支气管、肺受累的表现。了解血常规等实验室检查结果。

（三）心理社会状况

了解患儿及家长的心理状态和对该病因、预防及护理知识的认识程度；评估患儿家庭环境及经济情况，注意疾病流行趋势。

十一、常见护理诊断与合作性问题

（一）体温过高

体温过高与上呼吸道感染有关。

（二）潜在并发症（惊厥）

其与高热有关。

(三)有外伤的危险

发生外伤与发生高热惊厥时抽搐有关。

(四)有窒息的危险

窒息与发生高热惊厥时胃内容物反流或痰液阻塞有关。

(五)有体液不足的危险

其与高热大汗及摄入减少有关。

(六)低效性呼吸形态

其与呼吸道炎症有关。

(七)舒适的改变

此与咽痛、鼻塞等有关。

十二、护理目标

(1)患儿体温降至正常范围(36～37.5 ℃)。

(2)患儿不发生惊厥或惊厥时能被及时发现。

(3)患儿维持于舒适状态无自伤及外伤发生。

(4)患儿呼吸道通畅无误吸及窒息发生。

(5)患儿体温正常,能接受该年龄组的液体入量。

(6)患儿呼吸在正常范围,呼吸道通畅。

(7)患儿感到舒适,不再哭闹。

十三、护理措施

(1)保持室内空气新鲜,每日通风换气 2～4 次,保持室温 18～22 ℃,湿度 50%～60%,空气每日用过氧乙酸或含氯制剂喷雾消毒 2 次。有患儿居住的房间最好用空气消毒机,消毒净化空气。

(2)密切观察体温变化,体温超过 38.5 ℃时给予物理降温,如头部冷敷、腋下及腹股沟处置冰袋,温水或乙醇擦浴。冷盐水灌肠,必要时给予药物降温:扑热息痛、安乃近、柴胡、肌内注射安痛定。

(3)发热者卧床休息直到退热 1 天以上可适当活动,做好心理护理,提供玩具、画册等有利于减轻焦虑,不安情绪。

(4)防止发生交叉感染,患儿与正常小儿分开,接触者戴口罩,防止继发细菌感染。

(5)保持口腔清洁,每天用生理盐水漱口 1～2 次,婴幼儿可经常喂少量温开水以清洗口腔,防止口腔炎的发生。

(6)保持鼻咽部通畅,鼻腔分泌物和干痂及时清除,鼻孔周围应保持清洁,避免增加鼻腔压力,使炎症经咽管向中耳发展引起中耳炎。鼻腔严重时于清洁鼻腔分泌部后用 0.5%麻黄碱液滴鼻,每次 1～2 滴;对鼻塞而妨碍吸吮的婴幼儿,宜在哺乳前 10～15 分钟滴鼻,使鼻腔通畅,保持吸吮。

(7)多饮温开水,以加速毒物排泄和降低体温,患儿衣着、被子不宜过多,出汗后及时给患儿用温水擦干汗液,更换衣服。

(8)每 4 小时测体温 1 次,体温骤升或骤降时要随时测量并记录,如患儿病情加重,体温持续不退,应考虑并发症的可能,需要及时报告医生并及时处理,如病程中出现皮疹,应区别是否为某种传染病的早期征象，以便及时采取措施。

(9)注意观察咽部充血、水肿等情况，咽部不适时给予润喉含片或雾化吸入(雾化吸入药物可用病毒唑、糜蛋白酶、地塞米松加 20～40 mL 注射用水 2 次/天)。

(10)室内安静减少刺激，发生高热惊厥时按惊厥护理常规。

(11)给予易消化和富含维生素的清淡饮食，必要时静脉补充营养和水分。

(12)患儿安置在有氧气、吸痰器的病室内。

(13)平卧、头偏向一侧，注意防止舌咬伤。防止呕吐物误吸，防止舌后倒引起窒息，应托起患儿下颌，同时解开衣物及松开腰带，以减轻呼吸道阻力。

(14)密切观察病情变化，防止发生意外，如坠床或摔伤等。

(15)抽搐时上、下牙之间放牙垫，防止舌及口唇咬伤，患儿持续发作时，可按照医嘱给予对症处理。

(16)按医嘱用止惊药物，如地西泮、苯巴比妥等，观察患儿用药后的反应，并记录。

(17)治疗、护理等集中进行，保持安静，减少刺激。

(18)保持呼吸道通畅，及时吸痰，发绀者给予吸氧，窒息者给人工呼吸，注射呼吸兴奋剂。

(19)高热者给予物理降温或退热剂降温，在严重感染并伴有循环衰竭，抽搐、高热者，可行冬眠疗法，冬眠期间不能搬动患儿或突然竖起，防止直立性休克。

(20)详细记录发作时间，抽动的姿势、次数及特点，因有的患儿抽搐时间相当短暂，虽有几秒钟，抽搐姿势也不同，有的像眨眼一样，有的口角微动，有的肢体像无意乱动一样等，因此需仔细注视才能发现。

(21)密切观察血压、呼吸、脉搏、瞳孔的变化，并做好记录。

十四、健康教育

(一)指导家庭护理

因上呼吸道感染患儿多不住院，要帮助患儿家长掌握上呼吸道感染的护理要点：让患儿多饮水，促进代谢及体内毒素的排泄；饮食要清淡，少食多餐，给高蛋白、高热量、高维生素的流质或半流质饮食；要注意休息，避免剧烈活动，防止咳嗽加重。患儿鼻塞时呼吸不畅可在哺乳及临睡前用0.5%的麻黄碱溶液滴鼻，每次 1～2 滴，可使鼻腔通畅。但不能用药过频，以免引起心悸等表现。

(二)指导预防并发症的方法，以免引起中耳炎、鼻窦炎

介绍如何观察并发症的早期表现，如高热持续不退而复升，淋巴结肿大，耳痛或外耳道流脓，咳嗽加重、呼吸困难等，应及时与医护人员联系并及时处理。

(三)介绍上呼吸道感染的预防重点

增加营养和体格锻炼，避免受凉；在上呼吸道感染流行的季节避免到人多的公共场所；有流行趋势时给易感儿服用板蓝根、金银花、连翘等中药汤剂预防，对反复发生上呼吸道感染的小儿应积极治疗原发病，改善机体健康状况。鼓励母乳喂养，积极防治各种慢性病，如维生素D 缺乏性佝偻病、营养不良及贫血等，在集体儿童机构中，有如上感流行趋势，应早期隔离患儿，室内用食醋熏蒸法消毒。

(四)用药指导

指导患儿家长不要给患儿滥服感冒药，如成人速效伤风胶囊以及其他市场流行各种感冒药、消炎药、抗病毒药，必须在医生指导下服药，服药时不要与奶粉、糖水同服，两种药物必须间隔半小时以上。

第四节 小儿麻疹

麻疹是由麻疹病毒引起的一种急性出疹性呼吸道传染病，临床以发热、咳嗽、流涕、结膜炎、口腔麻疹黏膜斑及全身斑丘疹为主要表现。

一、病原学及流行病学

几种常见传染病病原学及流行病学特点比较见表 4-2。

表 4-2 几种常见传染病病原学及流行病学特点比较

	麻疹	水痘	猩红热	流行性腮腺炎	中毒型细菌性痢疾
好发季节	冬春季	冬春季	冬春季	冬春季	夏秋季
病原体	麻疹病毒	水痘-带状疱疹病毒	A 组 β 溶血性链球菌	腮腺炎病毒	痢疾杆菌（我国以福氏志贺菌多见）
传染源	麻疹患者	水痘患者	患者及带菌者	患者及隐形感染者	患者及带菌者
传染期及隔离期	潜伏期末至出疹后 5 天；并发肺炎者至出疹后 10 天	出疹前 1～2 天至疱疹结痂	隔离至症状消失后一周，咽拭子培养 3 次阴性	腮腺肿大前 1 天至消肿后 3 天	隔离至症状消失后 1 周或大便培养 3 次阴性
传播途径（主要）	呼吸道	呼吸道及接触传播	呼吸道	呼吸道	消化道
易感人群	6 月～5 岁小儿	婴幼儿、学龄前儿童	3～7 岁小儿	5～14 岁小儿	3～5 岁健壮儿童
病后免疫力	持久免疫	持久免疫	获得同一菌型抗菌免疫和同一外毒素抗毒素免疫	持久免疫	病后免疫力短暂

二、临床表现

(一)典型麻疹

1.潜伏期

一般为 6～18 天，可有低热及全身不适。

2.前驱期

一般为 3～4 天，主要表现为：①中度以上发热。②上呼吸道炎，咳嗽、流涕、喷嚏、咽部充血。③眼结合膜炎：结膜充血、畏光流泪、眼睑水肿。④麻疹黏膜斑，为本期的特异性体征，有诊断价值。为下磨牙相对应的颊黏膜上出现的直径为 0.5～1 mm 大小的白色斑点，周围有红晕，出疹前 1～2 天出现，出疹后 1～2 天迅速消失。

3.出疹期

一般为3～5天。皮疹先出现于耳后发际，渐延及额面部和颈部，再自上而下至躯干、四肢，乃至手掌足底。皮疹初为淡红色斑丘疹，直径为2～4 mm，略高出皮面，压之褪色，疹间皮肤正常，继之转为暗红色，可融合成片。发热、呼吸道症状达高峰，肺部可闻及湿啰音，伴有全身浅表淋巴结及肝脾大。

4.恢复期

一般为3～5天。皮疹按出疹顺序消退，疹退处有米糠样脱屑及褐色色素沉着。体温下降，全身症状明显好转。

（二）非典型麻疹

少数患者呈非典型经过。有一定免疫力者呈轻型麻疹，症状轻，无黏膜斑，皮疹稀且色淡，疹退后无脱屑和色素沉着；体弱、有严重继发感染者呈重型麻疹，持续高热，中毒症状重，皮疹密集融合，有并发症或皮疹骤退、四肢冰冷、血压下降等循环衰竭表现；注射过麻疹减毒活疫苗的患儿可出现皮疹不典型的异性麻疹。

（三）并发症

肺炎为最常见并发症，其次为喉炎、心肌炎、脑炎等。

三、辅助检查

（一）血常规

白细胞总数减少，淋巴细胞相对增多；若白细胞总数及中性粒细胞增多，提示继发细菌感染。

（二）病原学检查

从呼吸道分泌物中分离或检测到麻疹病毒可做出特异性诊断。

（三）血清学检查

用酶联免疫吸附试验检测血清中特异性IgM抗体，有早期诊断价值。

四、治疗原则

（一）一般治疗

卧床休息，保持眼、鼻及口腔清洁，避光，补充维生素A和维生素D。

（二）对症治疗

降温，止咳祛痰，镇静止惊，维持水、电解质及酸碱平衡。

（三）并发症治疗

有并发症者给予相应治疗。

五、护理诊断及合作性问题

（一）体温过高

与病毒血症及继发感染有关。

（二）有皮肤完整性受损的危险

与皮疹有关。

（三）营养失调，低于机体需要量

与消化吸收功能下降、高热消耗增多有关。

(四)潜在并发症

肺炎、喉炎、心肌炎、脑炎等。

(五)有传播感染的危险

与患儿排出有传染性的病毒有关。

六、护理措施

(一)维持正常体温

(1)卧床休息至皮疹消退、体温正常;出汗后及时更换衣被,保持干燥。

(2)监测体温,观察热型;处理高热时要兼顾透疹,不宜用药物或物理方法强行降温,忌用冷敷及酒精擦浴,以免影响透疹;体温>40 ℃时可用小剂量退热剂或温水擦浴,以免发生惊厥。

(二)保持皮肤黏膜的完整性

1.加强皮肤护理

保持床单整洁干燥和皮肤清洁,每天温水擦浴更衣 1 次;勤剪指甲,避免抓伤皮肤继发感染;如出疹不畅,可用中药或鲜芫荽煎水服用并抹身,帮助透疹。

2.加强五官护理

用生理盐水清洗双眼,滴抗生素眼药水或涂眼膏,并加服鱼肝油预防干眼病;防止眼泪及呕吐物流入外耳道,引起中耳炎;及时清除鼻痂,保持鼻腔通畅;多喂开水,用生理盐水或 2%硼酸溶液含漱,保持口腔清洁。

(三)保证营养供给

给予清淡易消化的流质、半流质饮食,少量多餐;多喂开水及热汤,利于排毒、退热、透疹;恢复期应添加高蛋白、高热量、高维生素食物。

(四)密切观察病情,及早发现并发症

出疹期如出现持续高热不退、咳嗽加剧、发绀、呼吸困难、肺部湿啰音增多等表现;出现声嘶、气促、吸气性呼吸困难、三凹征等为喉炎的表现;出现嗜睡、昏迷、惊厥、前囟饱满等为脑炎表现。出现上述表现应给予相应处理。

(五)预防感染的传播

1.控制传染源

隔离患儿至出疹后 5 天,并发肺炎者延至出疹后 10 天。密切接触的易感儿隔离观察 3 周。

2.切断传播途径

病室通风换气并用紫外线照射;患儿衣被及玩具暴晒 2 小时,减少不必要的探视,预防继发感染。

3.保护易感人群

流行期间不带易感儿童去公共场所;8 个月以上未患过麻疹者应接种麻疹减毒活疫苗,7 岁时复种;对未接种过疫苗的体弱及婴幼儿接触麻疹后,应尽早注射人血丙种球蛋白,可预防发病或减轻症状。

(六)健康教育

向家长宣传控制传染源的知识,说明患儿隔离的时间;指导切断传播途径的方法,如通风换气、定期消毒、用物暴晒等;指导家长对患儿进行皮肤护理、饮食护理及病情观察。

第五节 小儿水痘

水痘是由水痘-带状疱疹病毒引起的急性出疹性传染病，临床以皮肤黏膜相继出现和同时存在斑疹、丘疹、疱疹及结痂为特征。

一、临床表现

(一)潜伏期

一般为2周左右。

(二)前驱期

一般为1～2天。婴幼儿多无明显前驱症状，年长儿可有低热、头痛、不适、食欲缺乏等。

(三)出疹期

皮疹先出现于躯干和头部，后波及面部和四肢。其特点如下。

(1)皮疹分批出现，可见斑疹、丘疹、疱疹及结痂同时存在，为水痘皮疹的重要特征。开始为红色斑疹，数小时变为丘疹，再数小时发展成椭圆形水疱疹，疱液先清亮后浑浊，周围有红晕。疱疹易破溃，1～2天后开始干枯、结痂，脱痂后一般不留瘢痕，常伴瘙痒使患儿烦躁不安。

(2)皮疹呈向心性分布，主要位于躯干，其次头面部，四肢较少，为水痘皮疹的另一特征。

(3)黏膜疱疹可出现在口腔、咽、结膜、生殖器等处，易破溃形成溃疡。

(四)并发症

以皮肤继发细菌感染常见，少数为血小板减少、肺炎、脑炎、心肌炎等。

水痘多为自限性疾病，10天左右自愈。除上述典型水痘外，可有疱疹内出血的出血型重症水痘，多发生于免疫功能低下者，常因并发血小板减少或弥散性血管内凝血而危及生命，病死率高；此外，孕母患水痘可感染胎儿，导致先天性水痘。

二、辅助检查

(一)血常规

白细胞总数正常或稍低，继发细菌感染时可增高。

(二)疱疹刮片

可发现多核巨细胞和核内包涵体。

(三)血清学检查

补体结合抗体高滴度或双份血清抗体滴度4倍以上升高可明确病原。

三、治疗原则

(一)抗病毒治疗

首选阿昔洛韦，但需在水痘发病后24小时内应用效果更佳。此外，也可用更昔洛韦及干扰素。

(二)对症治疗

高热时用退热剂，皮疹瘙痒时可局部用炉甘石洗剂清洗或口服抗组胺药，疱疹溃破后可涂1%甲紫或抗生素软膏，有并发症时进行相应的对症治疗。水痘患儿忌用肾上腺皮质激素。

四、护理诊断及合作性问题

(一)体温过高

与病毒血症及继发细菌感染有关。

(二)皮肤完整性受损

与水痘病毒引起的皮疹及继发细菌感染有关。

(三)潜在并发症

皮肤继发细菌感染、脑炎、肺炎等。

(四)有传播感染的危险

与患儿排出有传染性的病毒有关。

五、护理措施

(一)维持正常体温

(1)卧床休息至热退,症状减轻;出汗后及时更换衣服,保持干燥。

(2)监测体温,观察热型;高热时可用物理降温或退热剂,但忌用酒精擦浴、口服阿司匹林(以免增加瑞氏综合征的危险);鼓励患儿多饮水。

(二)促进皮肤完整性恢复

(1)室温适宜,衣被不宜过厚,以免增加痒感。

(2)勤换内衣,保持皮肤清洁,防止继发感染。

(3)剪短指甲,婴幼儿可戴并指手套,以免抓伤皮肤。

(4)皮肤瘙痒时,可温水洗浴,口服抗组胺药物;疱疹无溃破者,涂炉甘石洗剂或5%碳酸氢钠溶液;疱疹溃破者涂1%甲紫或抗生素软膏防止继发感染,必要时给予抗生素。

(三)病情观察

注意观察疱疹溃破处皮肤、精神、体温、食欲,有无咳嗽、气促、头痛、呕吐等,及早发现并发症,予以相应的治疗及护理。

(四)预防感染的传播

1.控制传染源

患儿应隔离至疱疹全部结痂或出疹后7天;密切接触的易感儿隔离观察3周。

2.切断传播途径

保持室内空气新鲜,托幼机构应做好晨间检查和空气消毒。

3.保护易感人群

避免易感者接触,对体弱、免疫功能低下及应用大剂量激素者尤应加强保护,应在接触水痘后72小时内肌内注射水痘-带状疱疹免疫球蛋白,可起到预防或减轻症状的作用。

(五)健康教育

向家长宣传控制传染源的知识,说明患儿隔离的时间;指导切断传播途径的方法,如通风换气、定期消毒、用物暴晒;指导家长对患儿进行皮肤护理,防止继发感染;加强预防知识教育,流行期间避免易感儿去公共场所。

第六节 小儿糖尿病

一、疾病概述

糖尿病是一种以高血糖为主要生化特征的全身慢性代谢性疾病，儿童时期的糖尿病主要是指在15岁以前发生的糖尿病。

(一)病因及危险因素

目前广泛接受的观点认为IDDM(胰岛素依赖型糖尿病)是在遗传易感性基因的基础上，导致β细胞的损伤和破坏，最终致胰岛β细胞功能衰竭而起病。但是，在以上各因素中还有许多未能完全解释的问题。根据目前的研究成果概述如下。

1.遗传因素

IDDM和NIDDM(非胰岛素依赖型糖尿病)的遗传性不同。根据同卵双胎的研究，证明NIDDM的患病一致性为100%，而IDDM的仅为50%，说明IDDM是除遗传因素外还有环境因素作用的多基因遗传病。

2.环境因素

多年来不断有报告IDDM的发病与多种病毒的感染有关，如风疹病毒、腮腺炎病毒、柯萨奇病毒等感染后发生IDDM的报告。动物实验表明有遗传敏感性的动物仅用喂养方法即可使发生糖尿病。总之环境因素可能包括病毒感染、环境中化学毒物、营养中的某些成分等都可能对带有易感性基因者产生β细胞毒性作用，激发体内免疫功能的变化，最后导致IDDM的发生。严重的精神和身体压力，应激也能使IDDM的发病率增加。

3.免疫因素

最早发现新起病IDDM患者死后尸检见胰岛有急性淋巴细胞和慢性淋巴细胞浸润性胰小岛炎改变，继之发现IDDM患者血中有抗胰岛细胞抗体(ICA)，抗胰岛细胞表面抗体(ICSA)、抗胰岛素抗体等多种自身抗体，现在倾向于认为ICA抗体等是胰岛细胞破坏的结果。还发现患者的淋巴细胞可抑制胰岛β细胞释放胰岛素。辅助T细胞/抑制T细胞的比值增大，K杀伤细胞增多等。另外还证明了患者体内T淋巴细胞表面有一系列的有功能性的受体，以及有Ⅰa抗原的T细胞增多等免疫功能的改变。对免疫功能变化的机制也提出不同的学说。总之，IDDM患者免疫功能的改变在发病中是一个重要的环节。

(二)病理生理和分类

1.病理生理

IDDM主要为胰岛β细胞破坏，分泌胰岛素减少引起代谢紊乱。胰岛素对能量代谢有广泛的作用，激活靶细胞表面受体，促进细胞内葡萄糖的转运，使葡萄糖直接供给能量，转变为糖原，促进脂肪合成，抑制脂肪的动员。胰岛素还加强蛋白质的合成，促进细胞的增长和分化。促进糖酵解，抑制糖异生。IDDM患者胰岛素缺乏，进餐后缺少胰岛素分泌的增高，餐后血糖增高后不能下降，高血糖超过肾糖阈值而出现尿糖，体内能量丢失，动员脂肪分解代谢增加，酮体产生增多(图4-1)。

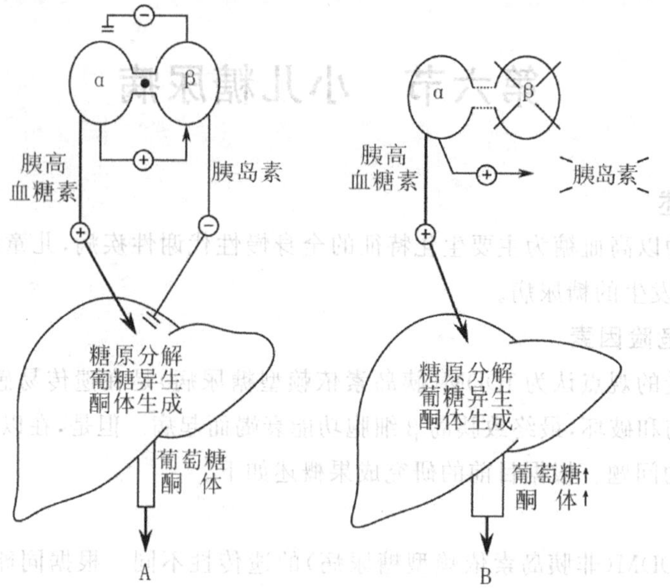

图 4-1 胰岛素和胰高糖素与能量代谢的关系

另外糖尿病时反调节激素如胰高糖素、肾上腺素、生长激素的增多,加重了代谢的紊乱,使糖尿病发展为失代偿状态。反调节激素促进糖原分解、糖异生增加,脂肪分解旺盛,产生各种脂肪中间代谢的产物和酮体。由于高血糖、高血脂和高酮体血症引起渗透性利尿,而发生多尿、脱水、酸中毒。由于血浆渗透压增高而产生口渴多饮,体重明显减低。

酮症酮中毒时大脑功能受损伤,氧利用减低,逐渐出现嗜睡、意识障碍而渐进入昏迷。酸中毒严重时 CO_2 潴留,为了排出较多的 CO_2,呼吸中枢兴奋而出现不规则的呼吸深快。呼吸中的丙酮产生特异的气味(腐烂水果味)。

2.分类(表 4-3,表 4-4)

表 4-3 儿童糖尿病的分类

胰岛素依赖型糖尿病(1 型糖尿病)(IDDM)	ⅠA型是指由于因遗传基因、免疫因素和环境因素共同参与起病的,是 IDDM 的代表 ⅠB型是指家族性自身免疫性疾病中的 IDDM,是自身免疫疾病的一部分
非胰岛素依赖型糖尿(2 型糖尿病)(NIDDM)	有肥胖型和大肥胖型之分,过去 NIDDM 发生儿童期时称为儿童(青少年)开始的成人糖尿病(MODY),MODY 一词未完全舍弃。这是属于常染色体显性遗传。但儿童期 2 型糖尿病也有散发病例
营养不良有关的糖尿病(MRDM)	可见有胰腺纤维钙化或胰岛钙化并有蛋白质缺乏的病史
其他型	包括胰腺疾病、内分泌病、药物或化学物直接引起的糖尿病,以及某些遗传综合征、胰岛素受体异常等引起的糖尿病
葡萄糖耐量损伤(IGT)	儿童时期所患糖尿病绝大多数(90%以上)是胰岛素依赖型糖尿病ⅠA型(IDDM,ⅠA型),ⅠA依赖是指患者必须用注射胰岛素治疗才能防止发生糖尿病酮症酸中毒昏迷和死亡

表 4-4 1 型糖尿病与 2 型糖尿病的区别

	1型	2型
发病原因	免疫与遗传	遗传与生活方式
发病年龄	青少年	中老年
发病方式	急	缓慢或无症状
体重情况	多偏瘦	多偏胖
胰岛素分泌	绝对缺乏	相对缺乏或胰岛素抵抗
酮症酸中毒	容易发生	不易发生
一般治疗	注射胰岛素	口服降糖药
胰岛素释放试验	空腹血胰岛素及C肽低于正常，且进食后不增高者	空腹血胰岛素及C肽正常、增高或稍低，进食后有增高但高峰值延迟

(三)临床症状和体征

IDDM 常为比较急性起病，多数患者可由于感染、情绪激惹或饮食不当等诱因起病，出现多饮、多尿、多食和体重减轻的症状，全称为 IDDM 的“三多一少”症状。但是，婴儿多尿多饮不易被发觉，很快发生脱水和酮症酸中毒症状。幼年儿童因夜尿增多可发生遗尿。多食并非患者必然出现的症状，部分儿童食欲正常或减低，体重减轻或消瘦很快，疲乏无力、精神萎靡亦常见。如果有多饮、多尿又出现呕吐、恶心、厌食或腹痛、腹泻和腿痛等症状则应考虑并发糖尿病酮症酸中毒。糖尿病酮症酸中毒重者表现为严重脱水、昏迷、皮肤弹性差、口干舌燥、口唇樱红、眼眶深陷、呼吸深快、呼出气有烂水果的丙酮味。病情严重时出现休克，表现为脉快而弱、肢凉、血压下降。发热、咳嗽等呼吸道感染或皮肤感染、阴道瘙痒和结核病可与糖尿病并存。病程较久，对糖尿病控制不好时可发生生长落后、身矮，智能发育迟缓，肝大称为糖尿病侏儒。晚期可出现白内障、视力障碍、视网膜病变，甚至双目失明。还可有蛋白尿、高血压等糖尿病肾病，最后致肾衰竭。

(四)常见并发症

1.急性并发症

(1)酮症酸中毒：IDDM 患者在发生急性感染、延误诊断、过食或中断胰岛素治疗时均可发生酮症酸中毒，临床表现如前述。年龄越小酮症状中毒的发生率越高。新的 IDDM 患者以酮症酸中毒起病时可误诊为肺炎、哮喘、败血症、急腹症和脑膜炎等，应予以鉴别。酮症酸中毒血糖增高可>28.0 mmol/L(500 mg/dL)，血酮体可>10 mmol/L(200 mg/dL)，血酮体中不仅有乙酰乙酸，β-羟丁酸和丙酮，还有多种脂肪酸代谢的中间产物的许多酮体，如 α-戊酮，3-戊烯-2 酮等大分子酮体及脂肪酸如己二酸，癸二酸等均明显增高。糖尿病患者酮症酸中毒时的脂肪代谢紊乱较为复杂。酮症酸中毒时血 pH 下降，HCO_3^- 减低，血钠、钾、氯亦低于正常，有的治疗前血钾不低，用胰岛素治疗血钾迅速降低。尿酮体定性试验阳性反应可较弱或(—)，经初步治疗后乙酰乙酸产生增多，尿酮体反应反而增强。

(2)低血糖：糖尿病用胰岛素治疗后发生低血糖是由于胰岛素用量过多或注射胰岛素后未能按时进餐，出现心悸、出汗、饥饿感、头晕和震颤等，严重时可发生低血糖昏迷甚至惊厥；抢救不及时可引起死亡。反复低血糖发作可产生脑功能障碍或发生癫痫。

(3)感染:IDDM 为终身疾病,随时可发生各种感染的可能,包括呼吸系统、泌尿系统及皮肤等急慢性感染。每当有轻度感冒时亦可使病情加重,严重感染时可发生中毒性休克,如果只注重感染的治疗,忽视对糖尿病的诊断和治疗,可造成严重后果应予以警惕。

(4)糖尿病高渗性非酮症性昏迷:儿童 IDDM 时少见,患者多数先有神经系统的疾病。高血糖非酮症性昏迷诊断为糖尿病高渗性非酮症昏迷时必须是发生在原患有糖尿病的患者,应与医源性由于注射高张葡萄糖盐水等引起的高血糖渗性昏迷相鉴别。糖尿病高渗性昏迷时血糖常>28～54 mmol/L(500～1 000 mg/dL),血 Na^+>145 mmol/L,血浆渗透压>310 mmol/L,有时可达>370 mmol/L,有脱水及昏迷,但血、尿酮体不明显增高,无酸中毒、治疗需用等渗液或低于血浆渗透压 40 mmol/L(20 mOsm/L)的高渗液体,如血浆渗透液>370 mmol/L(370 mOsm/ng)时用>330 mmol/L 的高渗液。胰岛素用量应小、血糖降低速度应慢,防止血糖迅速下降使血浆渗透压降低太快引起脑水肿。本症病死率较高。

2.慢性并发症

糖尿病的慢性并发症有:牙周脓肿;肺结核;肾病;麻木、神经痛;脑梗死、脑出血;白内障、视网膜病变出血;心肌梗塞、心绞痛、高血压症;便秘、腹泻;感染;坏疽、截肢等。

二、治疗概述

IDDM是终身的内分泌代谢性疾病,治疗的目标是使患者达到最佳的“健康”状态。IDDM 的治疗是综合性的,包括胰岛素、饮食管理和身体的适应能力,还应加强精神心理的治疗。

在IDDM的治疗过程中应定期(出院后1～2周一次,稳定后2～3个月一次)复诊,复诊前检查当天餐后2小时血糖,前一天留24小时尿测尿糖定量,有条件的每次应测糖基化血红蛋白(HbA1c 或 HbA1)使 HbA1<10.5%,平均血糖<11.1 mmol/L(200 mg/dL)。患者备有自动血糖仪时每天应测血糖4次,至少测2次,无血糖仪者每次餐前及睡前测尿糖共4次。每次复诊应测血压。每年检查眼底一次。

(一)胰岛素的治疗

胰岛素是治疗 IDDM 能否成功的关键。胰岛素的种类、剂量、注射方法都影响疗效,胰岛素的制剂近年来有许多新产品,注射方法也有多样。

1.胰岛素制剂和作用

世界各国胰岛素的产品共有数十种,从作用时间上分为短效、中效和长效三类。从制剂成分上分由猪或牛胰岛提取的胰岛素,基因工程重组DNA 合成的纯人胰岛素和半人工合成的,改造猪胰岛素为人胰岛素(置换胰岛素结构中的一个氨基酸)4类。中国目前只有短效的正规胰岛素(RI)和长效的鱼精蛋白锌胰岛素(PZI),近年来常有进口的中效胰岛素 NPH(NPH)和其他纯品人胰岛素。

2.胰岛素开始治疗时的用量和调整

IDDM 患儿每天胰岛素的需要量一般为0.4～1.0 U/(kg·d),治疗开始的第1天以0.5～0.6 U/kg计算较安全。将全日量平均分为4次于每餐前及睡前加餐前30分钟注射。每天的胰岛素总量分配:早餐前30%～40%,中餐前20%～30%,晚餐前30%,临睡前10%。糖尿病初患者一开始也用 NPH 60%和 RI 40%的量分二次注射,早餐前用全日量的2/3,晚餐前用

1/3 量。早餐前注射的胰岛素提供早餐和午餐后的胰岛素，晚餐前注射的胰岛素提供晚餐后及睡前点心直至次日晨的胰岛素。根据用药日的血糖或尿糖结果调整次日的胰岛素。RI 分 3～4 次注射时胰岛素用量的调节应根据前一天上午第一段尿糖及午餐前尿糖或血糖调节次日早餐前 RI 量或调整早餐；根据前1 天晚餐后一段尿糖及睡前尿糖或血糖调节晚餐前 RI 剂量或调整晚餐。病情稳定后有波动时应从饮食、感染、气候和情绪的变化先找原因，再调整胰岛素和病因治疗（表 4-5）。

表 4-5　常用注射胰岛素剂型及作用时间

剂型	作用类别	注射途径	作用时间		
			开始	最强	持续
普通速效胰岛素（RI）	速效	皮下	0.5	3～6	6～8
		静脉	即刻	0.5	1～2
中效胰岛素（NPH）	中效	皮下	2	8～12	18～24
鱼精蛋白锌胰岛素（PZI）	长效	皮下	4～6	14～20	24～36
混合（RI＋PZI）		皮下	0.5～1	2～8	24～36
混合（RI＋NPH）		皮下	0.5～1	2～8	18～24

3.胰岛素注射笔或注射泵强化胰岛素的治疗

胰岛素注射笔是普通注射器的改良，用喷嘴压力和极细针头推进胰岛素注入皮下，可减少皮肤损伤和注射的精神压力，此法方便和无痛，所用胰岛素 RI 和长效胰岛素（与注射笔相适用的包装），以普通注射器改用胰岛素笔时应减少原胰岛素用量的 15%～20%，仔细监测血糖和尿糖进行调整。连续皮下输入胰岛素（CSⅡ）是用胰岛素泵持续的输入基础量的胰岛素，用 RI 和 NPH 较稳定，于每餐前加注 RI。CSⅡ可能使血糖维持在正常水平，开始应住院观察，调整剂量，用量一般为平常量的 80%，基础输入量为总量的 40%，早餐前加量 20%，午餐和晚餐前各加 15%，睡前加餐时为 10%。餐前加量应在进餐前 20～30 分钟输入，应特别注意晨 3 时和 7 时的血糖，及时发现 Somogy 现象及黎明现象。

（二）饮食治疗

IDDM 的饮食治疗目的也是为了使血糖能稳定地控制在接近正常水平，以减少并发症的发生，糖尿病儿童的饮食应是有一定限度的计划饮食，并与胰岛素治疗同步。

每天总热卡以糖占 55%～60%，蛋白质 10%～20%，脂肪 30%～35%的比例计算出所需的糖、蛋白质和脂肪的量（克）。脂肪应是植物油（不饱和脂肪）避免肥肉和动物油。全日热卡分为三餐和三次点心，早餐为每天总热卡的 25%，午餐 25%，晚餐 30%，三餐间 2 次点心各 5%，睡前点心（加餐）10%。每餐中糖类是决定血糖和胰岛素需要量的关键。

（三）运动治疗

运动是儿童正常生长和发育所需要的生活内容的一部分，运动对糖尿病患儿更有重要意义。运动可使热量平衡并能控制体重，运动能促进心血管功能，改进血浆中脂蛋白的成分，有利于对抗冠心病的发生。运动时肌肉消耗能量比安静时增加 7～40 倍。能量的来源主要是由脂肪代谢所提供和肌糖原的分解；运动使肌肉对胰岛素的敏感性增高，从而增强葡萄糖的利用，有利于血糖的控制。运动的种类和剧烈的程度应根据年龄和运动能力进行安排，有人主张IDDM的学龄儿童每天都应参加1小时以上的适当运动。运动时必须做好胰岛素用量和饮食的调节，运动前减少胰岛素用量或加餐。糖尿病患者应每天固定时间运动，并易于掌握食入热量、胰岛素的用量和运动量之间的关系。

三、护理评估、诊断和措施

（一）家庭基本资料

1.家族史

遗传因素。

2.家庭经济状况

对糖尿病长期治疗过程有参考价值。

3.体重的变化情况

糖尿病对体重有严重的影响，尤其是1型糖尿病患儿发病前体重多为正常或偏低，发病后体重明显下降，合理治疗后体重可恢复正常。

4.用药史

了解求医过程，用药情况，做好药物管理。

（1）指导患儿正确服药，并尽量避免或纠正药物的不良反应。

（2）正确抽吸胰岛素，采用1 mL OT针筒，以保证剂量绝对准确。长、短效胰岛素混合使用时，应先抽吸短效胰岛素，再抽吸长效胰岛素，然后混匀。切不可逆行操作，以免将长效胰岛素混入短效内，影响其速效性。

（3）掌握胰岛素的注射时间：普通胰岛素于饭前半小时皮下注射，鱼精蛋白锌胰岛素在早餐前1小时皮下注射。根据病情变化，及时调整胰岛素的用量。

5.不典型症状

（1）日渐消瘦：由于胰岛素缺乏，葡萄糖氧化生能减少，组织分解代谢加强，动用体内脂肪及蛋白质，因此患儿日见消瘦，经胰岛素治疗后，能很快恢复正常。

（2）不易纠正的酸中毒：小婴儿发病常误诊为消化不良、脱水及酸中毒，输入大量碳酸氢钠、葡萄糖及盐水等，不但酸中毒未能纠正，还可能出现高钠、高血糖昏迷。有的患儿酸中毒出现呼吸深长，误诊为肺炎而输入抗生素及葡萄糖而延误诊治。

（3）酷似急腹症：急性感染诱发糖尿病酮症酸中毒（DKA）时可伴有呕吐、腹痛、发热、白细胞增多，易误诊为急性阑尾炎等急腹症。文献上曾有误诊而行手术者。

（二）健康管理

1.有感染的危险

接触有感染性疾病的患儿，包括呼吸道、泌尿系统、皮肤感染等，避免不同病种交叉感染，定期查血常规，以免感染导致酮症酸中毒等并发症的发生。

（1）相关因素：与抵抗力下降有关。

（2）护理诊断：有感染的危险。

（3）护理措施：预防感染，患儿在住院期间无感染的症状和体征。①定期为患儿洗头，洗澡，勤剪指甲。注重患儿的日常清洁。②保持患儿的口腔清洁，指导患儿做到睡前、早起要刷牙，必要时可给予口腔护理。③每天为患儿清洗外阴部，并根据瘙痒的程度，酌情增加清洗次数。做好会阴部护理，预防泌尿道感染。④预防外伤：告知患儿不可赤脚走路，不可穿拖鞋外出。要求患儿尽量不使用热水袋，以防烫伤。做好瘙痒部位的护理，以防抓伤。⑤做好保暖工作，预防上呼吸道感染。对于已发生感染的患儿，应积极治疗。而对未发生感染的患儿，可预防性地使用抗生素，预防感染。

2.潜在并发症：酮症酸中毒

患儿发生急性感染、延误诊断、过食或中断胰岛素治疗时均可发生酮症酸中毒。

(1)相关因素：酮症酸中毒与过食导致酸性代谢产物在体内堆积有关。

(2)护理诊断：潜在并发症——酮症酸中毒。

(3)护理措施：患儿在住院期间未发生酮症酸中毒；患儿发生酮症酸中毒后及时发现并处理。①病情观察：密切观察患儿血糖、尿糖、尿量和体重的变化。必要时通知医师，予以处理。监测并记录患儿的生命体征，24 小时液体出入量，血糖，尿糖，血酮，尿酮以及动脉血气分析和电解质变化，防止酮症酸中毒发生。②确诊酮症酸中毒后，绝对卧床休息，应立即配合抢救治疗。③快速建立 2 条静脉通路，1 条为纠正水、电解质及酸碱平衡失调，纠正酮症症状，常用生理盐水20 mL/kg，在 30 分钟到 1 小时内输入，随后根据患儿的脱水程度继续输液。另 1 条静脉通路遵医嘱输入小剂量胰岛素降血糖，应用时抽吸剂量要正确，最好采用微泵调节滴速，保证胰岛素均匀输入。在输液过程中随酸中毒的纠正、胰岛素的输入，钾从细胞外进入细胞内，此时可出现致死性的低血钾，因此在补液排尿后应立即补钾。对严重酸中毒患儿($pH<7.1$)可给予等渗碳酸氢钠溶液静脉滴注。静脉输液量及速度应根据患儿年龄及需要调节并详细记录出入水量，防止输液不当引起的低血糖、低血钾、脑水肿的发生。④协助处理诱发病和并发症，严密观察生命体征、神志、瞳孔(见昏迷护理常规)，协助做好血糖的测定和记录。每次排尿均应检查尿糖和尿酮。⑤饮食护理：禁食，待昏迷缓解后改糖尿病半流质或糖尿病饮食。⑥预防感染：必须做好口腔及皮肤护理，保持皮肤清洁，预防压疮和继发感染，女性患者应保持外阴部的清洁。

3.潜在并发症：低血糖

患儿主诉头晕，面色苍白、心悸、出冷汗等低血糖反应，胰岛素注射过量或注射胰岛素后未按时进食所导致。

(1)相关因素：低血糖或低血糖昏迷与胰岛素过量或注射后进食过少有关。胰岛素注射剂量准确，注射后需按时进食。

(2)护理诊断：潜在并发症——低血糖。

(3)护理措施：患儿在住院期间未发生低血糖，患儿发生低血糖后及时发现并处理，教会患儿及家属处理低血糖的急救方法。

病情监测：低血糖发生时患儿常有饥饿感，伴软弱无力、出汗、恶心、心悸、面色苍白，重者可昏迷。睡眠中发生低血糖时，患儿可突然觉醒，皮肤潮湿多汗，部分患儿有饥饿感。

预防：应按时按剂量服用口服降糖药或注射胰岛素，生活规律化，定时定量进餐，延迟进餐时，餐前应少量进食饼干或水果。运动保持恒定，运动前适量进食或适当减少降糖药物的用量。经常测试血糖，尤其注射胰岛素者及常发生夜间低血糖者。

低血糖的紧急护理措施包括:①进食含糖食物:大多数低血糖患儿通过进食含糖食物后15分钟内可很快缓解,含糖食物可为2~4块糖果或方糖,5~6块饼干,一匙蜂蜜,半杯果汁或含糖饮料等。②补充葡萄糖:静脉推注50%葡萄糖40~60 mL是紧急处理低血糖最常用和有效的方法。胰高血糖素及1 mg肌内注射,适用于一时难以建立静脉通道的院外急救或自救。

(4)健康教育:教育患儿及家长知道发生低血糖的常见诱因,一是胰岛素应用不当,其中胰岛素用量过大是最常见的原因。低血糖多发生在胰岛素最大作用时间内,如短效胰岛素所致低血糖常发生在餐后3小时左右;晚餐前应用中、长效胰岛素者易发生夜间低血糖。此外还见于注射胰岛素同时合用口服降糖药,或因运动使血循环加速致注射部位胰岛素吸收加快,或胰岛素种类调换(如从动物胰岛素转为人胰岛素时),或胰岛素注射方法不当(如中、长效胰岛素注射前未充分混匀,剂量错误等)。二是磺胺类口服降糖药剂量过大。三是饮食不当,包括忘记或延迟进餐、进食量不足或食物中碳水化合物过低,运动量增大的同时未相应增加食物量、减少胰岛素或口服降糖药物的剂量以及空腹时饮酒过量等。

4.有体液不足的危险

患儿多尿,且消耗较高,易有体液不足。

(1)相关因素:与血糖升高致渗透性利尿有关。

(2)护理诊断:有体液不足的危险。

(3)护理措施:患儿在住院期间体液平衡。①检测血糖和血电解质。②关心患儿主诉。③尤其是运动过后,必须及时补充水分,以防意外。

(三)营养代谢:营养不良

食物偏好,食欲的变化。

(1)相关因素:与胰岛素缺乏致体内代谢紊乱有关。

(2)护理诊断:营养失调:低于机体需要量。

(3)护理措施:患儿饮食均衡,尽早治疗使获得适当的生长与发育。①用计划饮食来代替控制饮食。以能保持正常体重,减少血糖波动,维持血脂正常为原则,指导患儿合理饮食。②多食富含蛋白质和纤维素的食物,限制纯糖和饱和脂肪酸。鼓励患儿多食用粗制米,面和杂粮。饮食需定时定量。③为患儿计算每天所需的总热量,儿童糖尿患者热量用下列公式进行计算:全日热量=1 000+年龄×(80~100),热量略低于正常儿童,不要限制太严,避免影响儿童生长发育,并予以合理分配。全日量分三餐,1/5、2/5、2/5,每餐留少量食物作为餐间点心。详细记录患儿饮食情况,游戏、运动多时给少量加餐(加20 g碳水化合物)或减少胰岛素用量。

(四)排泄:排尿异常

患儿夜尿多,有的尿床,有些家长发现尿甜、尿黏度增高。女孩可出现外阴瘙痒。皮肤疖、痈等感染亦可能为首发症状。

(1)相关因素:与渗透性利尿有关。

(2)护理诊断:排尿异常与渗透性利尿有关。

(3)护理措施:未发生排尿异常。①观察有无多尿、晚间有无遗尿。②了解尿液的色、质、量及尿常规的变化并做相应记录。

（五）感知和认知：焦虑

糖尿病是需要长期坚持治疗，易产生心理负担。

（1）相关因素：执行治疗方案无效，担心预后。

（2）护理诊断：焦虑，与担心预后有关。

执行治疗方案无效，与知识缺乏及患儿的自控能力差有关。

（3）护理措施：能接受和适应此疾病，积极配合检查和治疗。

心理护理：关心患儿，耐心讲解疾病相关知识，认真解答患儿提出的问题，帮助患儿树立起生活的信心。教会患儿随身携带糖块及卡片，写上姓名、住址、病名、膳食治疗量、胰岛素注射量，以便救治。

做好健康教育：①告知患儿父母糖尿病是一终生疾病，目前尚不能根治。但若血糖控制良好，则可减少或延迟并发症的发生和发展，生长发育也多可不受影响。②正确饮食。正确饮食是控制血糖的关键，与疾病的发展有密切的关系。要教会父母为患儿计算每天饮食总量并合理安排。每餐中糖类是决定血糖和胰岛素需要量的关键。不同食物的血糖指数分为低、中、高三类。注意食物的色、香、味及合理搭配，督促患儿饮食定时定量。当患儿运动多时，应给予少量加餐或减少胰岛素用量。③注意防寒保暖，及时为孩子添加衣服。注重孩子的日常清洁，勤洗澡，勤洗头，勤换衣，勤剪指甲。预防外伤，避免孩子赤脚走路，以免刺伤；避免孩子穿拖鞋外出，以免踢伤。使用电热毯或热水袋时，应避免孩子烫伤。若孩子已有感染，则应积极治疗。④监督并指导孩子正确使用药物。抽吸胰岛素时应采用 1 mL 注射器以保证剂量绝对准确。根据不同病期调整胰岛素的用量，并有计划的选择注射部位进行注射。注射时防止注入皮内致组织坏死。每次注射需更换部位，注射点至少相隔 1～2 cm，以免局部皮下脂肪萎缩硬化。注射后应及时进食，防止低血糖。⑤若备有自动血糖仪，则应每天测血糖 4 次，至少测 2 次，无血糖仪者每次餐前及睡前测尿糖共 4 次。24 小时尿糖理想应＜5 g/24 小时，最多不应超过 20 g/24 小时，每年检测血脂 1 次包括胆固醇、甘油三酯、HDL、LDL，血脂增高时改进治疗。每次复诊应测血压。每年检查眼底一次。⑥应定期（出院后 1～2 周一次，稳定后 2～3 个月一次）带孩子去医院复诊，复诊前检查当天餐后 2 小时血糖，前一天留 24 小时尿测尿糖定量，有条件的每次应测糖基化血红蛋白（HbA1c 或 HbA1）使 HbA1＜10.5%，平均血糖＜11.2 mmol/L（200 mg/dL）。⑦学会用斑氏试剂或试纸法作尿糖检测。每周为孩子测一次重量，若体重改变＞2 kg，应及时去医院就诊。⑧指导孩子健康生活，让孩子进行适量的运动，例如：步行，以利于降低血糖，增加胰岛素分泌，降低血脂。⑨教会观察低血糖和酮症酸中毒的表现，以便及时发现孩子的异常，同时掌握自救的方法，并给予积极的处理。⑩为孩子制作一张身份识别卡，并随时提醒孩子携带糖块和卡片外出。给予孩子足够的关心，帮助孩子树立生活的信心，使孩子能正确面对疾病，并积极配合治疗。

第七节　小儿腹泻

一、护理评估

(一)健康史

应详细询问喂养史，是母乳喂养还是人工喂养，喂何种乳品，冲调浓度、喂哺次数及量，添加辅食及断奶情况。并了解当地有无类似疾病的流行。并注意患儿有无不洁饮食史、肠道内外感染、食物过敏史、外出旅游和气候变化史等。询问患儿腹泻开始时间，次数、颜色、性质、量、气味。并是否伴随发热、呕吐、腹胀、腹痛及里急后重等症状。既往有无腹泻史、其他疾病史和长期服用广谱抗生素史等。

(二)身体状况

观察患儿生命体征，有无腹痛、里急后重、大便性状为松散或水样，密切观察患儿生命体征、体重、出入量、尿量、神志状态、营养状态，皮肤弹性、眼窝凹陷、口舌黏膜干燥、神经反射等脱水表现。并评估脱水的程度和性质，检查肛周皮肤有无发红、破损；了解大便常规、大便致病菌培养等实验室检查结果。

(三)心理-社会状况

腹泻是小儿的常见病、多发病，年龄越小、发病率越高，特别是在贫困和卫生条件较差的地区，家长缺乏喂养及卫生知识是导致小儿易患腹泻的重要原因。故应了解患儿家长的心理状况及对疾病的病因、护理知识的认识程度，注意评估患儿家庭的经济状况、聚居条件、卫生习惯、家长的文化程度及家长对病因、护理知识的了解程度，认识疾病流行趋势。

(四)实验室检查

了解大便常规及致病菌培养等化验结果。分析血常规、红细胞计数、血清电解质、尿素氮、二氧化碳结合力(CO_2CP)等可了解体内酸碱平衡紊乱性质和程度。

二、护理诊断

(一)体液不足

体液不足与腹泻、呕吐丢失过多和摄入量不足有关。

(二)体温过高

体温过高与肠道感染有关。

(三)有皮肤黏膜完整性受损的危险

有皮肤黏膜完整性受损的危险，与腹泻大便次数增多刺激臀部皮肤及尿布使用不当有关。

(四)知识缺乏(家长)

与喂养知识、卫生知识及腹泻患儿护理知识缺乏有关。

(五)营养失调

营养低于机体需要量，呕吐腹泻等消化功能障碍所致。

(六)排便异常腹泻

排便异常腹泻与喂养不当，肠道感染或功能紊乱。

(七)腹泻

腹泻与喂养不当、感染导致胃肠道功能紊乱有关。

(八)有交叉感染的可能

交叉感染与免疫力低下有关。

(九)潜在并发症

1.酸中毒

酸中毒与腹泻丢失碱性物质及热能摄入不足有关。

2.低血钾

低血钾与腹泻、呕吐丢失过多和摄入不足有关。

三、护理目标

(1)患儿腹泻、呕吐、排便次数逐渐减少至正常,大便次数性状颜色恢复正常。

(2)患儿脱水、电解质紊乱纠正,体重恢复正常,尿量正常,获得足够的液体和电解质。

(3)体温逐渐恢复正常。

(4)住院期间患儿能保持皮肤的完整性,不再有红臀发生。

(5)家长能说出婴儿腹泻的病因、预防措施和喂养知识,能协助医护人员护理患儿。

(6)患儿不发生酸中毒,低血钾等并发症。

(7)避免交叉感染的发生。

(8)保证患儿营养的补充将患儿体重保持不减或有增加。

四、护理措施

新入院的患儿首先要测量体重,便于了解患儿脱水情况和计液量。以后每周测一次,了解患儿恢复和体重增长情况。

(一)体液不足的护理

1.口服补液疗法的护理

适用于无脱水、轻中脱水或呕吐不严重的患儿,可采用口服方法,它能补充身体丢失的水分和盐,执行医嘱给口服补液盐(ORS)时应在4～6小时之内少量多次喂,同时可以随意喂水,口服液盐一定用冷开水或温开水溶解。

(1)一般轻度脱水需50～80 mL/kg,中度脱水需80～100 mL/kg,于8～12小时内将累积损失量补足;脱水纠正后,将余量用等量水稀释按病情需要随时口服。对无脱水患儿,可在家进行口服补液的护理,可将ORS溶液加等量水稀释,每日50～100 mL/kg,少量频服,以预防脱水(新生儿慎用),有明显腹胀、休克、心功能不全或其他严重并发症者及新生儿不宜口服补液。在口服补液过程中,如呕吐频繁或腹泻、脱水加重,应改为静脉补液。服用ORS溶液期间,应适当增加水分,以防高钠血症。

(2)护理中的注意事项:①向家长说明和示范口服液的配制方法。②向家长示范喂服方法:2岁以下的患儿每1～2分钟喂1小勺约5 mL,大一点的患儿可用杯子直接喝,如有呕吐,停10分钟后再慢慢喂服(每2～3分钟喂一勺)。③对于在家进行口服补液的患儿,应指导家长病情观察方法。口服补液可直到腹泻停止,并继续喂养。如病情不见好转或加重,应及时到医院就诊。④密切观察病情,如患儿出现眼睑水肿应停止服用ORS液,改用白开水或母乳,水肿消退后再按无脱水的方案服用。4 小时后应重新估计患儿脱水状况，然后选择上述适当的方案继续治疗护理。

2.禁食、静脉补液

适用于中度以上脱水，吐、泻重或腹胀的患儿。在静脉输液前协助医师取静脉血做钾、钠、氯、二氧化碳结合力等项目检查。

(1)第一天补液：①输液总量，按医嘱要求安排 24 小时的液体总量。(包括累积损失量、继续损失量和生理需要量)：并本着"急需先补、先快后慢、见尿补钾"的原则分批输入。如患儿烦躁不安，应检查原因，必要时可遵医嘱给予适量的镇静剂，如复方冬眠灵，10%水合氯醛，以防患儿因烦躁不安而影响静脉输液。一般轻度脱水 90～120 mL/kg，中度脱水 120～150 mL/kg重度脱水 150～180 mL/kg。②溶液种类：根据脱水性质而定，若临床判断脱水困难，可先按等渗脱水处理。对于治疗前 6 小时内无尿的患儿首先要在30 分钟内给输入 2 ∶ 1 液，一定要记录输液后首次排尿时间，见尿后给含钾液体。③输液速度：主要取决于脱水程度和继续损失的量与速度，遵循先快后慢原则。明确每小时的输入量，一般茂菲氏滴管 14～15 滴为1 mL，严格执行补液计划，保证输液量的准确，掌握好输液速度和补液原则。注意防止输液速度过速或过缓。注意输液是否通畅，保护好输液肢体，随时观察针头有无滑脱，局部有无红肿渗液以及寒战发绀等全身输液反应。对重度脱水有明显周围循环障碍者应先快速扩容；累积损失量(扣除扩容液量)一般在前8～12 小时内补完，每小时 8～10 mL/kg；后 12～16 小时补充生理需要量和异常的损失量，每小时约5 mL/kg；若吐泻缓解，可酌情减少补液量或改为口服补液。④对于少数营养不良、新生儿及伴心、肺疾病的患儿应根据病情计算，每批液量一般减少 20%，输液速度应在原有基础减慢 2～4 小时，把累积丢失的液量由 8 小时延长到 10～12 小时输完。如有条件最好用输液泵，以便更精确地控制输液速度。

(2)第二天及以后的补液：脱水和电解质紊乱已基本纠正，主要补充生理需要量和继续损失量，可改为口服补液，一般生理需要量为每日 60～80 mL/kg，用 1/5 张含钠液；继续损失量是丢多少补多少，用1/2～1/3张含钠液，将这两部分相加于12～24 小时内均匀静脉滴注。

3.准确记录出入量

准确记录出入量，是医师调整患儿输液质和量的重要依据。

(1)大便次数，量(估计)及性质、大便的气味、颜色、有无黏液、脓血等。留大便常规并做培养。

(2)呕吐次数、量、颜色、气味以及呕吐与其他症状的关系，体现了患儿病情发展情况。比如呕吐加重但无腹泻；补液后脱水纠正由于呕吐次数增多而效果不满意，这时要及时报告医师，以及早发现肠道外感染或急腹症。

4.严密观察病情，细心做好护理

(1)注意观察生命体征：包括体温、脉搏、血压、呼吸、精神状况。若出现烦躁不安、脉率加快、呼吸加快等，应警惕是否输液速度过快，是否发生心力衰竭和肺水肿等情况。

(2)观察脱水情况：注意患儿的神志、精神、皮肤弹性、有无口渴，皮肤、黏膜干燥程度，眼窝及前囟凹陷程度，机体温度及尿量等临床表现，估计患儿脱水程度，同时要动态观察经过补充液体后脱水症状是否得到改善。如补液合理，一般于补液后 3～4 小时应该排尿，此时说明血容量恢复，所以应注意观察和记录输液后首次排尿的时间、尿量。补液后24小时皮肤弹性恢复，眼窝凹陷消失，则表明脱水已被纠正。补液后眼睑出现水肿，可能是钠盐过多；补液后尿多而脱水未能纠正，则可能是葡萄糖液补入过多，宜调整溶液中电解质比例。

(3)密切观察代谢性酸中毒的表现：中、重度脱水患多有不同程度的酸中毒，当pH下降、二氧化碳结合力在25%容积以下时，酸中毒表现明显。当患儿出现呼吸深长、精神萎靡、嗜睡，严重者意识不清、口唇樱红、呼吸有丙酮味。应准备碱性液，及时使用碱性药物纠正，应补充碳酸氢钠或乳酸钠。注意碱性液体有无漏出血管外，以免引起局部组织坏死。

(4)密切观察低血钾表现：常发现于输液后脱水纠正时，当发现患儿尿量异常增多，精神萎靡、全身乏力、不哭或哭声低下、吃奶无力、肌张力低下、反应迟钝、恶心呕吐、腹胀及听诊肠鸣音减弱或消失，呼吸频不规整，心电图显示T波平坦或倒置、U波明显、S-T段下移(或心律失常，提示有低血钾存在，应及时补充钾盐)等临床表现，及时报告医师，做血生化检查。如是低血钾症，应遵医调整液体中钾的浓度。补充钾时应按照见尿补钾的原则，严格掌握补钾的速度，绝不可作静脉推入，以免发生高血钾引起心搏骤停。一般按每日3～4 mmol/kg(相当于氯化钾200～300 mg/kg)补给，缺钾明显者可增至4～6 mmol/kg，轻度脱水时可分次口服，中、重度脱水予静脉滴入。并观察记录好治疗效果。

(5)密切观察有无低钙、低镁、低磷血症：当脱水和酸中毒被纠正时，大多表现有钙、磷缺乏，少数可有镁缺乏。低血钙或低血镁时表现为手足搐搦、惊厥；重症低血磷时出现嗜睡、精神错乱或昏迷，肌肉、心肌收缩无力(营养不良或佝偻病活动期患儿更甚)，这时要及时报告医师。静脉缓慢注射10%葡萄糖酸钙或深部肌内注射25%硫酸镁。

(6)低钠血症：低钠血症多见于静脉输液停止后的患儿。这是以为患儿进食后水样便次数再次增多。主要表现为患儿前囟及眼窝凹陷、肢端凉、精神弱、尿少等。要及时报告医师要继续补充丢失液体。

(7)高钠血症：高钠血症出现在按医嘱禁食补液或口服补液后，患儿出现烦躁不安、口渴、尿少、皮肤弹性差，甚至惊厥。这时应报告医师，必要时取血查生化，待结果回报后根据具体情况调整液体的质和量。

(8)泌尿系统感染：患儿腹泻渐好，但仍发热，阵阵哭闹不安，此时要报告医师，根据医嘱留尿常规，并寻找感染病灶。并发泌尿系感染的患儿多见于女婴，在护理和换尿布时一定要注意女婴儿会阴部的清洁，防止上行性尿路感染。

5.计算液体出入量

24小时液体入量包括口服液体和胃肠道外补液量。液体出量包括尿、大便和不显性失水。呼吸增快时，不显性失水增加4～5倍，体温每升高1 ℃，不显性失水每小时增加0.5 mL/kg；环境湿度大小可分别减少或增加不显性失水；体力活动增多时，不显性失水增加30%。补液过程中，计算并记录24小时液体出入量，是液体疗法护理工作的重要内容。婴幼儿大小便不易收集，可用“秤尿布法”计算液体排出量。

(二)腹泻的护理

控制腹泻，防止继续失水。

1.调整饮食

根据世界卫生组织的要求对于轻中度脱水的患儿不必禁食，腹泻期间和恢复期适宜的营养对促进恢复、减少体重下降和生长停滞的程度、缩短腹泻后康复时间、预防营养不良非常重要。故腹泻脱水患儿除严重呕吐者暂禁食4～6小时(不禁水)外，均应继续喂养进食是必要的治疗与护理措施。但因同时存在着消化功能紊乱，故应根据患儿病情适当调整饮食，达到减轻胃肠道负担、恢复消化功能之目的。继续哺母乳喂养；人工喂养出生6个月以内的小儿，牛奶(或羊奶)应加米汤或水稀释，或用发酵奶(酸奶)，也可用奶—谷类混合物，每天6次，以保证足够的热量。腹泻次数减少后，出生6个月以上的婴儿可用平常已经习惯的饮食，选用稀粥、面条、并加些熟的植物油、蔬菜、肉末等，但需由少到多，随着病情稳定和好转，并逐渐过渡到正常饮食。幼儿应给予一些新鲜、味美、碎烂、营养丰富的食物。病毒性肠炎多有双糖酶缺乏，应限制糖量，并暂停乳类喂养，改为豆制代用品或发酵奶，对牛奶和大豆过敏者应该用其他饮食，以减轻腹泻，缩短病程。腹泻停止后，继续给予营养丰富的饮食，并每日加餐1次，共2周，以赶上正常生长。双糖酶缺乏者，不宜用蔗糖，并暂停乳类。对少数严重病例口服营养物质不能耐受者，应加强支持疗法，必要时全静脉营养。

2.控制感染

感染是引起腹泻的重要原因，细菌性肠炎需用抗生素治疗。病毒性肠炎用饮食疗法和支持疗法常可痊愈。严格消毒隔离，防止感染传播，按肠道传染病隔离，护理患儿前后要认真洗手，防止感染，遵医嘱给予抗生素治疗。

3.观察排便情况

注意大便的变化，观察记录大便次数、颜色、性状、气味、量、及时送检，并注意采集黏液脓血部分，做好动态比较，根据大便常规检验结果，调整治疗和输液方案，为输液方案和治疗提供可靠依据。

(三)发热的护理

(1)保持室内安静、空气新鲜、通风良好，保持室温在18～22 ℃，相对湿度55%～65%，衣被适度，以免影响机体散热。

(2)让患儿卧床休息限制活动量，利于机体康复和减少并发症的发生。多饮温开水或选择喜欢的饮料，以加快毒素排泄带走热量和降低体温。

(3)密切观察患儿体温变化每4小时测体温1次，体温骤升或骤降时要随时测量并记录降温效果。体温超过38.5 ℃时给予物理降温：温水擦浴；用30%～50%的乙醇擦浴；冰枕、冷毛巾敷患儿前额，或冷敷腹股沟、腋下等大血管处；冷盐水灌肠。物理降温后30分钟测体温，并记录于体温单上。

(4)按医嘱给予抗感染药及解热药，并观察记录用药效果，药物降温后，密切观察，防止虚脱。

(5)患儿的衣服，出汗后及时擦干汗液，更换衣服，并注意保暖，在严重情况下给予吸氧，以免惊厥抽搐发生。

(6)加强口腔护理，鼓励多漱口，口唇干燥时可涂护唇油。

(四)维持皮肤完整

由于腹泻频繁,大便呈酸性或碱性,含有大量肠液及消化酶,臀部皮肤常处于被大便腐蚀的状态,容易发生肛门周围皮肤糜烂,严重者引起溃疡及感染,要注意每次换尿布大便后须用温水清洗臀部及肛周并吸干,局部皮肤发红处涂以5%鞣酸软膏或40%氧化锌油并按摩片刻,促进血液循环。应选用消毒软棉尿布并及时更换。避免使用不透气塑料布或橡皮布,防止尿布皮炎发生。局部有糜烂者可在便后用温水洗净后用灯泡照烤,待烤干局部渗液后,再涂紫草油或1%龙胆紫效果更好。

(五)做好床边隔离

护理患儿前后均要认真洗手防止交叉感染。

(六)减轻患儿的恐惧

医护人员的检查、治疗应相对集中进行以减少患儿的哭闹,可根据患儿年龄给予不同玩具,减少其恐惧心理,若患儿哭闹不安影响静脉输液的顺利进行,必要时可根据医嘱适当应用镇静药物。

(七)对症治疗

腹胀明显者用肛管排气或肌内注射新斯的明。呕吐严重者针刺足三里、内关或肌内注射氯丙嗪等。

(八)注意口腔清洁

禁食患儿每日做口腔护理2次。由于长时间应用抗生素可发生鹅口疮。如口腔黏膜有乳白色分泌物附着即为鹅口疮,可涂制霉菌素;若发生溃疡性口炎时可用3%过氧化氢(双氧水)洗净口腔后,涂复方甲紫(龙胆紫)、金霉素鱼肝油。

(九)恢复期患儿护理

(1)新入院患儿分室居住,预防交叉感染。

(2)患儿消化功能恢复时,逐渐增加奶的质和量,细心添加辅食,避免小儿腹泻再次复发。

(十)健康教育

(1)宣传母乳喂养的优点,鼓励母乳喂养,尤其是出生后最初数月及出生后每个夏天更为重要,避免在夏季断奶。按时逐步加辅食,防止过食、偏食及饮食结构突然变动。如乳制品的调剂方法,辅食加方法,断奶时间选择方法,人工喂养儿根据具体情况。选用合适的代乳品。

(2)指导患儿家长配置和使用ORS溶液。

(3)注意饮食卫生,培养良好的卫生习惯;注意食物新鲜、清洁和奶具、食具应定时煮沸消毒,避免肠道内感染。教育儿童养成饭前便后洗手,勤剪指甲的良好习惯。

(4)及时治疗营养不良、维生素D缺乏性佝偻病等,加强体格锻炼,适当进行户外活动。防止受凉或过热,营养不良,预防感冒,肺炎及中耳炎等并发症的发生,避免长期滥用广谱抗生素。

(5)气候变化时及时增减衣物,防止受凉或过热,冬天注意保暖,夏天多喝水。尤其应做好腹部的保暖。集体机构中如有腹泻的流行,应积极治疗患儿,做好消毒隔离工作,防止交叉感染。

第八节　小儿惊厥

惊厥的病理生理基础是脑神经元的异常放电和过度兴奋，是由多种原因所致的大脑神经元，暂时性功能紊乱的一种表现。发作时全身或局部肌群突然发生阵挛或强直性收缩，多伴有不同程度的意识障碍。惊厥是小儿最常见的急症，大约有5%～6%的小儿曾发生过高热惊厥。

一、病因

小儿惊厥可由众多因素引起，凡能造成脑神经元兴奋性功能紊乱的因素，如脑缺氧、缺血、低血糖、脑炎症、水肿、中毒变性、坏死等，均可导致惊厥的发生。将其病因归纳为以下几种类型。

(一)感染性疾病

1.颅内感染性疾病

(1)细菌性脑膜炎、脑血管炎、颅内静脉窦炎。

(2)病毒性脑炎、脑膜脑炎。

(3)脑寄生虫病，如脑型肺吸虫病，脑型血吸虫病，脑囊虫病，脑包虫病，脑型疟疾等。

(4)各种真菌性脑膜炎。

2.颅外感染性疾病

(1)呼吸系统感染性疾病。

(2)消化系统感染性疾病。

(3)泌尿系统感染性疾病。

(4)全身性感染性疾病以及某些传染病。

(5)感染性病毒性脑病，脑病合并内脏脂肪变性综合征。

(二)非感染性疾病

1.颅内非感染性疾病

(1)癫痫。

(2)颅内创伤，出血。

(3)颅内占位性病变。

(4)中枢神经系统畸形。

(5)脑血管病。

(6)神经皮肤综合征。

(7)中枢神经系统脱髓鞘病和变性疾病。

2.颅外非感染性疾病

(1)中毒：如有毒动植物，氰化钠、铅、汞中毒，急性酒精中毒及各种药物中毒等。

(2)缺氧：如新生儿窒息，溺水，麻醉意外，一氧化碳中毒，心源性脑缺血综合征等。

(3)先天性代谢异常疾病：如苯酮尿症、黏多糖病、半乳糖血症、肝豆状核变性、尼曼-匹克病等。

(4)水电解质紊乱及酸碱失衡：如低血钙、低血钠、高血钠及严重代谢性酸中毒等。

(5)全身及其他系统疾病并发症:如系统性红斑狼疮、风湿病、肾性高血压脑病、尿毒症、肝性脑病、糖尿病、低血糖、胆红素脑病等。

(6)维生素缺乏症:如维生素 B_6 缺乏症、维生素 B_6 依赖症、维生素 B_1 缺乏性脑型脚气病等。

二、临床表现

(一)惊厥发作形式

1.强直-阵挛发作

发作时突然意识丧失,摔倒,全身强直,呼吸暂停,角弓反张,牙关紧闭,面色青紫,持续10～20秒,转入阵挛期;不同肌群交替收缩,致肢体及躯干有节律地抽动,口吐白沫(若咬破舌头可吐血沫)。呼吸恢复,但不规则,数分钟后肌肉松弛而缓解,可有尿失禁,然后入睡,醒后可有头痛、疲乏,对发作不能回忆。

2.肌阵挛发作

肌阵挛发作是由肢体或躯干的某些肌群突然收缩(或称电击样抽动),表现为头、颈、躯干或某个肢体快速抽搐。

3.强直发作

表现为肌肉突然强直性收缩,肢体可固定在某种不自然的位置持续数秒钟,躯干四肢姿势可不对称,面部强直表情,眼及头偏向一侧,睁眼或闭眼,瞳孔散大,可伴呼吸暂停,意识丧失,发作后意识较快恢复,不出现发作后嗜睡。

4.阵挛性发作

发作时全身性肌肉抽动,左右可不对称,肌张力可增高或减低,有短暂意识丧失。

5.限局性运动性发作

发作时无意识丧失,常表现为下列形式。

(1)某个肢体或面部抽搐:由于口、眼、手指在脑皮层运动区所代表的面积最大,因而这些部位最易受累。

(2)杰克逊癫痫发作:发作时大脑皮层运动区异常放电灶逐渐扩展到相邻的皮层区。抽搐也按皮层运动区对躯干支配的顺序扩展,如从面部抽搐开始→手→前臂→上肢→躯干→下肢。若进一步发展,可成为全身性抽搐,此时可有意识丧失。常提示颅内有器质性病变。

(3)旋转性发作:发作时头和眼转向一侧,躯干也随之强直性旋转,或一侧上肢上举,另一侧上肢伸直,躯干扭转等。

6.新生儿轻微惊厥

新生儿轻微惊厥是新生儿期常见的一种惊厥形式,发作时呼吸暂停,两眼斜视,眼睑抽搐,频频的眨眼动作,伴流涎,吸吮或咀嚼样动作,有时还出现上下肢类似游泳或蹬自行车样的动作。

(二)惊厥的伴随症状及体征

1.发热

为小儿惊厥最常见的伴随症状,如系单纯性或复杂性高热惊厥患儿,于惊厥发作前均有38.5 ℃,甚至40 ℃以上高热。由上呼吸道感染引起者,还可有咳嗽、流涕、咽痛、咽部出血、扁桃体肿大等表现。如为其他器官或系统感染所致惊厥,绝大多数均有发热及其相关的症状和体征。

2.头痛及呕吐

为小儿惊厥常见的伴随症状之一，年长儿能正确叙述头痛的部位、性质和程度，婴儿常表现为烦躁、哭闹、摇头、抓耳或拍打头部。多伴有频繁喷射状呕吐，常见于颅内疾病及全身性疾病，如各种脑膜炎、脑炎、中毒性脑病、瑞氏综合征，颅内占位性病变等。同时还可出现程度不等的意识障碍，颈项抵抗，前囟饱满，颅神经麻痹，肌张力增高或减弱，克氏征、布氏征及巴宾斯基征阳性等体征。

3.腹泻

如遇重度腹泻病，可致水电解质紊乱及酸碱失衡，出现严重低钠或高钠血症，低钙、低镁血症，以及由于补液不当，造成水中毒也可出现惊厥。

4.黄疸

新生儿溶血症，当出现胆红素脑病时，不仅皮肤巩膜高度黄染，还可有频繁性惊厥；重症肝炎患儿，当肝功能衰竭，出现惊厥前即可见到明显黄疸；在瑞氏综合征、肝豆状核变性等病程中，均可出现不等的黄疸，此类疾病初期或中末期均能出现惊厥。

5.水肿、少尿

各类肾炎或肾病为儿童时期常见多发病。水肿、少尿为该类疾病的首起表现，当其中部分患儿出现急、慢性肾衰，或肾性高血压脑病时，均可发生惊厥。

6.智力低下

常见于新生儿窒息所致缺氧、缺血性脑病，颅内出血患儿，病初即有频繁惊厥，其后有不同程度的智力低下。智力低下亦见于先天性代谢异常疾病，如苯丙酮尿症、糖尿症等氨基酸代谢异常病。

三、诊断依据

(一)病史

了解惊厥的发作形式，持续时间，有无意识丧失，伴随症状，诱发因素及有关的家族史。

(二)体检

全面的体格检查，尤其神经系统的检查，如神志、头颅、头围、囟门、颅缝、脑神经、瞳孔、眼底、颈抵抗、病理反射、肌力、肌张力、四肢活动等。

(三)实验室及其他检查

1.血尿粪常规

血白细胞显著增高，通常提示细菌感染。红细胞、血红蛋白很低，网织红细胞增高，提示急性溶血。尿蛋白及细胞数增高，提示肾炎或肾盂肾炎。粪镜检，排除痢疾。

2.血生化等检验

除常规查肝肾功能、电解质外，应根据病情选择有关检验。

3.脑脊液检查

凡疑有颅内病变惊厥患儿，尤其是颅内感染时，均应做脑脊液常规、生化、培养或有关的特殊化验。

4.脑电图

阳性率可达80%～90%。小儿惊厥，尤其无热惊厥，其中不少系小儿癫痫。脑电图上可表现为阵发性棘波、尖波、棘慢波、多棘慢波等多种波型。

5.CT 检查

疑有颅内器质性病变惊厥患儿，应做脑 CT 扫描，高密度影见于钙化、出血、血肿及某些肿瘤；低密度影常见于水肿，脑软化，脑脓肿，脱髓鞘病变及某些肿瘤。

6.MRI 检查

MRI 对脑、脊髓结构异常反映较 CT 更敏捷，能更准确反映脑内病灶。

7.单光子反射计算机体层成像 SPE-CT

可显示脑内不同断面的核素分布图像，对癫痫病灶、肿瘤定位及脑血管疾病提供诊断依据。

四、治疗

(一)止惊治疗

1.地西泮

每次 0.25～0.5 mg/kg，最大剂量不大于 10 mg，缓慢静脉注射，1 分钟不大于 1 mg。必要时可在15～30 分钟后重复静脉注射一次。以后可口服维持。

2.苯巴比妥钠

新生儿首次剂量 15～20 mg 静脉注射。维持量 3～5 mg/(kg·d)。婴儿、儿童首次剂量为5～10 mg/kg，静脉注射或肌内注射，维持量 5～8 mg/(kg·d)。

3.水合氯醛

每次 50 mg/kg，加水稀释成 5%～10%溶液，保留灌肠。惊厥停止后改用其他镇静剂止惊药维持。

4.氯丙嗪

剂量为每次 1～2 mg/kg，静脉注射或肌内注射，2～3 小时后可重复 1 次。

5.苯妥英钠

每次 5～10 mg/kg，肌内注射或静脉注射。遇有“癫痫持续状态”时可给予 15～20 mg/kg，速度不超过 1 mg/(kg·min)。

6.硫苯妥钠

催眠，大剂量有麻醉作用。每次 10～20 mg/kg，稀释成 2.5%溶液肌内注射。也可缓慢静脉注射，边注射边观察，惊止即停止注射。

(二)降温处理

1.物理降温

可用 30%～50%乙醇溶液擦浴。头部、颈、腋下、腹股沟等处可放置冰袋。亦可用冷盐水灌肠。或用低于体温 3～4 ℃的温水擦浴。

2.药物降温

一般用安乃近 5～10 mg/(kg·次)，肌内注射。亦可用其滴鼻，大于 3 岁患儿，每次 2～4 滴。

(三)降低颅内压

惊厥持续发作时，引起脑缺氧、缺血，易致脑水肿；如惊厥系颅内感染炎症引起，疾病本身即有脑组织充血水肿，颅内压增高，因而及时应用脱水降颅内压治疗。常用 20%甘露醇溶液 5～10 mL/(kg·次)，静脉注射或快速静脉滴注(10 mL/min)，6～8 小时重复使用。

(四)纠正酸中毒

惊厥频繁,或持续发作过久,可致代谢性酸中毒,如血气分析发现血 pH<7.2,BE 为 15 mmol/L时,可用5%碳酸氢钠 3~5 mL/kg,稀释成1.4%的等张液静脉滴注。

(五)病因治疗

对惊厥患儿应通过病史了解,全面体检及必要的化验检查,争取尽快地明确病因,给予相应治疗。对可能反复发作的病例,还应制订预防复发的防治措施。

五、护理

(一)护理诊断

(1)有窒息的危险。

(2)有受伤的危险。

(3)潜在并发症:脑水肿。

(4)潜在并发症:酸中毒。

(5)潜在并发症:呼吸、循环衰竭。

(6)知识缺乏。

(二)护理目标

(1)不发生误吸或窒息,适当加以保护防止受伤。

(2)保护呼吸功能,预防并发症。

(3)患儿家长情绪稳定,能掌握止痉、降温等应急措施。

(三)护理措施

1.一般护理

(1)将患儿平放于床上,取头侧位。保持安静,治疗操作应尽量集中进行,动作轻柔敏捷,禁止一切不必要的刺激。

(2)保持呼吸道通畅:头侧向一边,及时清除呼吸道分泌物。有发绀者供给氧气,窒息时施行人工呼吸。

(3)控制高热:物理降温可用温水或冷水毛巾湿敷额头部,每5~10分钟更换1次,必要时用冰袋放在额部或枕部。

(4)注意安全,预防损伤,清理好周围物品,防止坠床和碰伤。

(5)协助做好各项检查,及时明确病因。根据病情需要,于惊厥停止后,配合医师作血糖、血钙或腰椎穿刺、血气分析及血电解质等针对性检查。

(6)加强皮肤护理:保持皮肤清洁干燥,衣、被、床单清洁、干燥、平整,以防皮肤感染及压疮的发生。

(7)心理护理:关心体贴患儿,处置操作熟练、准确,以取得患儿信任,消除其恐惧心理。说服患儿及家长主动配合各项检查及治疗,使诊疗工作顺利进行。

2.临床观察内容

(1)惊厥发作时.观察惊厥患儿抽搐的时间和部位,有无其他伴随症状。

(2)观察病情变化,尤其随时观察呼吸、面色、脉搏、血压、心音、心率、瞳孔大小、对光反射等重要的生命体征,发现异常及时通报医师,以便采取紧急抢救措施。

(3)观察体温变化,如有高热,及时做好物理降温及药物降温.如体温正常,应注意保暖。

3.药物观察内容

(1)观察止惊药物的疗效。

(2)使用地西泮、苯巴比妥钠等止惊药物时,注意观察患儿呼吸及血压的变化。

4.预见性观察

若惊厥持续时间长、频繁发作,应警惕有无脑水肿,颅内压增高的表现,如收缩压升高、脉率减慢,呼吸节律慢而不规则,则提示颅内压增高。如未及时处理.可进一步发生脑疝,表现为瞳孔不等大、对光反射消失、昏迷加重、呼吸节律不整甚至骤停。

六、康复与健康指导

(1)做好患儿的病情观察准备好急救物品,教会家属正确的退热方法,提高家长的急救知识和技能。

(2)加强患儿营养与体育锻炼,做好基础护理等。

(3)向家长详细交代患儿的病情、惊厥的病因和诱因,指导家长掌握预防惊厥的措施。

第九节　小儿心律失常

正常心律起源于窦房结,心激动按一定的频率、速度及顺序传导到结间传导束、房室束、左右束支及普肯野纤维网而达心室肌。如心激动的频率、起搏点或传导不正常都可造成心律失常。

一、期前收缩

期前收缩是由心脏异位兴奋灶发放的冲动引起,为小儿时期最常见的心律失常。异位起搏点可位于心房、房室交界或心室组织,分别引起房性、交界性及室性期前收缩,其中,室性期前收缩为多见。

(一)病因

期前收缩常见于无器质性心脏病的小儿。可由疲劳、精神紧张、自主神经功能不稳定引起,也可发生于病毒性心肌炎、先天性心脏病或风湿性心脏病。另外,拟交感胺类洋地黄、奎尼丁、锑剂中毒及缺氧、酸碱平衡失调、电解质紊乱(低血钾等)、心导管检查、心脏手术等均可引起期前收缩。健康学龄儿童1%～2%有期前收缩。

(二)症状

年长儿可诉述心悸、胸闷、不适。听诊可发现心律不齐,心搏提前,其后常有一定时间的代偿间歇,心音强弱也不一致。期前收缩常使脉律不齐,若期前收缩发生过早,可使脉搏短绌,期前收缩次数因人而异,且同一患儿在不同时期也可有较大出入。某些患儿于运动后心率增快时期前收缩减少,但也有些反而增多,前者常提示无器质性心脏病,后者则可能同时有器质性心脏病存在。为了明确诊断,了解期前收缩的性质,必须做心电图检查。根据心电图上有无P波、P波形态、P-R的长短及QRS波的形态,来判断期前收缩属于何型。

1.房性期前收缩的心电图特征

(1)P 波提前,可与前一心动的 T 波重叠,形态与窦性 P 波稍有差异,但方向一致。

(2)P-R>0.10 秒。

(3)期前收缩后的代偿间歇往往不完全。

(4)一般 P 波、QRS-T 正常,若不继以 QRS-T 波,称为阻滞性期前收缩;若继以畸形的 QRS-T 波,为心室差异传导所致。

2.交界性期前收缩的心电图特征

(1)QRS-T 波提前,形态、时限与正常窦性基本相同。

(2)期前收缩所产生的 QRS 波前或后有逆行 P 波,P-R<0.10 秒,R-P<0.20 秒,有时P 波可与 QRS 波重叠,辨认不清。

(3)代偿间歇往往不完全。

3.室性期前收缩的心电图特征

(1)QRS 波提前,形态异常、宽大,QRS 波>0.10 秒,T 波与主波方向相反。

(2)QRS 波前多无 P 波。

(3)代偿间歇完全。

(4)有时在同一导联出现形态不一、配对时间不等的室性期前收缩,称为多源性期前收缩。

(三)治疗

必须针对基本病因治疗原发病。一般认为若期前收缩次数不多、无自觉症状者可不必用药。若期前收缩次数>10 次/分,有自觉症状,或在心电图上呈多源性者,则应予以治疗。可选用普罗帕酮(心律平)口服,每次 5～7 mg/kg,每 6～8 小时 1 次。也可服用β受体阻滞剂普萘洛尔(心得安)每日 1 mg/kg,分2～3 次;房性期前收缩若用之无效可改用洋地黄类。室性期前收缩必要时可每日应用苯妥英钠5～10 mg/kg,分 3 次口服;胺碘酮 5～10 mg/kg,分 3 次口服;普鲁卡因胺 50 mg/kg,分 4 次口服;或奎尼丁 30 mg/kg,分 4～5 次口服。后者可引起心室内传导阻滞,需心电图随访,在住院观察下应用为妥。对洋地黄过量或低血钾引起者,除停用洋地黄外,应给予氯化钾口服或静脉滴注。

(四)预后

预后取决于原发疾病。有些无器质性心脏病的患儿期前收缩可持续多年,不少患儿最后终于消失,个别患儿可发展为更严重的心律失常,如室性心动过速等。

二、阵发性心动过速

阵发性心动过速是异位心动过速的一种,按其发源部位分室上性(房性或房室结性)和室性两种,绝大多数病例属于室上性心动过速。

(一)阵发性室上性心动过速

阵发性室上性心动过速是由心房或房室交界处异位兴奋灶快速释放冲动所产生的一种心律失常。本病虽非常见,但属于对药物反应良好、可以完全治愈的儿科急症之一,若不及时治疗易致心力衰竭。本病可发生于任何年龄,容易反复发作,但初次发病以婴儿时期为多见,个别可发生于胎儿末期(由胎儿心电图证实)。

1.病因

阵发性室上性心动过速可在先天性心脏病、预激综合征、心肌炎、心内膜弹力纤维增生症等疾病基础上发生，但多数患儿无器质性心脏疾患。感染为常见的诱因，也可由疲劳、精神紧张、过度换气、心脏手术时和手术后、心导管检查等因素诱发。

2.临床表现

临床表现为小儿常突然烦躁不安，面色青灰或灰白，皮肤湿冷，呼吸增快，脉搏细弱，常伴有干咳，有时呕吐，年长儿还可自诉心悸、心前区不适、头晕等。发作时心率突然增快，为160～300次/分，多数大于200次/分，一次发作可持续数秒钟至数日。发作停止时心率突然减慢，恢复正常。此外，听诊时第一心音强度完全一致，发作时心率较固定而规则等均为本病的特征。发作持续超过24小时者，容易发生心力衰竭。若同时有感染存在，可有发热、周围血常规白细胞增高等表现。

3.X线检查

X线检查取决于原来有无心脏器质性病变和心力衰竭，透视下见心脏搏动减弱。

4.心电图检查

心电图检查中P波形态异常，往往较正常时小，常与前一心动的T波重叠，以致无法辨认。如能见到P波，则P-R间期常为0.08～0.13秒。虽然根据P波和P-R间期长短可以区分房性或交界性，但临床上常有困难。QRS波形态同窦性，发作时间持久者，可有暂时ST段及T波改变。部分患儿在发作间歇期可有预激综合征。

5.诊断

发作的突然起止提示这是心律失常，以往的发作史对诊断很有帮助。体格检查：心律绝对规律、匀齐，心音强度一致，心率往往超出一般窦性范围，再结合上述心电图特征，诊断不太困难，但需与窦性心动过速及室性心动过速相鉴别。

6.治疗

治疗可先采用物理方法以提高迷走神经张力，如无效或当时有效但很快复发时，需用药物治疗。

(1)物理治疗：①冰水毛巾敷面法：对新生儿和小婴儿效果较好。用毛巾在4～5 ℃水中浸湿后，敷在患儿面部，可强烈兴奋迷走神经，每次10～15秒。如1次无效，可隔3～5分钟再用，一般不超过3次。②压迫颈动脉窦法：在甲状软骨水平扪得右侧颈动脉搏动后，用大拇指向颈椎方向压迫，以按摩为主，每次时间不超过10秒，一旦转律，便停止压迫，如无效，可用同法再试压左侧，但禁忌两侧同时压迫。③以压舌板或手指刺激患儿咽部使之产生恶心、呕吐。

(2)药物治疗：①洋地黄类药物：对病情较重、发作持续在24小时以上、有心衰表现者，宜首选洋地黄类药物。此药能增强迷走神经张力，减慢房室交界处传导，使阵发性室上性心动过速转为窦性心律，并能增强心肌收缩力，控制心力衰竭，室性心动过速或洋地黄引起室上性心动过速禁用此药。低钾、心肌炎、阵发性室上性心动过速伴房室传导阻滞或肾功能减退者慎用，常用制剂有地高辛口服、静脉注射或毛花苷C静脉注射，一般采用快速饱和法。②β受体阻滞剂：可试用普萘洛尔，小儿静脉注射剂量为每次0.05～0.15 mg/kg，以5%葡萄糖注射液稀释后缓慢推注，不少于5分钟，必要时每6～8小时重复1次。重度房室传导阻滞，伴有哮喘及心力衰竭者禁用。③戊胺安。此药为选择性钙通道阻滞剂，抑制 Ca^{2+} 进入细胞内，疗效显著。不良反应为血压下降，并能加重房室传导阻滞。剂量：每次0.1 mg/kg，静脉滴注或缓注，每分钟不超过 1 mg。④普罗帕酮：有明显延长传导作用，能抑制旁路传导。剂量为每次1～3 mg/kg，溶于 10 mL 葡萄糖注射液中，静脉缓注 10～15 分钟；无效者可于 20 分钟后重复1～2 次；有效时可改为口服维持，剂量同治疗期前收缩。⑤奎尼丁或普鲁卡因胺：能延长心房肌的不应期和降低异位起搏点的自律性，恢复窦性节律。奎尼丁口服剂量开始为每日30 mg/kg，分 4～5 次，每 2～3 小时口服1 次，转律后改用维持量；普鲁卡因胺口服剂量为每日50 mg/kg，分 4～6 次服；肌内注射用量每次6 mg/kg，每6 小时 1次，至心动过速停止或出现中毒反应为止。

(3)其他：对个别药物疗效不佳者可考虑用直流电同步电击转复心律，或经静脉插入起搏导管至右心房行超速抑制治疗。近年来对发作频繁、药物难以满意控制的阵发性室上性心动过速采用射频消融治疗取得成功。

7.预防

发作终止后可口服地高辛维持量 1 个月，如有复发，则于发作控制后再服 1 个月。奎尼丁对预激综合征患者预防复发的效果较好，可持续用药半年至 1 年，也可用普萘洛尔口服。

(二)室性心动过速

凡有连续 3 次或 3 次以上的室性期前收缩发生时，临床上称为室性心动过速，小儿时期较少见。

1.病因

室性心动过速可由心脏手术、心导管检查、严重心肌炎、先天性心脏病、感染、缺氧、电解质紊乱等原因引起，但不少病例的病因不易确定。

2.临床表现

临床表现与阵发性室上性心动过速相似，但症状较严重。小儿烦躁不安、苍白、呼吸急促；年长儿可诉心悸、心前区痛，严重病例可有晕厥、休克、充血性心力衰竭等。发作短暂者血流动力学的改变较轻，发作持续 24 小时以上者则可发生显著的血流动力学改变，且很少有自动恢复的可能。体检发现心率增快，常大于 150 次/分，节律整齐，心音可有强弱不等现象。

3.心电图检查

心电图示心室率为 150～250 次/分。R-R 间期可略有变异，QRS 波畸形，时限增宽(0.10 秒)，P 波与 QRS 波之间无固定关系，心房率较心室率缓慢，有时可见到室性融合波或心室夺获现象。

4.诊断

心电图是诊断室性心动过速的重要手段，但有时与室上性心动过速伴心室差异传导的鉴别比较困难，必须结合病史、体检、心电图特点、对治疗的反应等仔细加以区别。

5.治疗

药物治疗可应用利多卡因 0.5～1.0 mg/kg 静脉滴注或缓慢推注，必要时可每 10～30 分钟重复，总量不超过 5 mg/kg。此药能控制心动过速，但作用时间很短，剂量过大会引起惊厥、传导阻滞等毒性反应，少数患者对此药有过敏现象。普鲁卡因胺静脉滴注也有效，剂量为

1.4 mg/kg，以5％葡萄糖注射液稀释成1％溶液，在心电图监测下以每分钟0.5～1 mg/kg速度滴入，如出现心率明显改变或QRS波增宽，应停药；此药不良反应较利多卡因大，可引起低血压，抑制心肌收缩力。美西律口服，每次100～150 mg，每8小时1次，对某些利多卡因无效者可能有效；若无心力衰竭存在禁用洋地黄类药物。对病情危重、药物治疗无效者，可应用直流电同步电击转复心律。个别患者采用射频消融治疗获得痊愈。

6.预后

本病的预后比阵发性室上性心动过速严重。同时，有心脏病存在者病死率可达50％，原无心脏病者也可发展为心室颤动，甚至死亡，所以必须及时诊断，予以适当处理。

三、房室传导阻滞

心脏的传导系统包括窦房结、结间束(前、中、后束)、房室结、房室束、左右束支及普肯野纤维。心脏的传导阻滞可发生在传导系统的任何部位，当阻滞发生于窦房结与房室结之间，便称为房室传导阻滞。阻滞可以是部分性的(第一度或第二度)，也可能为完全性的(第三度)。

(一)第一度房室传导阻滞

第一度房室传导阻滞在小儿中比较常见。大多由急性风湿性心肌炎引起，但也可发生于发热、心肌炎、肾炎、先天性心脏病及个别正常小儿，在应用洋地黄时能延长P-R间期。由房室束心电图证实阻滞可发生于心房、房室交界或房室束，其中以房室交界阻滞者最常见。第一度房室传导阻滞本身对血流动力学并无不良影响，临床听诊除第一心音较低钝外，无其他特殊体征，诊断主要通过心电图检查，心电图表现为P-R间期延长，但小儿P-R间期正常值随年龄、心率不同而不同，必须加以注意。部分正常小儿静卧后P-R间期延长，直立或运动后可使P-R间期缩短至正常，此种情况说明P-R间期延长与迷走神经的张力过高有关。第一度房室传导阻滞应着重病因治疗，其本身无须治疗，预后较好，部分可发展为更严重的房室传导阻滞。

(二)第二度房室传导阻滞

第二度房室传导阻滞时窦房结的冲动不能全部传到心室，因而造成不同程度的漏搏。

1.病因

产生原因有风湿性心脏病，各种原因引起的心肌炎、严重缺氧、心脏手术后及先天性心脏病(尤其是大动脉错位)等。

2.临床表现及分型

临床表现取决于基本心脏病变，以及由传导阻滞而引起的血流动力学改变。心室率过缓可引起胸闷、心悸，甚至产生眩晕和昏厥。听诊时除原有心脏疾患所产生的改变外，尚可发现心律不齐、脱漏搏动。心电图改变可分为两种类型。①第Ⅰ型(文氏型)：R-R间期逐步延长，终于P波后不出现QRS波；在P-R间期延长的同时，R-R间期往往逐步缩短，而且脱落的前、后两个P波的距离，小于最短的P-R间期的两倍。②第Ⅱ型(莫氏Ⅱ型)：此型P-R间期固定不变，但心室搏动呈规律的脱漏，而且常伴有QRS波增宽。近年来，通过房室束心电图的研究发现第Ⅰ型比第Ⅱ型为常见，但第Ⅱ型的预后比较严重，容易发展为完全性房室传导阻滞，导致阿-斯综合征。

3.治疗

第二度房室传导阻滞的治疗应针对原发疾病。当心室律过缓、心脏搏出量减少时可用阿托品、异丙肾上腺素治疗。病情轻者可以口服,后者舌下含用,情况严重时则以静脉输药为宜,有时甚至需要安装起搏器。

4.预后

预后与心脏的基本病变有关。由心肌炎引起者最后多完全恢复;当阻滞位于房室束远端,有 QRS 波增宽者预后较差,可能发展为完全性房室传导阻滞。

(三)第三度房室传导阻滞

第三度房室传导阻滞又称完全性房室传导阻滞,小儿较少见。完全性房室传导阻滞时心房与心室各自独立活动,彼此无关,此时心室率比心房率慢。

1.病因

病因可分为获得性和先天性两种。获得性者以心脏手术后引起的最为常见,尤其是发生于大型室间隔缺损、法洛四联症、主动脉瓣狭窄等心脏病的手术后;其次为心肌炎,如病毒或白喉引起的心肌炎;此外,新生儿低血钙与酸中毒也可引起暂时性第三度房室传导阻滞。先天性房室传导阻滞中约有 50 %患儿的心脏无形态学改变,部分患儿合并先天性心脏病或心内膜弹力纤维增生症等。

2.临床表现

临床表现不一,部分小儿并无主诉,获得性者和伴有先天性心脏病者病情较重。患儿因每搏输出量减少而自觉乏力、眩晕、活动时气短。最严重的表现为阿-斯综合征发作,小儿检查时脉率缓慢而规则,婴儿<80 次/分,儿童<60 次/分,运动后仅有轻度或中度增加;脉搏多有力,颈静脉可有显著搏动,此搏动与心室收缩无关;第一心音强弱不一,有时可闻及第三心音或第四心音;绝大多数患儿心底部可听到Ⅰ～Ⅱ级喷射性杂音,为心脏每搏输出量增加引起的半月瓣相对狭窄所致。由于经过房室瓣的血量也增加,所以可闻及舒张中期杂音,可有心力衰竭及其他先天性、获得性心脏病体征。在不伴有其他心脏疾患的第三度房室传导阻滞患儿中,X 线检查可发现 60 %有心脏增大。

3.诊断

心电图是重要的诊断方法。由于心房与心室都有其本身的节律活动,所以 P 波与 QRS 波之间彼此无关。心房率较心室率快,R-R 间期基本规则。心室波形有两种形式:①QRS 波的形态、时限正常,表示阻滞在房室束之上,以先天性者居多数。②QRS 波有切迹,时限延长,说明起搏点在心室内或者伴有束支传导阻滞,常为外科手术所致。

4.治疗

凡有低心排血量症状或阿-斯综合征表现者需进行治疗。少数患者无症状,心室率又不太缓慢,可以不必治疗,但需随访观察。纠正缺氧与酸中毒可改善传导功能。由心肌炎或手术暂时性损伤引起者,肾上腺皮质激素可消除局部水肿,恢复传导功能。起搏点位于房室束近端者,应用阿托品可使心率增快。人工心脏起搏器是一种有效的治疗方法,可分为临时性与永久性两种。对急性获得性第三度房室传导阻滞者临时性起搏效果很好;对第三度房室传导阻滞持续存在,并有阿-斯综合征发作者需应用埋藏式永久性心脏起搏器。有心力衰竭,尤其是应用人工心脏起搏器后尚有心力衰竭者,需继续应用洋地黄制剂。

5.预后

非手术引起的获得性者，可能完全恢复，手术引起者预后较差。先天性第三度房室传导阻滞，尤其是不伴有其他先天性心脏病者，预后较好。

四、心律失常的护理

（一）护理评估

1.健康史

（1）了解既往史，对患者情绪、心慌气急、头晕等表现进行评估。

（2）应注意评估可能存在的诱发心律失常的因素，如情绪激动、紧张、疲劳、消化不良、饱餐、用力过猛，洋地黄、奎尼丁、普鲁卡因胺、麻醉药等毒性作用及低血钾、心脏手术或心导管检查。

2.身体状况

（1）主要表现：①窦性心律失常。窦性心动过速患者可无症状或有心悸感；窦性心动过缓，心率过慢时可引起头晕、乏力、胸痛等。②期前收缩。患者可无症状，也可有心悸或心跳暂停感，尤其频发室早可致心悸不适、胸闷、乏力、头晕，甚至晕厥，室早持续时间过长，可因此诱发或加重心绞痛、心力衰竭。③异位性心动过速。阵发性室上性心动过速在器质性心脏病的患者，大多有心悸、胸闷、乏力，而心脏病患者发作时可出现头晕、黑蒙、晕厥、血压下降、心力衰竭。室性阵发性心动过速发作时多有晕厥、呼吸困难、低血压，甚至晕厥、抽搐、心绞痛等。④心房颤动。多有心悸、胸闷、乏力，严重者发生心力衰竭、休克、晕厥及心绞痛发作。⑤心室颤动。心室颤动一旦发生，患者立即出现阿一斯综合征，表现为意识丧失、抽搐、心跳及呼吸停止。

（2）症状、体征：护士应重点检查脉搏频率及节律是否正常，结合心脏听诊可发现：①期前收缩时心律不规则，期前收缩后有较长的代偿间歇，第一心音增强，第二心音减弱，桡动脉触诊有脉搏缺如；②阵发性室上性心动过速心律规则，第一心音强度一致；室性阵发性心动过速心律可略不规则，第一心音强度不一致；③心房颤动时心音强弱不等、心律绝对不规则，脉搏短绌、脉率小于心率；④心室颤动患者神志丧失、大动脉摸不到搏动，继以呼吸停止、瞳孔散大、发绀；⑤第一度房室传导阻滞，听诊时第一心音减弱；第二度Ⅰ型房室传导阻滞听诊有心搏脱漏，第二度Ⅱ型房室传导阻滞听诊心律可慢而整齐或不齐；第三度房室传导阻滞时，听诊心律慢而不规则，第一心音强弱不等，收缩压增高，脉压增宽。

3.社会一心理状况

患者可由心律失常引起的胸闷、乏力、心悸等而紧张不安。期前收缩患者易过于注意自己脉搏，思虑过度；心房颤动患者可因血栓脱落导致栓塞，使患者致残而忧伤、焦虑；心动过速发作时病情重，患者有恐惧感；严重房室传导阻滞患者生活不能自理，需使用人工起搏器者对手术及自我护理缺乏认识，因而情绪低落、信心不足。

（二）护理诊断与合作性问题

1.心排血量减少

患者出现心慌、呼吸困难、血压下降，与严重心律失常有关。

2.焦虑

患者因发生心绞痛、晕厥、抽搐而产生情绪紧张、恐惧感，其与严重心律失常致心跳不规则及停跳感有关。

3.活动无耐力

与心律失常导致心排血量减少有关。

4.并发症

并发症有晕厥、心绞痛，与严重心律失常导致心排血量降低，脑和心肌血供减少有关。

5.潜在并发症

潜在并发症包括心搏骤停，与心室颤动、缓慢心律失常或心脏停搏、持续性室性心动过速使心脏射血功能突然中止有关。

(三)预期目标

(1)血压稳定，呼吸平稳，心慌、乏力减轻或消失。

(2)忧虑及恐惧情绪减轻或消除。

(3)保健意识增强，病情稳定。

(四)护理措施

1.减轻心脏负荷，缓解不适

(1)对功能性心律失常患者，应鼓励其正常生活，注意劳逸结合。频发期前收缩、室性阵发性心动过速或第二度Ⅱ型房室传导阻滞及第三度房室传导阻滞患者，应绝对卧床休息，为患者创造良好的安静休息环境，协助做好生活护理，关心患者，减少和避免任何不良刺激，促进身心休息。

(2)遵医嘱给予抗心律失常药物治疗。

(3)患者心悸、呼吸困难、血压下降、晕厥时，及时做好对症护理。

(4)终止阵发性室上性心动过速发作，尚可试用兴奋迷走神经的方法。①用压舌板刺激悬雍垂，诱发恶心、呕吐。②深吸气后屏气，再用力做呼气动作。③颈动脉窦按摩，患者取仰卧位，先按摩右侧颈动脉窦5～10秒，如无效再按摩左侧，不可两侧同时进行，按摩同时听诊心率，当心率减慢，立即停止。④压迫眼球，患者平卧，闭眼并眼球向下，用拇指在一侧眼眶下压迫眼球，每次10秒，青光眼或高度近视者禁用。

(5)嘱患者当心律失常发作导致胸闷、心悸、头晕等不适时采取高枕卧位、半卧位或其他舒适体位，尽量避免左侧卧位，因左侧卧位时患者常能感受到心脏搏动而使不适感加重。

(6)伴有气促、发绀等缺氧指征时，给予氧气持续吸入。

(7)评估患者活动受限的原因和体力活动类型，与患者及其家属共同制订活动计划，告诉患者限制最大活动量的指征。对无器质性心脏病的良好心律失常患者，鼓励其正常工作和生活，建立健康的生活方式，避免过度劳累。

(8)保持环境安静，限制探视，保证患者充分的休息及睡眠。给予高蛋白、高维生素、低钠的饮食，多吃新鲜蔬菜和水果，少量多餐，避免刺激性食物。

(9)监测生命体征、皮肤颜色及温度、尿量有无改变；监测心律、心率、心电图，判断心律失常的类型；评估患者有无头晕、晕厥、气急、疲劳、胸痛、烦躁不安等表现；严密心电监护，发现频发、多源性、第二度Ⅱ型房室传导阻滞，尤其是室性阵发性心动过速、第三度房室传导阻滞等，应立即报告医师，协助采取积极的处理措施；监测血气分析结果、电解质及酸碱平衡情况；密切观察患者的意识状态、脉率及心率，血压等。一旦发生如意识突然丧失、抽搐、大动脉搏动消失、呼吸停止等猝死表现，立即进行抢救，如心脏按压、人工呼吸、非同步直流电复律或配合临时起搏等。

2.调整情绪

患者焦虑、烦躁和恐惧等情绪不仅加重心脏负荷，更易诱发心律失常，故须给予必要的解释和安慰。说明心律失常的可治性，稳定的情绪和平静的心态对心律失常的治疗是必不可少的，消除思想顾虑和悲观情绪，使其乐于接受和配合各种治疗。了解患者思想动态和生活上的困难，进一步给予帮助，增加患者的安全感。

3.协助完成各项检查及治疗

(1)心电监护：对严重心律失常患者必须进行心电监护，护理人员应熟悉监护仪的性能、使用方法和观察结果，特别要密切注意有无引起猝死的危险征兆。①潜藏着引起猝死危险的心律失常，如频发性、多源性、成联律的室性期前收缩，阵发性室上性心动过速，心房颤动，第二度Ⅱ型房室传导阻滞。②随时有猝死危险的严重心律失常，如室性阵发性心动过速、心室颤动、第三度房室传导阻滞等。一旦发现应立即报告医生，紧急处理。

(2)特殊检查护理：心律失常的心脏电学检查除常规心电图、动态心电图记录外，其他如经食管心脏调搏术、记录心室晚电位等。护士应了解这些检查的无创性、安全可靠、易操作、有实用性。向患者解释其作用目的和注意事项，鼓励患者消除顾虑，配合检查。

(3)特殊治疗的护理配合：电复律为利用适当强度的高压直流电刺激，使全部心肌纤维瞬间同时除极，消除异位心律，转变为窦性心律，与抗心律失常药物联合应用，效果更为满意。人工心脏起搏器已广泛应用于临床，它能按一定的频率发放脉冲电流刺激心脏，引起心脏兴奋和收缩；安置起搏器后可能发生感染、出血、皮肤压迫坏死等不良反应，护士应熟悉起搏器性能并做好相应护理。介入性导管消融术是使用高频电磁波的射频电流直接作用于病灶区，治疗快速心律失常，不需开胸及全身麻醉，安全有效，可告知患者大致过程、需要配合的事项及疗效，避免患者因精神紧张而影响配合。术前准备除一般基本要求外，需注意检查患者足背动脉搏动情况，以便与术中、术后搏动情况相对照；术中、术后加强心电监护和仔细观察患者有无心慌、气急、恶心、胸痛等症状，及时发现心脏穿孔和心包压塞等严重并发症的早期征象；术后注意预防股动脉穿刺处出血，局部压迫止血 20 分钟，再以压力绷带包扎，观察 15 分钟，然后用沙袋压迫 12 小时，术侧肢体伸直制动，并观察足背动脉和足温情况，有利于早期发现栓塞症状并及时做溶栓处理，常规应用抗生素和清洁伤口，预防感染，卧床 24 小时后如无并发症可下地活动。

五、健康教育

(1)积极防治原发疾病，避免各种诱发因素如发热、疼痛、寒冷、饮食不当、睡眠不足等。应用某些药物后产生不良反应须及时就医。

(2)适当休息与活动。无器质性心脏病者应积极参加体育锻炼，调整自主神经功能；器质性心脏病者可根据心功能情况适当活动，注意劳逸结合。

(3)教会患者及其家属检查脉搏和听心律的方法，每天至少1次，每次在1分钟以上。向患者及其家属讲解心律失常的常见病因、诱因及防治知识。

(4)指导患者正确选择食谱。饱食、刺激性饮料均可诱发心律失常，应选择低脂、易消化、清淡、富含营养、少量多餐饮食。合并心力衰竭及使用利尿剂时应限制钠盐摄入及多进含钾的食物，嘱患者多食纤维素丰富的食物，保持大便通畅，心动过缓患者避免排便时屏气，以免兴奋迷走神经而加重心动过缓，以减轻心脏负荷和防止低钾血症诱发心律失常，保持大便通畅。嘱患者注意劳逸结合、生活规律，保持乐观、稳定的情绪。

(5)让患者认识服药的重要性，按医嘱继续服用抗心律失常药物，不可自行减量或撤换药物，如有不良反应及时就医。

(6)教给患者自测脉搏的方法，以利于自我病情监测；教会患者家属心肺复苏术以备急用；定期随访，经常复查心电图，及早发现病情变化。

第十节　小儿病毒性心肌炎

一、概述

病毒性心肌炎是由多种病毒侵犯心脏，引起局灶性或弥漫性心肌间质炎性渗出和心肌纤维变性、坏死或溶解的疾病，有的可伴有心包或心内膜炎症改变。可导致心肌损伤、心功能障碍、心律失常和周身症状。可发生于任何年龄，近年来发生率有增多的趋势，是儿科常见的心脏疾病之一。据全国九省市“病毒性心肌炎协作组”调查，其发病率占住院患儿总数的5.97%，占门诊患者总数的0.14%。

(一)病因

近年来，由于病毒学及免疫病理学的迅速发展，通过大量动物实验及临床观察，证明多种病毒皆可引起心肌炎。其中柯萨奇病毒B6(1～6型)最常见，其他如柯萨奇病毒A、ECHO病毒、脊髓灰质炎病毒、流感及副流感病毒、腮腺炎病毒、水痘病毒、单纯疱疹病毒、带状疱疹病毒及肝炎病毒等也可能致病。由于柯萨奇病毒具有高度亲心肌性和流行性，据报道在很多原因不明的心肌炎和心包炎中，约39%系由柯萨奇病毒B所致。

尽管罹患病毒感染的机会很多，而多数不发生心肌炎，在一定条件下才发病。例如当机体由于继发细菌感染(特别是链球菌感染)、发热、缺氧、营养不良、接受类固醇或放射治疗等，而抵抗力低下时，可诱发发病。

病毒性心肌炎的发病原理至今未完全了解，目前提出病毒学说、免疫学说、生化机制等几种学说。

(二)病理

病毒性心肌炎病理改变轻重不等。轻者常以局灶性病变为主，而重者则多呈弥漫性病变。局灶性病变的心肌外观正常，而弥漫性者则心肌苍白、松软，心脏呈不同程度的扩大、增重。镜检可见病变部位的心肌纤维变性或断裂，心肌细胞溶解、水肿、坏死。间质有不同程度水肿以及淋巴细胞、单核细胞和少数多核细胞浸润。病变以左室及室间隔最显著，可波及心包、心内膜及传导系统。

慢性病例心脏扩大，心肌间质炎症浸润及心肌纤维化并有瘢痕组织形成，心内膜呈弥漫性或局限性增厚，血管内皮肿胀等变化。

二、临床表现

病情轻重悬殊。轻症可无明显自觉症状，仅有心电图改变。重型可出现严重的心律紊乱、充血性心力衰竭、心源性休克，甚至个别患者因此而死亡。大约有1/3以上病例在发病前1～3周或发病同时呼吸道或消化道病毒感染，同时伴有发热、咳嗽、咽痛、周身不适、腹泻、皮疹等症状，继而出现心脏症状如年长儿常诉心悸、气短、胸部及心前区不适或疼痛、疲乏感等。发病初期常有腹痛、食欲不振、恶心、呕吐、头晕、头痛等表现。3个月以内婴儿有拒乳、苍白、发绀、四肢凉、两眼凝视等症状。心力衰竭者，呼吸急促、突然腹痛、发绀、水肿等；心源性休克者，烦躁不安，面色苍白、皮肤发花、四肢厥冷或末梢发绀等；发生窦性停搏或心室纤颤时可突然死亡；高度房室传导阻滞在心室自身节律未建立前，由于脑缺氧而引起抽搐、昏迷称心脑综合征。如病情拖延至慢性期。常表现为进行性充血心力衰竭、全心扩大，可伴有各种心律失常。

体格检查：多数心尖区第一音低钝。一般无器质性杂音，仅在胸前或心尖区闻及Ⅰ～Ⅱ级吹风样收缩期杂音。有时可闻及奔马律或心包摩擦音。心律失常多见如阵发性心动过速、异位搏动、心房纤颤、心室扑动、停搏等。严重者心脏扩大，脉细数，颈静脉怒张，肝大和压痛，肺部啰音等；或面色苍白、四肢厥冷、皮肤发花、指(趾)发绀、血压下降等。

三、辅助检查

(一)实验室检查

(1)白细胞总数在10.0×10^9～20.0×10^9/L之间，中性粒细胞偏高。血沉、抗链“O”大多数正常。

(2)血清肌酸磷酸激酶、乳酸脱氢酶及其同工酶、谷草转氨酶在病程早期可增高。超氧化歧化酶急性期降低。

(3)若从心包、心肌或心内膜分离到病毒，或用免疫荧光抗体检查找到心肌中有特异的病毒抗原，电镜检查心肌发现有病毒颗粒，可以确定诊断；咽洗液、粪便、血液、心包液中分离出病毒，同时结合恢复期血清中同型病毒中和抗体滴度较第1份血清升高或下降4倍以上，则有助于病原诊断。

(4)补体结合抗体的测定以及用分子杂交法或聚合酶链反应检测心肌细胞内的病毒核酸也有助于病原诊断。部分病毒性心肌炎患者可有抗心肌抗体出现，一般于短期内恢复，如持续提高，表示心肌炎病变处于活动期。

(二)心电图检查

心电图在急性期有多变与易变的特点，对可疑病例应反复检查，以助诊断。其主要变化为ST-T改变，各种心律紊乱和传导阻滞。恢复期以各种类型的期前收缩为多见。少数为慢性期患儿可有房室肥厚的改变。

(三)X线检查

心影正常或不同程度的增大，多数为轻度增大。若反复迁延不愈或合并心力衰竭，心脏扩大明显。后者可见心搏动减弱，伴肺瘀血、肺水肿或胸腔少量积液。有心包炎时，有积液征。

(四)心内膜心肌活检

心导管法心内膜心肌活检，在成人患者中早已开展，小儿患者仅是近年才有报道，为心肌炎诊断提供了病理学依据。据报道：原因不明的心律失常、充血性心力衰竭患者，经心内膜心肌活检证明约40%为心肌炎；临床表现和组织学相关性较差。原因是EMB取材很小且局限，以及取材时不一定是最佳机会；心内膜心肌活检本身可导致心肌细胞收缩，而出现一些病理性伪迹。因此，对于心内膜心肌活检活检病理无心肌炎表现者不一定代表心脏无心肌炎，此时临床医师不能忽视临床诊断。此项检查一般医院尚难开展，不作为常规检查项目。

四、诊断与鉴别诊断

(一)诊断要点

1.病原学诊断依据

(1)确诊指标：自患儿心内膜、心肌、心包(活检、病理)或心包穿刺液检查，发现以下之一者可确诊心肌炎由病毒引起。①分离到病毒。②用病毒核酸探针查到病毒核酸。③特异性病毒抗体阳性。

(2)参考依据：有以下之一者结合临床表现可考虑心肌炎系病毒引起。①自患儿粪便、咽拭子或血液中分离到病毒，且恢复期血清同抗体滴度较第一份血清升高或降低4倍以上。②病程早期患儿血中特异性IgM抗体阳性。③用病毒核酸探针自患儿血中查到病毒核酸。

2.临床诊断依据

(1)心功能不全、心源性休克或心脑综合征。

(2)心脏扩大(X线、超声心动图检查具有表现之一)。

(3)心电图改变以R波为主的2个或2个以上主要导联(Ⅰ、Ⅱ、aVF、V_5)的ST-T改变持续4天以上伴动态变化，窦房传导阻滞，房室传导阻滞，完全性右或左束支阻滞，成联律、多形、多源、成对或并行性期前收缩，非房室结及房室折返引起的异位性心动过速，低电压(新生儿除外)及异常Q波。

(4)CK-MB升高或心肌肌钙蛋白(cTnI或cTnT)阳性。

3.确诊依据

(1)具备临床诊断依据2项，可临床诊断为心肌炎。发病同时或发病前1～3周有病毒感染的证据支持诊断者。

(2)同时具备病原学确诊依据之一，可确诊为病毒性心肌炎，具备病原学参考依据之一，可临床诊断为病毒性心肌炎。

(3)凡不具备确诊依据，应给予必要的治疗或随诊，根据病情变化，确诊或除外心肌炎。

(4)应除外风湿性心肌炎、中毒性心肌炎、先天性心脏病、结缔组织病以及代谢性疾病的心肌损害、甲状腺功能亢进症、原发性心肌病、原发性心内膜弹力纤维增生症、先天性房室传导阻滞、心脏自主神经功能异常、β受体功能亢进及药物引起的心电图改变。

4.临床分期

(1)急性期：新发病，症状及检查阳性发现明显且多变，一般病程在半年以内。

(2)迁延期：临床症状反复出现，客观检查指标迁延不愈，病程多在半年以上。

(3)慢性期：进行性心脏增大，反复心力衰竭或心律失常，病情时轻时重，病程在1年以上。

(二)鉴别诊断

在考虑九省市心肌炎协作组制订的心肌炎诊断标准时，应首先除外其他疾患，包括风湿性心肌炎、中毒性心肌炎，结核性心包炎、先天性心脏病、胶原性疾病或代谢性疾病或代谢性疾病的心肌损害(包括维生素 B_1 缺乏症)、原发性心肌病、先天性房室传导阻滞、高原性心脏病、克山病、川崎病、良性期前收缩和神经功能紊乱、电解质紊乱及药物等引起的心电图改变。

五、治疗、预防、预后

本症尚无特殊治疗。应结合患儿病情采取有效的综合措施，可使大部分患儿痊愈或好转。

(一)一般治疗

1.休息

急性期至少应卧床休息至热退 3～4 周，有心功能不全或心脏扩大者，更应强调绝对卧床休息，以减轻心脏负荷及减少心肌耗氧量。

2.抗生素

虽对引起心肌炎的病毒无直接作用，但因细菌感染是病毒性心肌炎的重要条件因子，故在开始治疗时，均主张适当使用抗生素。一般应用青霉素肌内注射 1～2 周，以清除链球菌和其他敏感细菌。

3.保护心肌

大剂量维生素 C，具有增加冠状血管血流量、心肌糖原、心肌收缩力、改善心功能、清除自由基、修复心肌损伤的作用。剂量为 100～200 mg/(kg·d)，溶于 10%～25%葡萄糖液 10～30 mL 内静脉注射，每日1 次，15～30 天为 1 个疗程；抢救心源性休克时，第一日可用 3～4 次。

至于极化液、能量合剂及 ATP 等均因难进入心肌细胞内，故疗效差，近年来多推荐：①辅酶 Q_{10} 1 mg/(kg·d)，口服，可连用 1～3 个月。②1,6-二磷酸果糖 0.7～1.6 mL/kg 静脉注射，最大量不超过2.5 mL/kg(75 mg/mL)，静脉注射速度 10 mL/min，每日 1 次，10～15 日为一疗程。

(二)激素治疗

肾上腺皮质激素可用于抢救危重病例及其他治疗无效的病例。口服泼尼松 1～1.5 mg/(kg·d)，用3～4 周，症状缓解后逐渐减量停药。对反复发作或病情迁延者，依据近年来对本病发病机制研究的进展，可考虑较长期的激素治疗，疗程不少于半年，对于急重抢救病例可采用大剂量，如地塞米松0.3～0.6 mg/(kg·d)，或氢化可的松 15～20 mg/(kg·d)，静脉滴注。

(三)免疫治疗

动物及临床研究均发现丙种球蛋白对心肌有保护作用。在美国，波士顿及洛杉矶的儿童医院已将静脉注射丙种球蛋白作为病毒性心肌炎治疗的常规用药。

(四)抗病毒治疗

动物试验中联合应用三氮唑核苷和干扰素可提高生存率，目前欧洲正在进行干扰素治疗心肌炎的临床试验，其疗效尚待确定。环孢霉素 A、环磷酰胺目前尚无肯定疗效。

(五)控制心力衰竭

心肌炎患者对洋地黄耐受性差，易出现中毒而发生心律失常，故应选用快速作用的洋地黄制剂如毛花苷丙(西地兰)或地高辛。病重者用地高辛静脉滴注,一般病例用地高辛口服,饱和量用常规的1/2～2/3量,心力衰竭不重,发展不快者,可用每日口服维持量法。利尿剂应早用和少用,同时注意补钾,否则易导致心律失常。注意供氧,保持安静。若烦躁不安,可给镇静剂。发生急性左心功能不全时,除短期内并用毛花苷丙(西地兰)、利尿剂、镇静剂、氧气吸入外,应给予血管扩张剂如酚妥拉明0.5～1 mg/kg加入10%葡萄糖液50～100 mL内快速静脉滴注。紧急情况下,可先用半量以10%葡萄糖液稀释静脉缓慢注射,然后将其余半量静脉滴注。

(六)抢救心源性休克

镇静、吸氧、大剂量维生素C、扩容、激素、升压药、改善心功能及心肌代谢等。

近年来,应用血管扩张剂硝普钠取得良好疗效,常用剂量5～10 mg,溶于5%葡萄糖100 mL中,开始0.2 μg/(kg·min)滴注,以后每隔5分钟增加0.1 μg/kg,直到获得疗效或血压降低,最大剂量不超过每分钟4～5 μg/kg。

(七)纠正严重心律失常

心律失常的纠正在于心肌病变的吸收或修复。一般轻度心律失常如期前收缩、Ⅰ度房室传导阻滞等,多不用药物纠正,而主要是针对心肌炎本身进行综合治疗。若发生严重心律失常如快速心律失常、严重传导阻滞都应迅速及时纠正,否则威胁生命。

六、护理

(一)护理诊断

(1)活动无耐力:与心肌功能受损,组织器官供血不足有关。

(2)舒适的改变:胸闷:与心肌炎症有关。

(3)潜在并发症:心力衰竭、心律失常、心源性休克。

(二)护理目标

(1)患儿活动量得到适当控制休息得到保证。

(2)患儿胸闷缓解或消失。

(3)患儿无并发症发生或有并发症时能被及时发现和适当处理。

(三)护理措施

1.休息

(1)急性期卧床休息至热退后3～4周,以后根据心功能恢复情况逐渐增加活动量。

(2)有心功能不全者或心脏扩大者应绝对卧床休息。

(3)总的休息时间不少于3～6个月。

(4)创造良好的休息环境,合理安排患儿的休息时间。保证患儿的睡眠时间。

(5)主动提供服务,满足患儿的生活需要。

2.胸闷的观察与护理

(1)观察患儿的胸闷情况,注意诱发和缓解因素,必要时给予吸氧。

(2)遵医嘱给予心肌营养药,促进心肌恢复正常。

(3)保证休息,减少活动。

(4)控制输液速度和输液总量,减轻心肌负担。

3.并发症的观察与护理

(1)密切注意心率、心律、呼吸、血压和面色改变,有心力衰竭时给予吸氧、镇静、强心等处理,应用洋地黄制剂时要密切观察患儿有无洋地黄中毒表现,如出现新的心律失常、心动过缓等。

(2)注意有无心律失常的发生,警惕危险性心律失常的发生,如频发室早、多源室早、Ⅱ度以上房室传导阻滞房颤、室颤等。一旦发生,需及时通知医生并给予相应处理。如高度房室传导阻滞者给异丙肾上腺素和阿托品提升心率。

(3)警惕心源性休克,注意血压、脉搏、尿量、面色等变化,一旦出现心源性休克,立即取平卧位,配合医生给予大剂量维生素C或肾上腺皮质激素治疗。

(四)康复与健康指导

(1)讲解病毒性心肌炎的病因、病理、发病机制、临床特点及诊断、治疗措施。

(2)强调休息的重要性,指导患儿控制活动量,建立合理的休息制度。

(3)讲解本病的预防知识,如预防上呼吸道感染和肠道感染等。

(4)有高度房室传导阻滞者讲解安装心脏起搏器的必要性。

第五章 五官科护理

第一节 眼睑皮肤病

一、眼部带状疱疹

1.病因

眼部带状疱疹是一种性质较为严重的睑皮肤病，由三叉神经的半月神经节或某一分支受水痘一带状疱疹病毒感染所致。正在接受放射治疗或免疫抑制剂治疗的患者，容易发生本病。发病后终身免疫，很少复发。

2.临床表现

(1)发病部位：常发生于三叉神经之第一支(眼支)，分布在有发的头皮、前额与上睑的皮肤；有时也侵犯第二支，病变分布在下眼睑、颊部及上唇。其特点为仅侵犯单侧，止于眼前额的中线，形成明显的分界(图 5-1)。

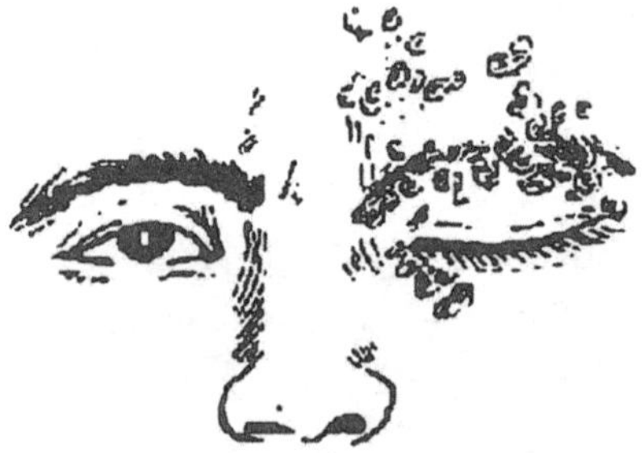

图 5-1 带状疱疹性睑皮炎

(2)自觉症状：发病初期，三叉神经的分布区有剧烈神经痛、畏光、流泪等。

(3)体征：发病数日后出现皮肤潮红、肿胀，簇生无数透明、大小不一的疱疹，呈带状排列，水泡初为无色透明，继则混浊化脓，数周内结痂脱落。因侵犯真皮，遗留永久性瘢痕。常并发角膜炎和虹膜睫状体炎，影响视力，偶尔也发生眼肌麻痹。此外，严重者可伴有发热、畏寒、不适等全身症状，或局部淋巴结肿大及压痛。

3.治疗

(1)卧床休息，吃易消化的食物。

(2)局部涂 1%甲紫，也可撒滑石粉。

(3)疼痛剧烈时可给予镇静剂和镇痛剂。

(4)病情重者可给予肌内注射胎盘球蛋白、丙种球蛋白和维生素 B_{12}，以提高机体抵抗力。

(5)恢复期应用全血或血清行肌内注射，每次 10ml，可有显效。

(6)若并发角膜炎或虹膜睫状体炎，局部应点 0.1%～0.2%碘苷(I、D、U)、散瞳及热敷等。

(7)必要时,可适当加用抗生素及类固醇皮质激素。

4.护理

(1)护理评估

1)患者的年龄、职业、文化程度;患者的现病史、既往病史、过敏史。

2)患者的眼部情况。眼睑有无红、肿、热、痛、脓肿形成,眼睑位置形态,结膜有无充血、分泌物、溢泪等。

3)患者的心理状态,对治疗的配合程度。

4)患者的视力、屈光状态;患者的营养状态,有无糖尿病及维生素A缺乏等。

(2)护理措施

1)皮肤护理:为患者提供清洁、舒适的环境。做好疱疹护理,减少摩擦,疱壁一般不刺破,保持局部干燥,避免搔抓、热水及皂类刺激。在发生疱疹处用3%硼酸溶液湿敷,以防继发感染。为促进疱液吸收及伤口愈合,用红外线灯照射每日2次,每次30分钟,注意调整灯距,防止烫伤。照射时用无菌生理盐水湿纱布遮盖双眼并嘱患者闭眼。

2)眼睛护理:对眼部带状疱疹患者视力的保护,是护理的重中之重。在提高免疫力和使用有效的抗病毒药的前提下,应及早短期使用中、小剂量的糖皮质激素,以控制眼损害。遵医嘱交替使用抗病毒、类固醇类等滴眼液,每2小时1次,每次1～2滴,每种滴眼液应相隔15分钟。滴眼前先用棉签将分泌物拭去,不可将药物直接滴在角膜上,以免刺激角膜。滴眼药动作要轻柔,以免眼球受压引起角膜疱疹破溃。嘱患者注意卫生,不要用手揉眼睛和用不干净的手帕、纸等擦眼睛,勿让眼睑的疱疹液及清洁液流入眼内。注意观察患者的病情变化及视力情况,防止葡萄膜、视网膜炎的发生。

3)疼痛护理:发生在三叉神经部位的疼痛相当剧烈,因此,医护人员要想尽办法解除患者的痛苦。对疼痛耐受力差的患者,给予适当的止痛剂并注意用药后的效果。多与患者沟通,多交流,多倾听,要同情和安慰患者,建立相互信任的护患关系,给患者以安全感,充分发挥心理镇痛效应。对某些神经痛剧烈持久、难以忍受、情绪难以控制的患者,要尤为耐心细致,进行特别护理。

4)心理护理:带状疱疹的发展有一个过程,皮疹范围在一定时间内有逐渐扩大的趋势,患者在不了解病情发展的情况下,对医师的诊治产生怀疑,对治疗失去信心,护理人员要向患者耐心说明医师诊治的准确性以及疾病本身的发展经过,帮助患者解除疑虑,增强战胜疾病的信心。另外,因病灶累及眼部,患者畏光、流泪、眼睑水肿难以睁开,再加上难以忍受的疼痛,而此产生烦躁、恐惧情绪,担心疾病影响视力甚至致盲,更产生消极悲观心理,对治疗产生抵触。护理人员应耐心细致地讲解有关疾病知识,使其对本病有正确的认识,从而消除患者恐慌情绪,使之主动配合治疗和护理。

5)全身症状的观察及护理:加强眼部护理的同时,应强调整体护理,护士应准确记录疼痛的性质、范围、持续时间、缓解方式以及生命体征的变化。出现头痛、恶心、呕吐、颈强直的症状,可能是病毒侵犯中枢神经系统,发生脑炎及脑脊髓膜炎,及时报告医师,给予脱水疗法。当发现发热等全身炎症反应时,应立即报告医师,给予相应抗感染治疗。

6)饮食护理:饮食以清淡、易消化、营养丰富为宜,多食富含维生素A及维生素B的食物,如动物肝脏、胡萝卜、南瓜、柑橘等，以加强角膜呼吸作用，改善局部代谢，促进上皮细胞修复。可适当配合予以清热解毒除湿、清肝胆的食物，如绿豆汤、冬瓜汤、薏仁粥等。忌甜品、辛辣、煎炸食物，忌烟酒，不饮浓茶和咖啡。口服激素期间应低盐饮食。

7)健康教育：疾病知识的缺乏是引起患者焦虑和抑郁的主要因素，通过疾病知识的宣教，向患者讲解眼部带状疱疹病的有关知识，让患者了解眼部带状疱疹发病诱因、发病原因、临床症状、治疗的注意事项、护理配合方法等，使患者积极配合治疗，促进疾病的康复。

二、接触性皮炎

接触性皮炎是眼睑皮肤对某些致敏原所产生的过敏反应。可单独发生，也可合并头面部发生。

1.病因

(1)药物过敏：尤以药物性皮炎最为典型。常见的致敏物有抗生素溶液、磺胺类药物、表面麻醉剂、阿托品、汞制剂等。

(2)化妆品过敏：也为常见的变应原，如清洁液、染发剂、眼影粉、气雾剂等。

(3)塑料制品：如眼镜架等。

2.临床表现

(1)自觉症状：病变部位有痒及烧灼感。

(2)急性期眼睑红肿，皮肤起泡，伴有渗液，色微黄，质黏稠。

(3)慢性期，渗液减少，红肿减轻，皮肤表面变得粗糙，有痂皮及脱屑。

(4)有时伴有睑黏膜肥厚、充血、水肿。

3.治疗

(1)除去病因，立即中断对致病源的接触和使用。

(2)急性期用生理盐水或3%硼酸溶液冷湿敷。

(3)局部应用皮质激素药物如0.025%地塞米松及泼尼松眼膏，但不宜包扎。

(4)全身服用维生素类药物及抗组织胺药物如氯苯那敏等。重者可口服激素类药物。

(5)戴深色平光镜，减少光线刺激和症状。

4.护理

(1)寻找变应原及可疑致敏病因，避免再刺激。女性化妆时要避开睑缘处，不用劣质化妆品。

(2)进食清淡食物，给高蛋白、高维生素饮食。忌食海味、辛辣食品及特殊蛋白质食物。

(3)皮肤损害部位禁用肥皂水、碘酊、酒精等刺激和搔抓。做好眼部护理，每日2次用3%硼酸溶液清洗，清除分泌物，后涂1%金霉素眼膏，防止眼睑粘连。

(4)保持室内适宜的温湿度，以免着凉。注意室内空气消毒，更换无菌床单、被褥和纱布垫。注意全身状况。

(5)注意观察有无细菌感染或真菌继发感染。

第二节　睑缘炎

为睑缘皮肤、睫毛、毛囊及其腺体的亚急性或慢性炎症。临床上，分为鳞屑性、溃疡性及眦角性三种类型。

一、病因

由于睑皮脂腺及睑板腺分泌旺盛，皮脂溢出多，合并轻度感染所致。其中鳞屑性睑缘炎多为酵母样霉菌或糠疹癣菌；溃疡性睑缘炎以葡萄球菌为主；眦性睑缘炎则是摩-阿双杆菌感染引起。其他如风沙、烟尘、热和化学因素等刺激，屈光不正、视疲劳、睡眠不足、全身抵抗力降低、营养不良、如维生素 B_2 的缺乏等都是引起三种类型睑缘炎的共同诱因。

二、临床表现

1.鳞屑性睑缘炎

自觉刺痒，睑缘潮红，睫毛根部及睑缘表面附有头皮样鳞屑。睫毛易脱落，但可再生，少数病例皮脂集中于睫毛根部呈蜡黄色干痂，除去后，局部只见充血，并无溃疡面。病程缓慢，有时能引起睑缘肥厚。

2.溃疡性睑缘炎

其症状较前者重，为三型中最严重者，睫毛根部有黄痂和小脓疱，将睫毛粘成束，剥去痂皮，暴露睫毛根部有出血的溃疡面和小脓疱。因毛囊被破坏，睫毛脱落后，不能再生而造成秃睫。溃疡愈合后形成瘢痕，瘢痕收缩时牵引邻近未脱落的睫毛而使其乱生，刺激眼球。如病程日久，睑缘肥厚外翻，泪小点闭塞，可造成溢泪。

3.眦角性睑缘炎

自觉刺痒，多为双侧，外眦部常见。其特点为内、外眦部皮肤发红、糜烂、湿润，有黏稠性分泌物。重者出现皲裂，常合并眦部结膜炎。

三、治疗

1.去除病因

避免一切刺激因素，矫正屈光不正，加强营养。

2.鳞屑性者

用肥皂水或2%碳酸氢钠溶液清洗后除去痂皮，以1%～2%黄降汞或抗生素皮质激素眼膏涂擦睑缘，每日2～3次，预后继续用药2周，以防复发。

3.溃疡性者

同上清除痂皮后，挑开脓疱，拔去患处睫毛，然后涂以抗生素或磺胺眼膏。此病较顽固，治疗应力求彻底，不可中断。病情好转后要持续用药3周，以防复发。屡犯和长期不愈的病例应做细菌培养和药物敏感试验，以选择有效药物，并可采取自家疫苗或葡萄球菌类毒素疗法。

4.眦角性者

用0.5%的硫酸锌液点眼，此药能阻止摩-阿双杆菌所产生的蛋白溶解酶侵蚀组织，故有效。局部再涂以抗生素或黄降汞眼膏。

四、护理措施

1.心理护理

注意沟通的语言、方式，告知患者一般预后较好，使其积极配合治疗，消除焦虑情绪。满足患者的心理需求，教会患者正确处理眼周分泌物的方法。教会患者正确点眼药水的方法。

2.饮食护理

进食清淡、高营养、多维生素的食物。不吃辛辣刺激性食品，保持大便通畅，戒烟酒。

3.改变不良作息时间及生活习惯

不用脏手揉眼，远离不洁环境。睑缘炎患者外出时可戴防护眼镜，避免风、沙、尘、强烈光线等刺激。

4.其他

保持眼部清洁，用生理盐水湿棉签拭去睑缘鳞屑，再用棉签蘸黄降汞眼膏(对汞过敏者禁用)或用抗生素糖皮质激素眼膏涂抹睑缘皮肤，每日 2～3 次。症状严重者按医嘱全身使用抗生素。

第三节　睑腺病

一、睑腺炎

1.病因

由于葡萄球菌侵入睫毛根部皮脂腺(Zeis 腺)或睑板腺而致的急性化脓性炎症，通称为睑腺炎。前者为外睑腺炎，后者为内睑腺炎。当身体抵抗力降低、营养不良、屈光不正时容易发生。

2.临床表现

(1)外睑腺炎：亦称外麦粒肿，又名睑缘疖。本病开始时睑局部水肿，轻度充血，自觉胀痛，近睑缘处可触及硬结，触痛明显，以后逐渐加重，形成脓肿，且在睫毛根部附近出现黄色脓头，破溃排脓后疼痛迅速消退。重者引起眼睑高度红肿，邻近球结膜水肿，耳前淋巴结肿痛，甚至出现全身畏寒、发热等症状。

(2)内睑腺炎：亦称内麦粒肿。因睑板腺位于致密的睑板纤维组织内，故疼痛较剧。早期发炎的睑板腺开口处充血隆起，数日后睑结膜面隐约可见黄色脓点，最后穿破睑结膜，排脓于结膜囊内。

3.治疗

(1)早期：局部理疗或热敷，点抗生素眼药水及眼药膏，促使炎症消退，重病者全身应用抗生素和磺胺类药以控制炎症，防止扩散。切忌过早切开或挤压，否则炎症扩散，轻者可引起眶蜂窝组织炎，重者能导致海绵窦血栓或败血症，甚至危及生命。

(2)脓点已出现：局部有波动感时，切开排脓，外睑腺炎在皮肤面沿睑缘作横形切口，一定要将脓栓摘出。内睑腺炎，在睑结膜面作与睑缘垂直的切口，排净脓液。

(3)对多次复发的顽固病例,首先去除病因,并取脓液做细菌培养及药物敏感试验,亦可做自家疫苗注射。

4.护理

(1)心理护理。告知患者睑腺炎治预后一般不影响外观,消除焦虑情绪。眼睑肿胀明显,影响外观时,嘱患者在家多休息,在不压迫眼睛的情况下,外出时可佩戴墨镜。

(2)养成良好的卫生习惯,不用脏手或不洁手帕揉眼。

(3)有烟酒嗜好者,应劝其改掉不良习惯。

(4)指导患者热敷。炎症早期使用湿热敷以促进血液循环和炎症吸收。常用方法如下:①气热敷法:将装满开水的保温瓶瓶口覆盖上一层消毒纱布,嘱患者眼部靠近瓶口,并将干净的双手围成筒状,使热气集中于眼部。温度以患者接受为宜,每次15～20分钟,每日3次。②湿性热敷法:嘱患者闭上眼睛,先在患眼部涂上凡士林或红霉素眼膏,再将消毒的湿热纱布拧干盖上,温度以患者接受为宜,避免烫伤,每次15分钟,每日3次。

(5)当睑缘炎脓肿形成后按睑缘炎切开排脓处理。切开排脓后每日换药,保持眼部清洁,每日点抗生素眼水4～6次至炎症完全消退。

(6)合并糖尿病者,应积极控制血糖,按糖尿病常规护理。

二、睑板腺囊肿(霰粒肿)

1.病因

因睑板腺排出管道阻塞,分泌物潴留,刺激周围组织而形成的睑板慢性肉芽肿。多见于青少年或中壮年。可能与该年龄阶段睑板腺分泌功能旺盛有关。发生在上睑者居多。

2.临床表现

本病进程缓慢,多无自觉症状,在眼睑皮下能扪到一硬结,表面光滑,皮肤无粘连,无压痛,大者可见皮肤隆起,但无红肿,患者感觉眼睑沉重,可出现轻度假性上睑下垂。翻转眼睑,见病变所在部位睑结膜面呈紫红色或灰红色,有时自结膜面穿破,排出粘胶样内容物,肿块消退。但可有肉芽组织增生而产生摩擦感。肉芽组织如出现在睑板腺排出口处,睑缘有乳头状增生,称为睑缘部睑板腺囊肿。

3.鉴别诊断

本病诊断容易,但对老年患者或反复出现硬结的患者,要考虑到是否有睑板腺癌,术后应将标本送病理科检查。

4.治疗

(1)小的睑板腺囊肿无须治疗,有时可自行消散,亦可涂黄降汞眼膏加按摩和热敷,促进其吸收消散。

(2)大者可行手术摘除,仔细将肥厚的囊壁摘净,以防复发。

(3)近年来,有人尝试将0.25ml甲泼尼龙注射在近肿块处结膜下或用曲安西龙-A直接注射在肿块内,对部分病例有效。

5.护理

(1)心理护理告知患者睑板腺囊肿治预后一般不影响外观,消除焦虑情绪。对老年患者或反复出现硬结的患者,将标本送病理科检查的同时,向患者做好解释,并注意与患者沟通的技巧,避免医源性伤害。

(2)告知患者睑板腺囊肿有复发的可能,除自身睑板腺分泌旺盛外,还与卫生、饮食、休息、情绪有关,进食清淡食物,高维生素饮食。忌食辛辣、油腻食物,保持心情舒畅,避免熬夜。

(3)养成良好的卫生习惯,不用脏手或不洁手帕揉眼。

(4)局部热敷,见"睑腺炎护理"。

(5)按医嘱进行眼部或全身用药护理,先控制炎症,再行手术刮除囊肿。

(6)手术后每日换药,保持眼部清洁,每日滴抗生素眼药水4~6次至炎症完全消退。

第四节　溢泪症

一、定义

凡因眼部炎症、异物刺激、感情冲动等使泪液分泌物过多者叫流泪。凡泪道任何部分发生功能障碍,导致泪液外溢者为溢泪。

二、病因

1.泪小点异常

泪小点外翻、狭窄、闭塞或无泪小点时,泪液不能流入泪道。

2.泪道异常

发育异常(先天性闭锁)、外伤、异物、炎症、肿瘤、瘢痕收缩或鼻腔疾患等使泪道狭窄或阻塞,均能发生溢泪。

三、临床表现

长期溢泪,内眦附近皮肤潮红、粗糙,发生湿疹,因患者不断向下揩拭,可促使下睑外翻。

四、诊断

1.荧光素液检查法

2.泪道冲洗法

泪道冲洗结果的分析:

(1)正常者注入冲洗液时无阻力,冲洗液通畅地流入鼻腔或咽部。

(2)注入冲洗液时有阻力,部分自泪小点返回,部分流入鼻腔,为鼻泪管狭窄。

(3)冲洗液完全从注入的原路返回者为泪小管阻塞。

(4)冲洗液自下泪小点注入,由上泪小点返回,为总泪小管阻塞。

(5)冲洗液自上泪小点返回,有黏液或黏液脓性分泌物流出,为鼻泪管阻塞,同时合并慢性泪囊炎(图5-2)。

3.其他

必要时可做X线碘油造影,用泪囊冲洗针头通过泪小管将造影剂注入,立即摄取前后位和侧位照片各1张,可了解泪道阻塞部位及泪囊的大小。

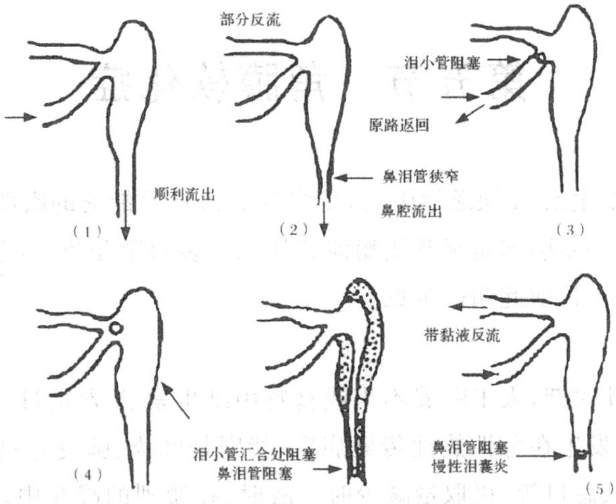

图 5-2　泪道冲洗

五、治疗

矫正睑外翻，使泪小点位置恢复正常，同时治疗睑缘炎。泪小点狭窄或闭塞者行泪小点扩张术、泪点切开或咬切术。泪小管或总管阻塞者，轻者可用探针强行扩张后进行穿线插管术，严重者可做结膜泪囊吻合术或插管术。

六、护理

(1)心理护理：加强与患者的沟通，做好心理疏导，减轻患者焦虑、紧张情绪，积极配合治疗、护理工作。

(2)帮助患者查找溢泪的原因，检查阻塞部位和阻塞原因，说明治疗原发病的重要性，积极治疗原发病。

(3)指导患者多注意保持眼部清洁卫生，不用脏手揉眼或脏手帕擦眼睛。

(4)遵医嘱滴抗生素眼药水，每日 4～6 次，每天用生理盐水或抗生素进行泪道冲洗。

(5)完善术前常规检查，包括血常规、出凝血时间、心电图及血压检查；对精神紧张的患者，术前可适当使用镇静剂。

(6)术后眼垫包眼，应观察术后敷料渗血渗液情况。

(7)如有引流管，术后 3～4 天拆除，并做泪道冲洗，记录冲洗情况，以防积血造成堵塞，以后每隔 1～2 天冲洗 1 次，共冲洗 3～4 次，术后 5～7 天拆除皮肤缝线。

(8)术后出血观察及护理：术后出血多见于 48 小时内，观察患者鼻部和咽喉部的情况，泪囊鼻腔吻合术后患者吐出唾液含有少量血丝，少量渗血一般不作处理，需安静休息，嘱半卧位，以利于伤口积血的引流，减少出血量。渗血多者可用 0.1%肾上腺素药液棉签填塞术侧鼻腔。向患者介绍术后鼻腔引流管渗血的原因，安慰患者，避免紧张。如出血量增加应及时报告医师，可用 0.1%肾上腺素液和 1%丁卡因纱布条作鼻内填充止血，全身应用止血药。手术当天勿进食过热饮食；出血量多时，可进行颊部冰敷及喝冰冷饮料以减少出血量。鼻腔填塞物是用来压迫伤口止血的，嘱患者勿扯鼻腔填塞物及用力擤鼻。术后第二天可用生理盐水湿润后缓缓拔出纱布。

第五节　角膜软化症

角膜软化症又称维生素 A 缺乏性眼病，是维生素 A 严重缺乏的眼部表现。结膜和角膜上皮出现干燥性变性，进一步引起角膜基质崩溃和坏死。多双眼受累，但程度不一，常见于虚弱多病、营养不良的婴儿。目前此病已少见。

一、病因

平时多见于婴幼儿时期，人工喂养不当或食物中维生素 A 含量过少，或由于长期腹泻而造成摄入量不足；也可发生在急性热性传染病后，特别是麻疹、肺炎等热病时，维生素 A 消耗量增多，加之食欲缺乏、忌口等，摄取量减少时。战时，在激烈的战斗中，如出现含维生素食物供应困难，也有发生本病的可能。

二、临床表现

1.全身症状

表现为严重营养不良，身体虚弱消瘦，声音嘶哑、皮肤干燥，毛发干而脆，呼吸道、消化道等黏膜上皮变性，结果可出现支气管炎、肺炎及腹泻等。

2.眼部表现

除双眼畏光不愿睁眼以外，眼部病变经过可分为四个阶段。

(1)夜盲期：夜盲是维生素 A 缺乏的早期症状。此期外眼正常，仅自觉在光线暗或黑夜之中行动困难，是暗适应功能下降的结果。婴幼儿年龄太小，很难自述被发觉；而成年人夜盲，则应与其他原因所致夜盲如视网膜色素变性等相鉴别。

(2)干燥前期：球结膜表面失去光泽，角膜表面也变得暗淡无光。继而球结膜失去原有的弹性，当眼球转动时围绕角膜缘的球结膜呈同心环形皱襞，角膜感觉减退。

(3)干燥期：此期球结膜呈显著的干燥状态，在睑裂区角膜两侧的球结膜上，出现肥皂泡沫状的银白色三角形斑，叫结膜干燥斑或毕托(Bitot)斑；此斑不为泪液湿润，且冲洗不掉，但易被擦去，稍等片刻后又再度出现。角膜完全失去光泽，并呈灰白色雾状混浊。角膜感觉几乎完全消失，畏光。此期如不及时治疗，病情将急剧恶化而进入角膜软化期。

(4)角膜软化期：是病变发展的最严重阶段。球结膜增厚而且粗糙，如同皮肤。角膜感觉消失；基质呈弥漫性灰白色混浊。继之角膜上皮脱落，基质坏死，形成溃疡，前房积脓。角膜可迅速穿孔，虹膜脱出。轻者愈合形成粘连性角膜白斑；重者可演变成眼球萎缩或角膜葡萄肿而失明。

三、治疗

1.全身治疗

轻者口服浓缩鱼肝油或鱼肝油丸。同时给予含维生素 A 丰富的食物，如猪肝、羊肝、蛋、奶类、胡萝卜、红辣椒、南瓜、番茄、菠菜等。重者或有消化系统疾病，口服不能吸收时，可肌注维生素 A、维生素 D 0.5～1.0ml(每 0.5ml 含维生素 A_2 500U、维生素 D_2 500U)每日或隔日 1 次。

2.眼局部治疗

在干燥期以前，应用鱼肝油点眼可湿润干燥的结、角膜。抗生素及磺胺类眼药水及眼膏点眼，以防止角膜继发感染。在角膜软化期，应按角膜溃疡及并发虹膜睫状体炎的治疗原则进行处理。

四、预防

本病完全可以预防。对婴幼儿应提倡人乳喂养，对高热、腹泻的患儿，应注意维生素A食品的补充。在部队，军医应关心战士的食谱和维生素的供应情况，特别是高原、边防和特殊地区执行任务的部队。

五、护理

(1)家长树立战胜其孩子疾病的信心，积极配合医师治疗。

(2)遵医嘱全身及眼部使用维生素A，如深部肌内注射，每次1ml，每日1次，持续1周以上。眼部可使用抗生素眼药水预防感染。在补充维生素A时要在医师的指导下使用，因为维生素A摄入过量易导致中毒，当患儿出现头痛、恶心、嗜睡等症状时应及时与医师联系。

(3)滴眼时，动作要轻柔，切勿用手挤压眼球，避免因人为因素造成眼压增高，导致角膜穿孔和眼内容物脱出。注意眼部卫生，不用不洁的手及手巾揩擦眼部，以免眼部感染加重病情。

(4)向家长宣讲合理喂养，注意及时添加辅食，注意添加辅食应从小量、易消化开始，逐渐增加，一次添加一种，待适应后再加另一种，不可操之过急。可多吃含维生素A丰富的食物，如动物肝脏、胡萝卜等，并应注意合理烹饪，尽量减少营养成分的丢失。同时应适当逐渐添加鸡蛋、鱼类、豆制品、肉类、菜泥、果汁等。如添加不当，可出现食欲不振、消化不良、腹泻等，所以添加辅食应交替进行。

(5)小儿生性好动、顽皮，护理人员及家长应严密监护此类儿童，防止小儿跑跳、跌跤、揉眼等。由于患儿年龄不同，对能够语言沟通的患儿应尽量多陪患儿说说话，使其对医护人员产生信任感、依赖感，鼓励患儿战胜疾病的信心，对年龄偏小的婴幼儿应常抚摩他们的额头，与他们逗笑、玩耍，用肢体语言的方式与患儿交流，促使其早日康复。

第六节　内耳疾病

一、耳硬化症

耳硬化症是内耳骨迷路发生反复的局灶性吸收并被富含血管和细胞的海绵状新骨所代替，继而血管减少，骨质沉着，形成骨质硬化病灶而产生的疾病。好发于前庭窗前区和圆窗边缘。好发年龄为20～40岁，女性多于男性。

(一)病因

尚无定论，可能与遗传、种族、代谢紊乱及内分泌障碍等因素有关。

(二)护理评估

1.健康史

仔细询问患者是否有代谢紊乱、内分泌障碍等疾病，家族中是否有类似病例，女性患者是否怀孕。

2.身体状况

(1)缓慢进行性听力下降:可因妊娠、分娩、外伤、过劳及烟酒过度等而致听力减退加剧。

(2)耳鸣:一般以“轰轰”或“嗡嗡”低音调为主,可为持续性或间歇性。

(3)韦氏错听(亦称闹境返聪):在嘈杂环境中,患者的听觉反较在安静环境中为佳,此现象称为韦氏错听。

(4)眩晕:少数患者在头部活动时出现轻度短暂眩晕。

3.辅助检查

(1)耳镜检查:可见外耳道宽大,皮肤菲薄,鼓膜完整,标志清楚,可见 Schwartze 征。

(2)听力检查:可表现为单纯传导性聋或伴有不同程度耳蜗功能损失之混合性聋。

(3)声导抗测试:显示 A 型鼓室导抗图。

(4)颞骨 CT 扫描:明确病变部位。

4.心理社会状况

注意评估患者的性别、年龄、文化层次、对疾病的认知程度以及压力应对方式等。

5.治疗原则

各期镫骨硬化患者以手术治疗为主,可采用镫骨部分或全部切除、人工镫骨术等。另可选配助听器和采用药物治疗。据报道氟化钠肠衣片、硫酸软骨素片等药物对本病有一定的防治作用。

(三)主要护理诊断和医护合作性问题

1.焦虑

焦虑与双耳听力下降及担心手术效果有关。

2.感知改变:双耳听力下降

双耳听力下降与耳骨迷路病变有关。

3.有受伤的危险

有受伤的危险与双耳聋有关。

4.知识缺乏

缺乏耳硬化症的治疗和护理知识。

(四)主要护理措施

(1)多与患者接触,了解患者焦虑的原因、程度,让家人经常探望和陪伴患者。告知其治疗方法和目的,鼓励患者勇敢面对疾病,积极配合治疗。

(2)人工镫骨术后应嘱患者保持头部制动 48 小时,以防镫骨移位。

(3)注意患者安全,避免车辆等物体的撞击。外出检查和活动要有人陪伴。在可能出现危险的地方安置警示牌。

(4)不宜手术或不愿意接受手术的患者,可佩戴助听器。应告知患者助听器的类型、适配对象和佩戴效果,协助患者选配合适的助听器。

(5)健康教育:①佩戴助听器的患者应每天清洗耳模和套管,耳部感染时不可佩戴。不用时关闭助听器,准备备用电池,夜间将电池盖打开,以免漏电。②口服氟化钠肠衣片等药物者应注意饭后服用。③手术后注意休息，避免剧烈活动，尤其是头部过度晃动和撞击。④伤口未愈不可洗头，以防污水流入耳内。⑤注意保暖，防止感冒，防止致病菌进入鼓室。

二、梅尼埃病

梅尼埃病是一种原因不明的以膜迷路积水为主要病理特征，以发作性眩晕、波动性耳聋、耳鸣、耳内胀满感为临床特征的内耳疾病。多见于50岁以下的中青年。

(一)病因

病因未明，主要学说有：耳蜗微循环障碍，内淋巴液生成、吸收平衡障碍，变态反应与自身免疫异常，或与遗传、病毒感染等有关。

(二)护理评估

1.健康史

评估患者是否患过各种耳病，有无其他自身免疫性疾病，有无家族遗传史，有无反复发作的眩晕、耳鸣和听力障碍等情况。

2.身体状况

(1)眩晕：多为无先兆突发旋转性眩晕，伴有恶心、呕吐、面色苍白、出冷汗、脉迟缓、血压下降等症状。

(2)耳鸣：多出现在眩晕发作之前，眩晕发作时加剧，间歇期自然缓解，但常不消失。

(3)耳聋：一般为单侧，多次发作后明显。发作期加重，间歇期减轻，呈明显波动性听力下降，耳聋随发作次数增加而加重。

(4)耳胀满感：发作期患侧头部或耳内有胀满、沉重或压迫感，有时感耳内灼热或钝痛。

3.辅助检查

(1)耳镜检查：鼓膜多正常，咽鼓管功能良好。

(2)听力检查：呈感音性聋，多年长期发作者可能呈感音神经性聋。

(3)前庭功能试验：早期患者前庭功能正常或轻度减退。发作期可见自发性水平型或水平旋转型眼震，发作过后，眼震逐渐消失。多次发作后，可出现向健侧的优势偏向。晚期出现半规管轻瘫或功能丧失。

(4)甘油试验：阳性反应提示耳聋系膜迷路积水引起。

(5)颞骨CT扫描：偶显前庭导水管周围气化差，导水管短而直。

4.心理社会状况

注意评估患者的年龄、文化层次、心理状况及对本病的认知程度。

5.治疗原则

采用以调节自主神经功能、改善内耳微循环以及解除迷路积水为主的药物综合治疗或手术治疗。手术有保存听力的颈交感神经节普鲁卡因封闭术、内淋巴分流术、前庭神经切除术及非听力保存的迷路切除术等。

(三)主要护理诊断和医护合作性问题

1.焦虑

与眩晕反复发作影响生活和工作有关。

2.舒适的改变:眩晕、恶心、呕吐

与膜迷路积水有关。

3.有外伤的危险

与眩晕有关。

4.知识缺乏

缺乏本病的预防保健知识。

(四)主要护理措施

(1)向患者讲解本病的相关知识,使其主动配合治疗和护理,消除其紧张、恐惧心理,使之心情愉快、精神放松。对久病、频繁发作、伴神经衰弱者要多作耐心解释,消除其思想负担。心理精神治疗的作用不容忽视。

(2)观察眩晕发作的次数、持续时间、患者的自我感觉以及神志、面色等情况。眩晕发作前,可有耳鸣为先发症状。

(3)按医嘱给予镇静药、改善微循环药及减轻膜迷路积水等药物,同时观察药物疗效和不良反应,如长期使用利尿剂者,应注意补钾。

(4)急性发作时应卧床休息,避免意外损伤。给予高蛋白、高维生素、低脂肪、低盐饮食,适当减少饮水量。休养环境宜暗并保持安静舒适。

(5)对症状重或服用镇静药者,起床时动作要慢,下床活动时有人搀扶,防止跌倒。

(6)对发作频繁、症状重、保守治疗无效而选择手术治疗者,应告知其手术目的和注意事项,做好各项术前准备,围术期护理按耳科手术患者护理常规。

(7)健康教育:①指导患者在治疗的同时配合适当的体育运动,如做呼吸操、散步、做静功等助气血运行的运动,增强体质。②指导患者保持健康的心理状态和良好的生活习惯,起居规律、睡眠充足。戒除烟酒,禁用耳毒性药物。③对眩晕发作频繁者,告知其不要骑车、登高等,以免发生危险。④积极治疗因病毒引起的呼吸道感染及全身性疾病。

三、良性阵发性位置性眩晕

良性阵发性位置性眩晕是由体位变化而诱发症状的前庭半规管疾病,是由多种病因引起的一种综合征。

(一)病因

尚不明确,可能与下列疾病有关,或继发于下列疾病:头部外伤、病毒性神经炎、椎-基底动脉短暂缺血性眩晕、内耳血循环障碍、耳部疾病如中耳及乳突感染、药物性耳中毒等。

(二)护理评估

1.健康史

评估患者有无头部外伤史,是否患有其他耳病,是否使用过耳毒性药物;询问眩晕发作的时间特征、次数与频率、伴发症状等情况。

2.身体状况

发病突然,患者在头位变化时出现强烈旋转性眩晕,常持续于60秒之内,伴眼震、恶心和呕吐。症状常发生于坐位至躺下或从躺卧位至坐位时。严重者于头部轻微活动时即出现。眩晕发作后可有较长时间的头重脚轻、漂浮感和不稳定感。

3.辅助检查

(1)变位性眼震试验:显示眼震为旋转性、有潜伏期、持续时间短,为典型性位置性眼震。

(2)正旋转试验:呈阳性反应。

(3)听力学检查:一般为正常。

(4)其他:姿势图检查可呈现异常,但无特征性。前庭功能检查、神经系统检查以及CT或MRI检查主要用于鉴别诊断或病因诊断。

4.心理社会状况

注意评估患者的文化层次、职业、心理状况等。

5.治疗原则

抗眩晕药、头位变位管石复位疗法等,上述疗法无效,且影响生活工作质量者,可行后壶腹神经切断术或半规管阻塞术。

(三)主要护理诊断和医护合作性问题

1.焦虑

与眩晕影响正常生活与工作有关。

2.知识缺乏

缺乏疾病的治疗和护理知识。

3.意外受伤的危险

与突发眩晕有关。

(四)主要护理措施

(1)针对患者的心理特点,及时给予心理疏导,使其情绪保持稳定,安心休息,积极配合治疗。

(2)发作时嘱患者卧床休息,保持环境安静、整洁,空气清新,光线宜暗,避免对患者的刺激。

(3)给予低盐、低脂、高蛋白、高维生素、清淡的饮食。少饮水,多食新鲜的水果、蔬菜,戒烟、酒、咖啡等辛辣刺激性食物及饮料。

(4)指导患者做体位疗法:患者闭眼,从坐位到侧卧位,当眩晕消失后或无眩晕时保持体位30秒后再向另一侧侧卧,两侧交替进行直至症状消失为止,或3～5次结束。第一次疗法应在清晨进行,每天进行3次,可进行2～3星期,通常7～10天症状可消失。

(5)遵医嘱给予抗眩晕药物治疗,观察治疗的效果及用药后的反应。

(6)需手术的患者,按耳部手术护理常规进行护理。

(7)健康指导:①保持情绪稳定,心情舒畅,避免急躁、暴怒情绪。②生活规律,劳逸结合,加强锻炼,避免劳累、紧张,提高自身的代偿适应能力。③从事驾驶、舞蹈、体操等工作者,不要急于恢复训练,休息2～4周后再恢复原工作。④避免使用耳毒性药物,身边常备地西泮、抗眩晕等药物,以防止眩晕突然发作。⑤发作时立即扶住身边物体,闭眼,停止移动或蹲下,防止跌倒受伤。

第七节　中耳疾病

一、大疱性鼓膜炎

大疱性鼓膜炎又称出血性大疱性鼓膜炎，是鼓膜及其临近外耳道皮肤的急性炎症。

(一)病因

一般认为此病由流感病毒所致，常发生于流感感染之后。少数病例与药物或物理刺激以及过敏等因素有关。

(二)护理评估

1.健康史

评估近期有无流感、脊髓灰质炎等病毒感染史；询问耳痛程度，耳道内有无液体流出等。

2.身体状况

常于流感热退后 2～3 天时突发剧烈耳痛，多伴有轻度听力障碍、耳鸣及同侧偏头痛，部分患者有眩晕感。大疱破裂后有稀薄血性分泌物自外耳道流出，耳痛随之减轻。

3.辅助检查

耳镜检查可见鼓膜红肿，以松弛部为甚，在鼓膜后上方出现大小不同的水疱，表面可有明显血管。

4.心理社会状况

因本病好发于儿童及青年人，应注意评估患者的年龄、性别、文化层次、职业、生活习惯等。

5.治疗原则

全身抗病毒治疗；给予镇痛剂缓解耳痛；局部及全身应用抗生素预防继发感染。大疱可待其自破或吸收自愈，较大血疱可行穿刺抽液。

(三)主要护理诊断及医护合作性问题

1.急性疼痛

急性疼痛与鼓膜和外耳道的急性炎症反应有关。

2.知识缺乏

缺乏大疱性鼓膜炎的防治和护理知识。

3.有感染的危险

有感染的危险与鼓膜大疱破裂或穿刺后用药或护理不当有关。

(四)主要护理措施

(1)卧床休息，多饮水，进营养丰富的软食。

(2)患者诉说疼痛时耐心倾听，指导患者放松和分散注意力的方法，遵医嘱给予止痛药物，并观察药物疗效。

(3)大疱破裂前按医嘱局部用消炎镇痛类滴耳液。大疱破裂后，拭净外耳道，停用酚甘油，改用抗生素滴耳液，同时全身应用抗生素预防继发感染。

(4)行大疱穿刺者，注意严格消毒，避免刺破鼓膜全层，以免引起中耳腔感染。

(5)耳部可应用热敷或透热疗法促进吸收,加速血疱消退。

(6)健康教育:①指导患者或家属掌握正确的滴耳药方法。②耳痛加剧时应及时就诊。③锻炼身体,增强体质,积极防治上呼吸道感染等。

二、急性乳突炎

急性乳突炎是乳突气房黏膜及其骨壁的急性化脓性炎症。好发于儿童,2～3 岁以下婴幼儿乳突尚未发育,仅发生鼓窦炎。

(一)病因

本病多为急性化脓性中耳炎的并发症。与患者抵抗力差,致病菌毒力强、耐药、对常用抗生素不敏感,中耳脓液引流不畅等因素有关。

(二)护理评估

1.健康史

评估患者急性化脓性中耳炎的病程;耳痛、耳流脓、耳聋等症状是否加重,耳流脓后疼痛是否减轻;有无体温再度升高等。

2.身体状况

在急性化脓性中耳炎第 3 周左右,各种症状不轻反重,鼓膜穿孔后耳痛不减轻,或一度减轻后又逐渐加重;听力进一步下降;耳流脓不见减少反渐增加,引流受阻时流脓突然减少并伴同侧颞区头痛。同时全身症状加重,体温再度升高,重者可达 40 ℃以上。乳突部皮肤轻度肿胀,鼓窦区及乳突尖区有明显压痛。

3.辅助检查

(1)耳镜检查:可见鼓膜充血,松弛部膨出。一般穿孔小,穿孔处有脓液搏动。

(2)乳突 X 线片或 CT 摄片:可见乳突腔密度改变。

(3)血常规检查:显示白细胞升高。

(4)细菌培养及药物敏感试验:以确定致病菌和敏感抗生素。

4.心理社会状况

注意评估患者的心理状况及家庭支持系统状况。

5.治疗原则

早期需按照细菌培养及药物敏感试验的结果及早静脉给予大剂量敏感的抗菌药物;注意改善局部引流;如炎症得不到控制或出现可疑并发症时,应立即行乳突凿开术。

(三)主要护理诊断及医护合作性问题

1.体温升高

体温升高与急性乳突炎引起全身反应有关。

2.急性疼痛

急性疼痛与乳突急性化脓性炎症有关。

3.潜在并发症

硬脑膜外和硬脑膜下脓肿、乙状窦血栓性静脉炎、脑脓肿、耳后骨膜下脓肿等颅内、外感染。

4.知识缺乏

缺乏急性乳突炎的治疗和护理知识。

(四)主要护理措施

(1)按医嘱全身给予抗生素治疗,直至症状完全消失后继续治疗数天。注意观察药物疗效及不良反应。

(2)遵医嘱给予1%的麻黄碱滴鼻,以保持咽鼓管引流通畅。必要时配合医生行鼓膜切开术,以利排脓。

(3)观察体温的变化,高热患者给予物理降温或遵医嘱给予退热药物。

(4)对于耳痛明显的患者,应分散患者注意力以降低机体对疼痛的感受性,必要时给予止痛药。

(5)密切观察病情变化,有剧烈头痛、恶心、呕吐、烦躁不安等症状时应警惕颅内并发症的产生。发现耳郭后上方红肿压痛加剧并有波动感,应注意颅外并发症的可能。

(6)注意休息,多饮水,鼓励进食高蛋白、高热量、高维生素易消化的流质或半流质饮食,疏通大便。重症者应注意支持疗法。小儿患者必要时请儿科医生协同观察处理。

(7)需要手术者,认真做好手术前后护理。

(8)健康教育:①向患者和家属讲解急性乳突炎的危害,特别是引起颅内、外并发症的严重性。②告知有鼓膜穿孔或手术后的患者,短期内不宜游泳,淋浴或洗头时可用干棉球塞于外耳道口,防止污水流入耳内。③乳突凿开术患者告知其三个月内耳内会有少量渗出,注意保持外耳道清洁,防止感染。④教会正确的滴耳药方法,滴耳药前先用生理盐水清洗外耳道的脓液并用棉签拭干。⑤定期复诊,病情有变化时及时就诊。⑥增加营养,提高机体抵抗力,积极预防和治疗上呼吸道感染。⑦按时进行各种传染病的预防接种。⑧宣传正确的哺乳姿势:哺乳时应将婴儿抱起,使头部竖直;乳汁过多时应适当控制其流出速度。

三、分泌性中耳炎

分泌性中耳炎是以中耳积液(包括浆液、黏液或浆黏液)及听力下降为主要特征的中耳非化脓性炎性疾病。可分为急性和慢性两种。急性中耳炎症未愈、病程大于8周者称为慢性分泌性中耳炎。

(一)病因

尚不完全明确。可能与咽鼓管功能障碍、感染、免疫反应等有关。

(二)护理评估

1.健康史

了解病程;询问患者发病前有无感冒、腺样体肥大、鼻炎、鼻窦炎、中耳感染等,近期有无乘坐飞机。

2.身体状况

(1)听力下降:急性发病者大多于感冒后有听力减退,听力可因头位不同而改变。慢性者起病隐匿。

(2)耳痛:急性者可有隐隐耳痛,慢性者耳痛不明显。

(3)耳鸣:有“噼啪”声、“嗡嗡”声及流水声等。当头部震动时耳内可有气过水声。

(4)耳内闭塞感：本病尚有耳内闭塞或闷胀感，按压耳屏后可暂时减轻。

3.辅助检查

(1)耳镜检查：急性期可见鼓膜充血、内陷；鼓室积液时可见液平面或鼓膜呈淡黄、橙红或琥珀色。慢性者鼓膜可呈灰蓝或乳白色。

(2)听力测试：示传导性聋。

(3)声阻抗测定：鼓室压曲线常呈平坦型或高负压型。

(4)乳突 X 线检查：多发现乳突气房模糊，密度增加。

(5)鼓膜穿刺：可抽出积液。

4.心理社会状况

评估患者年龄、性别、文化层次、对疾病的认知、家庭功能状况、情绪反应等。

5.治疗原则

清除中耳积液(鼓膜穿刺抽液、鼓膜切开、鼓室置管术等)；控制感染，改善咽鼓管通气引流，病因治疗。

(三)主要护理诊断和医护合作性问题

1.感知改变：听力下降

听力下降与中耳积液及负压有关。

2.舒适改变：耳鸣、耳痛、耳闷塞感

耳鸣、耳痛、耳闷塞感与咽鼓管阻塞、鼓室积液有关。

3.知识缺乏

缺乏分泌性中耳炎的相关的治疗配合和自我护理知识。

(四)主要护理措施

(1)向患者及其家人介绍本病的致病原因和各种治疗方法，增强患者信心，使其积极配合治疗。

(2)遵医嘱给予抗生素类、类固醇激素类药物以控制感染，减轻炎性渗出和机化。注意观察用药效果和不良反应。

(3)教会患者正确的滴鼻药方法，遵医嘱给予 1% 的麻黄碱滴鼻，保持鼻腔及咽鼓管通畅。

(4)行咽鼓管吹张时，应先清除鼻腔分泌物。行鼓膜穿刺抽液时，严格按操作规程执行。行鼓膜切开或鼓室置管术者，向其解释目的及注意事项，以利其配合。

(5)健康指导：①加强体育锻炼，增强体质，防止感冒。乘飞机起飞或降落时，做吞咽或张口说话动作，使咽鼓管两侧压力平衡。②嘱患者积极治疗鼻咽部疾病，如腺样体肥大、鼻窦炎、扁桃体炎等。③对 10 岁以下儿童告知家长定期行筛选性声阻抗检测。④掌握正确的擤鼻方法，压一侧鼻翼擤出或吸至咽部吐出。⑤行鼓室置管术后，勿自行用棉棒擦拭外耳道，以防小管脱出。通气管取出前或鼓膜切开者，禁止游泳及淋浴，以防耳内进水，导致中耳感染。⑥本病急性期，应尽早彻底治愈，以免迁延成慢性。

四、急性化脓性中耳炎

急性化脓性中耳炎是中耳黏膜的急性化脓性炎症。

(一)病因

主要致病菌为肺炎链球菌、流感嗜血杆菌、乙型溶血性链球菌、葡萄球菌及铜绿假单胞菌等。感染途径以咽鼓管途径为最常见,也可经外耳道鼓膜途径感染,血行感染者极少见。

(二)护理评估

1.健康史

评估患者是否有上呼吸道感染和传染病史。近期是否接受过鼓膜穿刺或置管、咽鼓管吹张等治疗。了解擤鼻习惯、婴幼儿吮乳姿势以及是否有污水入耳等情况。

2.身体状况

(1)耳痛:早期患者感耳深部锐痛或搏动性跳痛,疼痛可向同侧头部或牙齿放射。鼓膜穿孔流脓后疼痛减轻。

(2)耳鸣及听力减退:患耳可有搏动性耳鸣,听力逐渐下降。耳痛剧烈者,轻度的耳聋可不被察觉。鼓膜穿孔后听力反而提高。

(3)耳漏:鼓膜穿孔后耳内有液体流出,初为血水脓样,以后变为脓性分泌物。

(4)全身症状:轻重不一。可有畏寒、发热、怠倦、食欲缺乏等症状。小儿症状较成人严重,可有高热、惊厥,常伴有呕吐,腹泻等消化道症状。鼓膜穿孔后,体温逐渐下降,全身症状亦明显减轻。

3.辅助检查

(1)耳镜检查:可见鼓膜充血、肿胀,鼓膜穿孔后可见穿孔处有搏动亮点,为脓液从该处涌出。

(2)耳部触诊:乳突部可有轻压痛,鼓窦区较明显。

(3)听力检查:多为传导性聋。

(4)血常规检查:显示白细胞总数和多形核白细胞增加,鼓膜穿孔后血常规恢复正常。

(5)乳突 X 线检查:乳突部呈云雾状模糊,但无骨质破坏。

4.心理社会状况

注意评估患者的年龄、文化层次、生活习惯、心理状态及对疾病的认知程度。

5.治疗原则

控制感染、通畅引流、去除病因。

(三)主要护理诊断及医护合作性问题

1.急性疼痛

急性疼痛与中耳急性化脓性炎症有关。

2.体温过高

体温过高与急性化脓性中耳炎引起全身反应有关。

3.潜在并发症

急性乳突炎、耳源性脑脓肿等。

4.知识缺乏

缺乏本病的治疗和护理知识。

(四)主要护理措施

(1)遵医嘱给予足量广谱抗生素控制感染,同时观察药物的疗效及不良反应。

(2)正确使用滴耳药。禁止使用粉剂滴耳,以免其与脓液结块而影响引流。并发上呼吸道感染或有鼻炎鼻窦炎者给予血管收缩药滴鼻,以利咽鼓管引流通畅。

(3)耳痛剧烈者,遵医嘱酌情应用镇静、止痛药物。

(4)观察体温变化,高热者给予物理降温或遵医嘱使用退热药。

(5)注意观察耳道分泌物性质、量和伴随症状,注意耳后是否有红肿、压痛。如出现恶心、呕吐、剧烈头痛、烦躁不安等症状时,应警惕并发症的发生。

(6)必要时配合医生做鼓膜切开术,以利排脓。

(7)注意休息,多饮水,进食易消化营养丰富的软食,保持大便通畅。

(8)健康教育:①告知正确的擤鼻方法,指导母亲采取正确的哺乳姿势。②及时清理外耳道脓液,指导正确的滴耳药方法。嘱患者坚持治疗,按期随访。③有鼓膜穿孔或鼓室置管者避免游泳等可能导致鼓室进水的活动。禁滴酚甘油。④加强体育锻炼,增强抗病能力,做好各种传染病的预防接种工作。患上呼吸道感染等疾病时应积极治疗。

五、急性坏死性中耳炎

急性坏死性中耳炎是中耳黏膜、鼓膜和听小骨急性的严重破坏,炎症深达骨质。

(一)病因

本病常为小儿流感、麻疹尤其是猩红热的并发症。

(二)护理评估

1.健康史

评估近期有无患流感或猩红热、麻疹等传染病等。

2.身体状况

与急性化脓性中耳炎类似,但程度更严重。听力下降明显,鼓膜穿孔较大,鼓室内常伴有肉芽形成,脓液稀,有臭味。

3.辅助检查

(1)耳镜检查:可见鼓膜穿孔较大,多呈肾形。

(2)听力检查:常为较严重的传导性耳聋。

(3)乳突 X 线或颞骨 CT 检查:显示听骨链、乳突气房、鼓室和乳突天盖及乙状窦骨质破坏。

4.心理社会状况

评估患者的年龄、文化层次、生活习惯和心理状况及家属的支持情况等。

5.治疗原则

全身应用大剂量抗生素控制感染,手术引流、清除病灶。

(三)主要护理诊断和医护合作性问题

1.焦虑

焦虑与急性坏死性中耳炎导致听力明显下降有关。

2.感知改变:听力下降

听力下降与鼓膜穿孔、鼓室肉芽、急性坏死性炎症破坏听骨链有关。

3.急性疼痛

急性疼痛与中耳急性坏死性炎症反应有关。

4.潜在并发症

慢性化脓性中耳炎,耳源性脑脓肿、耳后骨膜下脓肿等颅内外感染等。

5.知识缺乏

缺乏急性坏死性中耳炎的治疗和护理知识。

(四)主要护理措施

(1)耐心倾听患者主诉,向患者和家属讲解疾病发生的原因和治疗方法,消除其紧张焦虑情绪,鼓励患者积极配合治疗。

(2)遵医嘱给予大剂量广谱抗生素控制感染,注意药物的疗效及不良反应。

(3)评估患者疼痛程度,给予精神安慰,分散注意力,必要时按医嘱给予镇痛剂。

(4)正确使用滴鼻药和滴耳药。鼓膜穿孔、持续流脓者可局部滴用无耳毒性抗生素,如泰利必妥滴耳液,滴前先用3%过氧化氢溶液清洗外耳道脓液。

(5)行乳突切开引流术或鼓室成形术的患者,围术期的护理如下。①耳科患者术前护理常规:耳科手术主要包括耳前瘘管摘除术、乳突手术、鼓膜修补术、鼓室成形术、人工镫骨植入术、电子耳蜗植入术、颞骨切除术等,护理常规如下。心理护理,了解患者的心理状态,有针对性地向患者介绍手术的目的和意义,说明术中可能出现的情况,如何配合,术后的注意事项,使患者有充分的思想准备。耳部准备,对于慢性化脓性中耳炎耳内有脓的患者,入院后根据医嘱给予3%双氧水溶液清洗外耳道脓液,并滴入抗生素滴耳液,每天3~4次,初步清洁耳道。术前一天剃除患侧耳郭周围头发,一般为距发际5~6 cm(颞骨切除术患者需剃除10 cm,男患者建议剃光头),清洁耳郭及周围皮肤,术晨将女患者头发梳理整齐,术侧头发结成贴发三股辫,如为短发,可用凡士林将其粘于旁边,或用皮筋扎起,以免污染术野。需植皮取脂肪者,应备皮,备皮部位多为腹部或大腿。术前按医嘱予以全身使用抗生素,预防术后感染。术前检查各项检验报告是否正常,包括血尿常规、出凝血试验、肝肾功能、胸片、心电图等,了解患者是否有糖尿病、高血压、心脏病或其他全身疾病,有无手术禁忌证,以保证手术安全。局部各项检查要齐全,包括电测听、前庭功能、耳部CT、面神经功能等。根据需要完成药物皮肤敏感试验。预计术中可能输血者,应做好定血型和交叉配血试验。术前一日沐浴、剪指(趾)甲,做好个人卫生工作。术前晚可服镇静剂,以便安静休息。术晨更衣,局部麻醉者不穿高领内衣,全身麻醉者病服贴身穿。取下所有贵重物品和首饰交于家属保管。活动性义齿要取下。不涂口红和指甲油。不戴角膜接触镜。按医嘱予术前用药,并做好宣教工作。局麻患者术晨可进少量干食。全麻者术前6小时开始禁食、禁水。术前有上呼吸道感染者、女患者月经来潮者,暂缓手术。术前禁烟酒及刺激性食物。②耳科患者术后护理常规:全麻患者按全麻术后护理常规护理至患者清醒。全麻清醒后,可选择平卧或健侧卧位或半卧位,如无发热、头痛、眩晕等症状,第二天可起床轻微活动。人工镫骨手术需绝对卧床48小时。观察敷料的渗透情况及是否松脱,如渗血较多,及时通知医生,可更换外面敷料重新加压包扎。饮食护理如术后无恶心、呕吐,全麻清醒3小时后可进流质或半流质饮食，3～5天后视病情逐步改为普食，以高蛋白、高热量、高维生素的清淡饮食为宜。注意观察有无面瘫、恶心、呕吐、眩晕、平衡失调等并发症，进颅手术注意患者有无高热、嗜睡、神志不清、瞳孔异常变化等颅内并发症发生。嘱患者防止感冒，教会其正确擤鼻方法，即单侧轻轻擤，勿用力擤，以免影响移植片，并利于中耳乳突腔愈合，按需要应用呋麻滴鼻液，保持咽鼓管通畅。根据医嘱使用抗生素，预防感染，促进伤口愈合。耳部手术患者因听力都有不同程度的损害，所以护士要注意与患者沟通的方式，如面对患者、大声说话、语速减慢，必要时用图片、写字或用简单的手语。避免患者烦躁不安，情绪不稳。术后6～7天拆线，2周内逐渐抽出耳内纱条，拆线后外耳道内应放置挤干的酒精棉球，保持耳内清洁并吸收耳内渗出液。嘱患者洗头洗澡时污水勿进入外耳道。

(6)注意观察患者的病情变化，注意有无恶心、呕吐、头痛、表情淡漠或耳后红肿、明显压痛等症状，防止发生颅内、外并发症。

(7)健康教育：①向患者及家属讲解疾病的危害，嘱患者积极治疗，按期随访，病情变化时及时就医。②告知鼓膜穿孔或鼓室成形术后不宜游泳，洗头和沐浴时可用干棉球塞于外耳道口，谨防污水流入耳内。③忌用氨基糖苷类抗生素滴耳液(如新霉素、庆大霉素等)滴耳，以防耳中毒。④行鼓室成形术患者术后2～3个月内不要乘坐飞机，以防气压突然变化影响手术效果。并告知其术后3个月耳内会有少量渗出，此为正常现象，注意保持外耳道清洁，防止感染。⑤加强锻炼，增强机体抵抗力，认真做好各种传染病的预防接种工作。

第八节　外耳疾病

一、耳郭假性囊肿

耳郭假性囊肿为耳郭外侧面出现的一个半球形的无痛囊性隆起。曾被称为耳郭非化脓性软骨膜炎、耳郭浆液性软骨膜炎、耳郭软骨间积液等。

(一)病因

目前认为与机械性刺激、挤压有关，造成局部微循环障碍，引起组织间的无菌性炎性渗出而发病。

(二)护理评估

1.健康史

评估患者耳郭不适和局部隆起的时间。有无明显诱因如耳郭长期受到挤压等。

2.身体状况

(1)耳郭外侧面出现半球形囊性隆起，表面肤色正常，刺激后可迅速增大。

(2)无痛，有胀感、灼热感和痒感。

(3)囊肿增大时隆起明显，有波动感，无压痛感。

(4)穿刺可抽出淡黄色液体。

3.辅助检查

(1)对抽出液作生化检查，含有丰富蛋白质。

(2)对抽出液进行细菌培养,无细菌生长。

因本病容易确诊,故临床上较少使用辅助检查。

4.心理社会状况

评估患者的年龄、性别、文化层次、职业、生活习惯等。

5.治疗原则

囊肿早期或小囊肿可用冷敷、微波照射;较大囊肿一般采用穿刺抽液,穿刺后可加压包扎或注入硬化剂或高渗剂;可口服抗生素预防感染。

(三)主要护理诊断及医护合作性问题

1.知识缺乏

缺乏有关本病治疗的配合知识和自我保健知识。

2.感染的危险

与无菌技术操作不当和患者缺乏预防感染的知识有关。

(四)主要护理措施

(1)对需要冷敷或微波照射的患者,应教会患者或家属冷敷的方法,微波照射的频率、时间和注意事项。

(2)对需进行穿刺抽液和石膏加压固定的患者,应严格按照"耳郭假性囊肿石膏固定法"的相关内容操作:①患者取坐位,解释操作目的和方法。②用安尔碘消毒囊肿皮肤,在囊肿最低处穿刺抽出囊肿内液体。进针点用棉球压迫止血后,用胶布封住。③患者头部侧卧,患耳朝上。用棉球塞住外耳道。④将石膏粉调匀,涂于囊肿及耳郭周围固定耳郭。⑤待石膏干燥后可坐起。严格执行无菌技术,预防感染。

(3)健康指导:①注意保护患耳,使耳郭清洁干燥,加压包扎或固定物如石膏不能弄湿,防止污染。加压包扎或固定期间,如有耳郭剧烈疼痛等不适,应及时就诊。②养成良好的卫生习惯,经常修剪指甲,避免用手搔抓耳郭。③避免长期挤压耳郭。

二、外耳道炎

外耳道炎是外耳道皮肤或皮下组织广泛的急、慢性炎症。由于在潮湿的热带地区发病率高,因而又被称为"热耳病"。根据病程可将外耳道炎分为急性弥漫性外耳道炎和慢性外耳道炎。较为常见的是急性弥漫性外耳道炎。

(一)病因

(1)温度升高,空气湿度大,影响腺体分泌,降低局部防御能力。

(2)外耳道局部环境的改变游泳、洗头或沐浴时水进入外耳道,浸泡皮肤,角质层被破坏,微生物侵入。同时改变了外耳道酸性环境使外耳道抵抗力下降。

(3)挖耳时损伤外耳道皮肤,引起感染。

(4)中耳炎分泌物的持续刺激使皮肤损伤感染。

(5)全身性疾病使身体抵抗力下降,引起外耳道感染,如糖尿病、慢性肾炎、内分泌紊乱、贫血等症状。

(二)护理评估

1.健康史

(1)评估患者耳部不适及疼痛、分泌物流出发生和持续的时间。

(2)有无明显诱因如挖耳损伤皮肤,游泳、洗头时污水进入外耳道等。

(3)有无全身性疾病史,如糖尿病、慢性肾炎、内分泌紊乱、贫血等。

2.身体状况

(1)急性外耳道炎:①发病初期耳内有灼热感,随后疼痛剧烈,甚至坐卧不宁,咀嚼、说话、牵拉耳郭、按压耳屏时加重,伴有外耳道分泌物。②外耳道皮肤弥漫性肿胀、充血。③可伴发热,耳周淋巴结肿大。

(2)慢性外耳道炎:①自觉耳痒不适,可有少量分泌物流出。游泳、洗头或耳道损伤可使之转为急性。②检查可见外耳道皮肤增厚,有痂皮附着,去除后皮肤呈渗血状。耳道内可有少量稠厚或豆腐渣样分泌物。

3.辅助检查

(1)耳窥镜检查,了解外耳道皮肤肿胀及鼓膜情况。

(2)分泌物细菌培养和药敏试验。

4.心理社会状况

评估患者的文化层次、职业、卫生习惯、居住环境等。

5.治疗原则

清洁外耳道,使局部干燥和引流通畅,并使外耳道处于酸性环境。合理使用敏感抗生素。外耳道红肿严重时,可用消炎消肿纱条置于外耳道。耳痛剧烈时可适当予以止痛剂。

(三)主要护理诊断和医护合作性问题

1.急性疼痛

急性疼痛与外耳道急性炎症反应有关。

2.舒适改变

舒适改变与耳道痒、分泌物流出引起的不适有关。

3.焦虑

焦虑与炎症引起多种不适和担心预后有关。

4.知识缺乏

缺乏有关治疗配合和自我预防保健知识。

(四)主要护理措施

1.心理护理

向患者简单说明发病的原因和治疗的情况,并告知患者不要担心,密切配合医生治疗,使病情得到控制。

2.根据医嘱使用敏感抗生素

全身或局部使用,控制炎症。外耳道红肿可根据医嘱局部覆用鱼石脂甘油,消炎消肿。耳痛剧烈影响睡眠时,按医嘱给予止痛药和镇静剂。进食流质或半流质食物,减少咀嚼引起的疼痛。

3.仔细清除耳道内分泌物

可用无菌棉签蘸生理盐水擦拭，并教会患者或家属正确擦拭的方法，以保持局部清洁干燥，减少刺激，避免损伤外耳道。

4.健康指导

(1)教会患者或家属正确滴耳药的方法。

(2)用药后如有耳部症状加重，应及时就医，确定是否局部药物过敏。

(3)无论慢性或急性外耳道炎，均应坚持治疗至完全治愈，防止复发或迁延不愈。

(4)加强个人卫生，经常修剪指甲，避免挖耳损伤皮肤。

(5)炎症期间不要从事水上运动。

(6)游泳、洗头、沐浴时不要让水进入外耳道，如有水进入，可用无菌棉签或柔软纸巾放在外耳道口将水吸出。或患耳向下，蹦跳几下，让水流出后擦干。保持外耳道清洁干燥。

(7)如有中耳疾病，应积极治疗。

(8)积极治疗全身性疾病。

三、外耳道疖

外耳道疖是外耳道皮肤的局限性化脓性炎症。好发于外耳道软骨部。多发生在热带、亚热带地区或炎热潮湿的夏季。

(一)病因

致病菌大多为金黄色葡萄球菌，也有白色葡萄球菌。诱发因素包括：挖耳引起外耳道皮肤损伤；游泳、洗头、洗澡时不洁水进入外耳道；化脓性中耳炎脓液刺激；全身性疾病如糖尿病、慢性肾炎、营养不良等使全身或局部抵抗力下降。

(二)护理评估

1.健康史

(1)评估患者耳部疼痛、脓液流出发生和持续的时间。

(2)了解有无上述诱因。

2.身体状况

(1)耳痛剧烈，咀嚼或说话、压耳屏或牵拉耳郭时疼痛加重。

(2)疖破溃时有脓液流出，严重者体温升高伴有全身不适。

(3)耳镜检查可见外耳道软骨部局限性红肿隆起，中央有白色脓栓。

(4)可引起耳前或耳后淋巴结肿大疼痛。

3.辅助检查

(1)实验室检查可有白细胞升高。

(2)脓液作细菌培养和药敏试验。

4.心理社会状况

评估患者的年龄、性别、文化层次、职业、卫生习惯、工作环境和居住环境等。

5.治疗原则

(1)局部治疗：根据疖的不同阶段采取不同治疗方法。①早期可覆用鱼石脂甘油纱条，局部配合物理治疗、微波治疗，可起到消炎消肿作用。②脓肿形成后可行切开排脓，脓腔置引流条，每天换药。未成熟疖禁忌切开。

(2)全身治疗：合理使用敏感抗生素。

(三)主要护理诊断和医护合作性问题

1.焦虑

焦虑与炎症引起的剧烈疼痛和担心预后有关。

2.急性疼痛

急性疼痛与外耳道疖引起的炎症反应有关。

3.知识缺乏

缺乏有关治疗配合的知识和自我预防保健知识。

四、外耳湿疹

外耳湿疹是发生在外耳道、耳郭、耳周皮肤的变态反应性皮炎。

(一)病因

病因不清，可能与变态反应因素、神经功能障碍、内分泌功能失调、代谢障碍、消化不良等因素有关。引起变态反应的因素可为食物(如牛奶、海鲜等)、吸入物(如花粉、动物的皮毛、油漆等)、接触物(如药物、化妆品、化纤织物、助听器的塑料外壳、眼镜架、肥皂、化学物质等)等，也可从头面部和颈部皮炎蔓延而来，潮湿和高温常是诱因。外耳道湿疹还可由化脓性中耳炎的脓性分泌物持续刺激引起。

(二)护理评估

1.健康史

(1)评估患者外耳不适和出现红斑、丘疹、水疱等症状的时间，发作的频次。

(2)了解患者有无上述诱因或过敏体质等。

2.身体状况

急性期主要表现为外耳奇痒、灼热感、有渗液。外耳皮肤红肿、红斑、粟粒状丘疹、小水疱等，慢性期患处皮肤增厚、粗糙、皲裂、有脱屑和色素沉着。易反复发作。

3.心理社会状况

评估患者的年龄、性别、文化层次、职业、生活习惯、饮食习惯、生活和工作环境等。

4.治疗原则

去除过敏原，口服抗过敏药，局部对症治疗。有继发感染加用抗生素。

(三)主要护理诊断和医护合作性问题

1.舒适改变

舒适改变与局部痒、渗液、灼热不适有关。

2.皮肤完整性受损

皮肤完整性受损与脓液、过敏原刺激皮肤引起各种损害有关。

3.知识缺乏

缺乏有关治疗配合和自我预防保健知识。

4.焦虑

焦虑与疾病易转为慢性和反复发作有关。

(四)主要护理措施

1.指导患者服用抗过敏药和抗生素

根据医嘱指导患者服用抗过敏药和抗生素,减轻不适反应。

2.根据医嘱指导患者局部用药的方法

(1)急性期渗液较多时,用炉甘石剂清洗渗液和痂皮后,用3%硼酸溶液湿敷1～2天。干燥后可用10%氧化锌软膏涂擦。

(2)亚急性湿疹渗液不多时局部涂擦2%甲紫溶液。

(3)慢性湿疹局部干燥时,局部涂擦10%氧化锌软膏、抗生素激素软膏或艾洛松软膏等。干痂较多时先用双氧水清洗局部后再用上述膏剂。皮肤增厚者可用3%水杨酸软膏。

3.饮食护理

进清淡饮食,禁忌食用辛辣、刺激或有较强变应原食物,如牛奶、海鲜类等。

4.心理护理

向患者讲解发病的原因和治疗的方法、效果等预防再次发作的措施,使患者情绪稳定,密切配合医生治疗。

5.清除外耳道脓液

对慢性化脓性中耳炎患者尤应注意清除外耳道脓液,减少刺激。保持耳郭清洁干燥。

6.健康指导

(1)嘱患者不要搔抓挖耳,不用热水肥皂擦洗患处。

(2)根据医嘱坚持用药和复诊,积极治疗慢性化脓性中耳炎、头颈面部湿疹。

(3)加强个人卫生,经常修剪指甲,避免挖耳损伤皮肤。

(4)不进行水上运动,洗头、洗澡时注意保护耳郭。

(5)避免食用鱼、虾、海鲜类、牛奶等易过敏食物,不吃辛辣、刺激性食物。

(6)避免接触变应原物质,如化妆品、耳环、油漆和化纤织物等。

(7)锻炼身体,均衡营养,充足睡眠,提高机体抵抗力。

第九节 鼻窦炎

鼻窦炎是鼻窦黏膜的炎症性疾病,多与鼻炎同时存在,所以也称为鼻-鼻窦炎,发病率15%左右,是鼻科最常见的疾病之一。

一、急性鼻窦炎

(一)病因

1.局部因素

鼻腔疾病(如急或慢性鼻炎、鼻中隔偏曲、异物及肿瘤等)、邻近器官的感染病灶(如扁桃体炎、上列第2双尖牙和第1、第2磨牙的根尖感染、拔牙损伤上颌窦等)、直接感染(鼻窦外伤骨折、异物进入窦腔、跳水不当或游泳后用力擤鼻导致污水进入窦腔)、鼻腔填塞物留置过久、气压骤变(航空性鼻窦炎)等。

2.全身因素

全身因素如过度疲劳、营养不良、维生素缺乏、变应性体质、贫血及糖尿病、内分泌疾病(甲状腺、脑垂体或性腺功能不足)等。

(二)治疗原则

消除病因,清除鼻腔、鼻窦分泌物,促进鼻腔和鼻窦的通气引流,控制感染,防止并发症或病变迁延成慢性鼻窦炎。

1.全身治疗

全身治疗包括对症处理、抗感染治疗等。

2.局部治疗

局部治疗包括鼻内用药、上颌窦穿刺冲洗、物理疗法等。

(三)护理评估

1.健康史

(1)评估患者有无上呼吸道感染史,有无鼻部疾病。

(2)了解患者以往健康状况,有无全身其他疾病。

(3)了解患者最近有无乘坐飞机、潜水或跳水等。

2.身体状况

(1)全身症状:畏寒、发热、食欲缺乏、周身不适等。儿童可出现咳嗽、呕吐、腹泻等。

(2)局部症状:①持续性鼻塞,常有闭塞性鼻音。②大量黏液脓性或脓性涕,牙源性上颌窦炎有恶臭脓涕。③涕中带血或自觉有腥臭味。④局部疼痛和头痛。不同鼻窦炎疼痛的程度、位置和规律不同。急性上颌窦炎疼痛部位在颌面部或上列牙,晨起时不明显,后逐渐加重,至午后最明显;急性额窦炎为前额部疼痛,晨起后明显,渐加重,中午最明显,午后渐减轻;筛窦炎为内眦或鼻根处疼痛,程度较轻,晨起明显,午后减轻;蝶窦炎表现为枕后痛或眼深部痛,晨起轻,午后重。

(3)体征:鼻镜检查可见鼻黏膜充血肿胀,中鼻道或嗅裂有脓性分泌物。局部压痛,额窦炎压痛点在眶内上壁,筛窦压痛点在内眦,上颌窦压痛点在犬齿窝。

3.辅助检查

(1)实验室检查。

(2)鼻内镜检查、鼻窦X线或CT检查了解炎症程度和范围。

4.心理社会评估

评估患者的年龄、性别、文化层次、对疾病认知程度、职业、情绪状态、生活方式、饮食习惯等。

(四)护理措施

1.用药护理

向患者解释疼痛的原因和缓解方法,遵医嘱指导患者正确用药,尤其是抗生素使用要及时、足量、足够疗程,不可随意停药,并教会患者正确的点鼻和擤鼻的方法,同时告知患者不宜长期使用鼻内血管收缩剂类药物。

2.饮食护理

嘱患者注意休息,多饮水,多食柔软易消化、富含维生素的食物,避免辛辣刺激性食物。

3.健康指导

(1)嘱患者注意生活环境的卫生,保持适宜的温度和湿度,要多开窗通风。

(2)治疗期间要定期随访至痊愈。

(3)对于抵抗力低下或者年老、体弱、婴幼儿,应当注意预防上呼吸道感染,增强体质。

(4)养成良好的生活和饮食习惯,不熬夜,不过度疲劳,饮食均衡,保证营养全面摄入。

(5)对于有鼻部或全身疾病的患者,应嘱其积极治疗原发病。

(6)飞行员、乘务员、潜水员应指导其及时保持鼻窦内外压力平衡的方法。

二、慢性鼻窦炎

急性鼻窦炎反复发作或急性鼻窦炎、鼻炎治疗不当,病程超过 2 个月,即为慢性鼻窦炎,以筛窦和上颌窦最为多见。

(一)病因

主要发病因素有细菌感染、变态反应、鼻腔和鼻窦的解剖变异、全身抵抗力差、鼻外伤、异物、肿瘤等。

(二)治疗原则

控制感染和变态反应导致的鼻腔鼻窦黏膜炎症。改善鼻腔鼻窦的通气、引流。病变轻者及不伴有解剖畸形者,采用药物治疗(包括全身和局部药物治疗)即可取得较好疗效;否则应采取综合治疗手段,包括内科和外科治疗。

1.全身用药

抗生素、糖皮质激素、黏液稀释及改善黏膜纤毛活性药、抗组胺类药物。

2.局部用药

鼻腔减充血剂、局部糖皮质激素、生理盐水冲洗。

3.局部治疗

上颌窦穿刺冲洗、额窦环钻引流、鼻窦置换治疗、鼻内镜下吸引。

4.手术治疗

手术治疗以解除鼻腔鼻窦解剖学异常造成的机械性阻塞、结构重建、通畅鼻窦的通气和引流、黏膜保留为主要原则。

(三)护理评估

1.健康史

(1)了解患者有无急性鼻窦炎反复发作史,了解其治疗过程。

(2)了解患者有无鼻部其他疾病或全身病。

2.身体状况

(1)全身症状:可有头昏、易倦、精神抑郁、记忆力减退、注意力不集中等现象。

(2)局部症状:鼻塞;流脓涕,牙源性鼻窦炎时,脓涕多带腐臭味;嗅觉障碍;局部疼痛及头痛,多在低头、咳嗽、用力或情绪激动时症状加重。

(3)后组筛窦炎和蝶窦炎偶可引起视力减退、视野缺损或复视等。

(4)检查可见鼻黏膜充血、肿胀,中鼻道、嗅裂及鼻咽部有脓。

3.辅助检查

(1)鼻内镜检查和鼻窦CT扫描可帮助了解鼻腔解剖学结构异常、病变累积的位置和范围。

(2)细菌培养或免疫学检查可进一步确定鼻窦炎的主要致病因素和特征。

4.心理社会评估

评估患者年龄、性别、文化层次、对疾病的认知程度、职业、性格特点、生活方式、情绪反应等。

(四)护理措施

1.鼻腔冲洗指导

向患者解释鼻腔冲洗的目的及操作方法,协助并指导患者进行鼻腔冲洗,使其熟练掌握正确的冲洗方法。

2.病情观察

注意观察患者体温变化,有无剧烈头痛、恶性、呕吐等,鼻腔内有无清水样分泌物流出,如发现应及时报告医生处理。

3.饮食护理

饮食要清淡易消化,禁烟酒,禁辛辣刺激性食物。

4.健康指导

(1)告知患者尽量克制打喷嚏,如果克制不住,打喷嚏时一定把嘴张大。

(2)告知患者不用手挖鼻,防止损伤鼻黏膜。

(3)防止感冒,避免与患感冒的人接触。冬春季外出时应戴口罩,减少花粉、冷空气对鼻黏膜的刺激。

(4)保持大便通畅,勿用力排便。

(5)定期门诊随访鼻腔黏膜情况,清理痂皮。

第十节　鼻息肉

鼻息肉是鼻、鼻窦黏膜的慢性炎性疾病,以极度水肿的鼻黏膜在中鼻道形成息肉为临床特征。

一、病因

尚未完全清楚。由鼻部黏膜长期水肿所致,以变态反应和慢性炎症为主要原因。

二、治疗原则

现多主张以手术为主的综合治疗,使用糖皮质激素及功能性鼻内镜手术。

三、护理评估

(一)健康史

评估患者以往健康状况,是否有过敏性鼻炎、慢性鼻炎、哮喘史。有无慢性炎症刺激及诱发因素。

(二)身体状况

(1)进行性鼻塞,逐渐转为持续性鼻塞、流涕。有鼻塞性鼻音。

(2)嗅觉障碍及头痛。

(3)外鼻可形成"蛙鼻"。

(4)前鼻镜检查可见鼻腔内有一个或多个表面光滑呈灰白色或淡红色、半透明的新生物,触之柔软,可移动,不易出血,不感疼痛。

(三)辅助检查

(1)鼻内镜检查。

(2)X线鼻窦摄片,明确病变的部位和范围。

(3)病理学检查。

(四)心理社会评估

评估患者的年龄、性别、对疾病的认知程度、文化层次、生活习惯、饮食习惯等。观察患者对疾病的情绪反应。

四、护理措施

(一)心理护理

向患者及家属介绍疾病的特点,治疗方法和一般预后情况,如何预防复发等,增加患者对疾病的认识,树立战胜疾病的信心。

(二)用药护理

鼓励患者多喝水,口唇干燥时涂以润唇膏。根据医嘱使用糖皮质激素,减轻鼻塞症状,缓解不适。

(三)术前护理

1.一般准备

(1)术前检查各项检验报告是否正常,包括血尿常规、出凝血试验、肝肾功能、胸片、心电图等,了解患者是否有糖尿病、高血压、心脏病或其他全身疾病,有无手术禁忌证,以保证手术安全。

(2)准备好鼻部CT或X线片。

(3)根据需要完成药物皮肤敏感试验。

(4)预计术中可能输血者,应做好定血型和交叉配血试验。

(5)术前一日沐浴、剪指(趾)甲,做好个人卫生工作。

(6)术前晚可服镇静剂,以便安静休息。

(7)按医嘱予术前用药,并做好宣教工作。

(8)局麻患者术晨可进少量干食。全麻者术前6小时开始禁食、禁水。

(9)术前有上呼吸道感染者、女患者月经来潮者,暂缓手术。

(10)术前禁烟酒及刺激性食物。

2.鼻部准备

(1)剪去术侧鼻毛,男患者需理发,剃净胡须。如果息肉或肿块过大,已长至鼻前庭,则不宜再剪鼻毛。

(2)检查患者有无感冒、鼻黏膜肿胀等急性炎症,如有应待其消失后手术。

(四)术后护理

1.麻醉护理

局麻患者术后给予半卧位,利于鼻腔分泌物渗出物引流,同时减轻头部充血。全麻按全麻护理常规至患者清醒后,改为半卧位。

2.用药护理

按医嘱及时使用抗生素,预防感染。注意保暖,防止感冒。

3.病情观察

注意观察鼻腔渗血情况,嘱患者如后鼻孔有血液流下,一定要吐出,以便观察出血量,并防止血液进入胃内,刺激胃黏膜引起恶心呕吐。24 小时内可用冰袋冷敷鼻部和额部。如出血较多,及时通知医生处理,必要时按医嘱使用止血药,床旁备好鼻止血包和插灯。

4.饮食护理

局麻患者术后 2 小时、全麻患者术后 3 小时可进温、凉的流质或半流质饮食,可少量多餐,保证营养,避免辛辣刺激性食物。

5.口腔护理

因鼻腔不能通气,患者需张口呼吸,口唇易干裂,所以要做好口腔护理,保持口腔清洁无异味,防止口腔感染,促进食欲。

6.病情指导

(1)因鼻腔内有填塞物,患者会感觉非常不舒适,如鼻部疼痛、头痛、头胀、流泪、咽痛、咽干等,向患者解释不舒适的原因、可能持续的时间、适当吸氧、雾花吸入等方法减轻不舒适症状。

(2)叮嘱患者不要用力咳嗽或打喷嚏,以免鼻腔内纱条松动或脱出而引起出血。教会患者如果想打喷嚏,可用手指按人中、作深呼吸或用舌尖抵住硬腭以制止。

(3)鼻腔填塞纱条者,第二天开始滴液状石蜡以润滑纱条,便于抽取。纱条抽尽后改用呋麻滴鼻液,防止出血并利于通气。

(五)健康指导

(1)保持良好的心理状态,避免情绪激动,适当参加锻炼。

(2)选择含有丰富维生素、蛋白质的饮食增强机体抵抗力,促进疾病康复。

(3)避免挤压、挖鼻、大力擤鼻等不良习惯。

(4)冬春季外出时可戴口罩,减少花粉、冷空气对鼻黏膜的刺激。

(5)遵医嘱按时正确做鼻腔冲洗,定时服药、滴鼻。

(6)尽量避免上呼吸道感染,减少对鼻腔的强烈刺激。

(7)术后定期进行窥镜检查。

(8)2 个月内避免游泳。

第十一节　根尖周病

根尖周病是指发生于根尖周围组织的炎症性疾病，又称根尖周炎，多为牙髓病的继发病，主要由根管内的感染通过根尖孔作用于根尖周组织引发的。

一、急性根尖周炎

急性根尖周炎(AAP)临床上以患牙及其周围组织肿痛为主要表现。可分为急性浆液性根尖周炎和急性化脓性根尖周炎。根据脓液相对集聚区域的不同，临床上急性化脓性根尖周炎可分为三个阶段：根尖周脓肿、骨膜下脓肿以及黏膜下脓肿。

(一)诊断要点

急性根尖周炎各发展阶段的诊断要点见表 5-1。

表 5-1　急性根尖周炎各发展阶段的诊断要点

症状和体征	浆液期	根尖周脓肿期	骨膜下脓肿期	黏膜下脓肿期
疼痛	咬合痛	持续跳痛	极剧烈胀跳痛	咬合痛缓解
叩痛	(＋)～(＋＋)	(＋＋)～(＋＋＋)	最剧烈(＋＋＋)	(＋＋)～(＋)
松动度	Ⅰ°	Ⅱ°～Ⅲ°	Ⅲ°	Ⅰ°
根尖区牙龈	无变化/潮红	小范围红肿	红肿明显，广泛	肿胀明显，局限
扪诊	不适	疼痛	剧烈疼痛＋深神波动感	轻痛＋浅波动感
全身症状	无	无/轻	可有发热、乏力，血常规升高	消退

(二)鉴别诊断

急性根尖周脓肿与急性牙周脓肿的鉴别要点见表 5-2。

表 5-2　急性根尖周脓肿与急性牙周脓肿的鉴别要点

鉴别点	急性根尖周脓肿	急性牙周脓肿
感染来源	感染根管	牙周袋
病史	较长期牙体缺损史 牙痛史 牙髓治疗史	长期牙周炎病史
牙体情况	深龋洞近髓的非龋性疾病修复体	一般无深及牙髓的牙体疾病
牙髓活力	多无	多有
牙周袋	无	深，迂回曲折
脓肿部位	靠近根尖部中心位于龈颊沟附近	较近唇(颊)侧或舌(腭)侧牙龈缘
脓肿范围	较弥散	局限于牙周袋壁
疼痛程度	重	相对较轻
牙松动度	相对轻，病愈后牙恢复稳固	明显，消肿后仍很松动
叩痛	很重	相对较轻

续表

鉴别点	急性根尖周脓肿	急性牙周脓肿
X线表现	无明显异常表现，若患牙为慢性根尖周炎急性发作，根尖周牙槽骨显现透射影响	牙槽骨嵴破坏，可有骨下袋
病程	相对较长，脓液自根尖周向外排出的时间需5～6天	相对较短，一般3～4天可自溃

(三)治疗要点

急性根尖周炎的诊疗程序见图5-3。

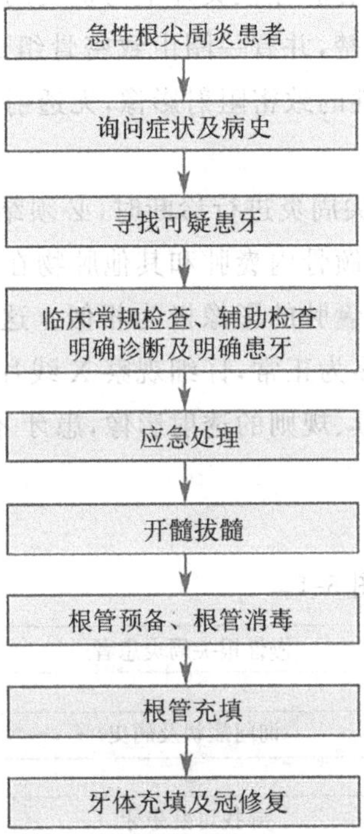

图5-3 急性根尖周炎的诊疗程序

二、慢性根尖周炎

慢性根尖周炎(CAP)表现为炎症性肉芽组织的形成和牙槽骨的破坏。慢性根尖周炎一般没有明显的疼痛症状，病变类型可有根尖周肉芽肿、慢性根尖周脓肿、根尖周囊肿和根尖周致密性骨炎。

(一)诊断要点

1.症状

一般无明显的自觉症状，有的患牙可在咀嚼时有不适感。也有因牙龈出现脓包而就诊者。在临床上多可追问出患牙有牙髓病史、反复肿痛史或牙髓治疗史。

2.检查

(1)患牙可查到深龋洞、充填体或其他牙体硬组织疾病。

(2)牙冠变色，失去光泽。洞内探诊无反应，牙髓活力测验无反应。

(3)叩痛(－)或叩痛(±)。患牙一般无明显松动。

(4)有窦型慢性根尖周炎的窦道口多数位于患牙根尖部的唇、颊侧牙龈表面,也有开口于患牙舌、腭侧牙龈者,偶尔还可见开口位于远离患根处。此时应仔细检查找出正确的患牙,必要时可自窦道口插入诊断丝拍摄 X 线示踪片以确定窦道的来源,避免将窦道口附近的健康牙误诊为患牙。

(5)X 线检查显示患牙根尖区骨质变化的影像。不同的 X 线影像有时可提示慢性根尖周炎的类型:①根尖部圆形透射影,直径小于 1 cm,边界清晰,周围骨质正常或稍显致密,多考虑为根尖周肉芽肿;②根尖区透射影边界不清楚,形状也不规则,周围骨质较疏松呈云雾状,多为慢性根尖周脓肿;③较小的根尖周囊肿在根尖片上与根尖周肉芽肿难以区别,大的根尖周囊肿可见有较大的圆形透影区,边界清楚,并有一圈由致密骨组成的阻射白线围绕;④根尖周致密性骨炎表现为根尖部骨质呈局限性的致密阻射影像,无透射区,多见于下颌后牙。

(二)鉴别诊断

依据 X 线检查结果对慢性根尖周炎进行诊断时,必须结合临床表现与非牙髓源性的根尖区病损相鉴别。例如,非牙源性的颌骨内囊肿和其他肿物在 X 线片上的表现与各型慢性根尖周炎的影像,尤其是较大的根尖周囊肿的影像极为相似。这些疾病与慢性根尖周炎的主要区别是病变所涉及患牙的牙髓活力多为正常,仔细观察 X 线片可分辨出根尖部牙周膜间隙与根尖周其他部位的牙周膜间隙是连续、规则的透射影像,患牙牙根可因压迫移位。必要时还可辅以口腔科锥体束 CT 进行诊断。

(三)治疗要点

慢性根尖周炎的诊疗程序见图 5-4。

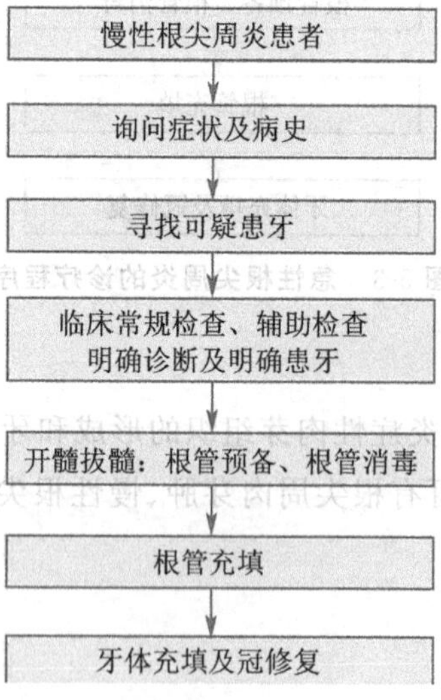

图 5-4　慢性根尖周炎的诊疗程序

三、根尖周病的护理

根尖周病是指牙齿根尖周围组织的疾病。主要治疗方法有根管治疗术及根管外科治疗技术。

(一)根管治疗的一般护理

1.术前护理

(1)器械和用物:治疗盘一套、根充包一个、钻针、光滑髓针、拔髓针、扩锉针、螺旋形充填针、双头挖器、蜡刀、根管充填器、牙胶尖压针、玻板、调拌刀、注射器、粘固粉充填器、银汞合金压器、酒精灯、火柴、成形片、成形片夹、纱球、小棉球、酚棉球、纸尖。

(2)药品和材料。①冲洗药物:3%双氧水、0.1%洗必泰、2%氯亚明、0.05%碘伏、生理盐水。②根管消毒药物:甲酚醛、樟脑酚、木榴油、抗生素护髓剂,其他根管消毒剂如麝香草酚、丁香油等。③根管充填剂:硬性类:牙胶尖、银尖、钴铬合金丝、塑料尖等。糊剂类:CCQ 糊剂、氯仿牙胶糊剂、氢氧化钙糊剂、碘仿糊剂、氧化锌糊剂、根管护髓剂。液体类根管充填剂:见塑化术。④根管充填材料:磷酸锌粘固剂、银汞合金或复合树脂充填材料。

2.术中护理

(1)根管预备的护理配合。①调好椅位:根管治疗术是一项细致、复杂、需时较长的手术,患者的椅位需调到很舒适的位置,以免患者因操作时间长而疲劳不适。②作根管预备:准备拔髓针及扩挫针时,护士应仔细检查,对于比较弯曲,即将折断或生锈的扩锉针应弃之,以免造成不良后果。③开髓后,准备拔髓针拔髓,备冲洗药物于治疗盘中用于冲洗。扩锉根管时准备扩锉针由小号到大号依顺序递给医师,扩锉完毕协助冲洗。④协助隔湿同活髓切断术。准备数根纸尖置于治疗盘中用于吸干根管内的液体。⑤根据牙根数准备几根长短合适的纸尖蘸消毒药液和酚棉球用于根管内和根管口封药和酚棉球,调拌氧化锌丁香油粘固剂封洞。⑥嘱患者按预约时间复诊。

(2)根管充填的护理:①根管充填是根管治疗的最后一个步骤,也是最重要的步骤,关系到整个治疗的成功与失败,医师护士均应在整个操作过程用无菌技术施行。②根据牙位调好手术椅、灯光、协助隔湿,遵医嘱备好根充剂。③糊剂充填法:准备螺旋充填针置于手机上,蘸以糊剂,协助医师反时针方向旋转着进入根管,将糊剂推向根尖,取出充填器,重复1～2次即可充满根管。④固体充填法:目前临床上最常用的根管充填法是 CCQ 牙髓糊剂加牙胶尖充填法。充填前按所预备的根管大小或X线照片上的根管长度和粗细选择合适的牙胶尖,事先置洗必泰溶液中浸泡消毒后备用。目前有各种型号标准牙胶尖,可参照选择。协助隔湿,调好糊剂备用,待医师将牙胶尖充满根管,随即点燃酒精灯,烧热挖器一端,递给医师切除多余牙胶部分。准备一氯仿小棉球或75%酒精小棉球擦干净窝洞,调拌磷酸酸锌粘固剂垫底,若邻船洞,准备好成形片夹,备适量的银汞合金或其他永久性材料充填窝洞。⑤嘱患者妥善保管病历及X线照片,便于以后追踪观察,对照使用。

3.CCQ 牙髓糊剂的调拌方法及注意事项

(1)调拌所需物品:CCQ 粉剂、CCQ 液体、无菌干燥玻板一块、调拌刀一把。

(2)调拌方法:将液粉1∶(2～3)的比例(体积比)分别置于玻板的两端。一手固定玻板,一手持调拌刀,将粉逐次加入液体中均匀混合,调合成稀糊状,5～20分钟固化。

(3)注意事项:①使用时避免与水接触,用后立即盖紧瓶塞,以免湿气使材料变性。②使用本剂时禁用含卤素(如次氯酸钠、氯亚明和生理盐水等)的冲洗液冲洗窝洞或根管,若必须用含卤素的冲洗液,则需用足量的3%双氧水中和之。因本剂与卤素起化学作用而产生沉淀。

③本剂对复合树脂固化有影响，故使用复合树脂充填时，CCQ 糊剂上必须用粘固粉垫底。

(二)塑化术护理

采用尚未聚合处于液态的酚醛树脂塑化剂注入到根管内，使其与管内残存的牙髓组织及感染物质共同聚合，固定成为无害的物质存留于根管中，消除根尖周围炎的病源刺激物，从而预防和治疗根尖周病。

1.术前护理

与根管治疗用物准备相同。另增加塑化Ⅰ、Ⅱ液。

2.术中护理

塑化术根管预备的配合与根管治疗术相同。待医师拔髓或扩锉根管，吸干根管内的液体后，将塑化液按比例滴入小器皿中或注射器内，上颌牙最好使用注射器，便于注入。准备光滑针帮助塑化液渗透根管反复 1～2 次即可充满。调拌氧化锌丁香油粘固粉、磷酸锌粘固剂作双层垫底，调制适量银汞合金或复合树脂作永久充填。

3.注意事项

(1)塑化上颌牙时，使患者平卧在手术椅上头后仰，以利塑化液进入根管。

(2)上颌牙塑化要防止器械掉入咽喉和药液流向咽喉等事故的发生。

(3)用注射器盛塑化液时，用后立即冲洗干净，以免塑化液在注射器内凝固。

(4)所配塑化液应分别盛于棕色滴管瓶中备用，各液滴管口径大小一致，否则导致调配比例不当，影响塑化效果。

(5)塑化液受温度的影响，气温高凝固快，因此注意操作。

(三)根管外科治疗的护理

根管治疗术的适应证已逐渐扩大，许多过去不能治疗的牙，大部分可保留了。但还有一部分病例仅用根管治疗术难以治愈，必须辅以外科手术，由两种方法结合起来的治疗技术称为根管外科。根管外科治疗技术包括：根尖刮治术与根尖切除术及根管倒充填术。根尖切除术是切除牙齿的根尖，并刮除根尖周病变组织的手术。根尖刮治术是将根尖周病变组织刮净，而不将根尖切除，这种方法的优点是可保留牙根的长度。根尖倒充填术是对于根管不通，不能进行常规根管治疗术时，在根尖部开窗后，充填根管末端。

根尖刮治术与根尖切除术，由于解剖条件限制，多适于上、下颌前牙。前磨牙、磨牙视解剖情况可酌情处理。

术前摄 X 线片，了解牙根形态、病变部位、范围大小，确定手术范围。患牙最好术前或与手术同时做好根管充填。手术时最好配备有吸唾器。

1.术前护理

(1)器械和用物：根尖刮治包一个，内有检查盘、镊子 2 把、探针、骨膜分离器、骨凿、骨锉、刮匙、龈片牵引器(拉钩)、持针器、弯组织剪、线剪、手术刀、洁牙器、缝针及线、纱球、大棉球、棉签、孔巾。另备：钻针、骨锤、口镜 2 把、手套 2 双、注射器、X 线片。根管充填时，器械、用物的准备同根管治疗术。

(2)药品和材料：1%碘酊、麻药、1%肾上腺素、生理盐水、人工骨(高压消毒后备用)、根充材料、牙周塞治剂粉、丁香油。

(3)解除患者的恐惧心理,多数患者对颌面部手术都有恐惧心理,怕疼痛及出血太多,影响功能,因此需要对患者进行耐心细致的解释工作,安定其情绪。

2.术中护理

(1)患者取仰卧位,充分暴露手术视野,便于手术者操作为度。

(2)嘱患者用消毒液漱口。抽吸麻药用于局麻。用75%酒精棉球或0.2%的洗必泰棉球消毒口周及面部,铺孔巾。

(3)协助牵拉口角暴露手术视野,翻瓣、截骨、暴露根尖区,刮净根尖周病变,用棉球协助止血,吸唾器随时抽吸唾液及血液,保持手术部位清晰。如需切除根尖,用骨锤敲击力量要适中,不宜过大,注意运用手腕的力量,具体方法见拔牙护理。

(4)做倒充填时,方法与根尖刮治术相同,在暴露根尖,刮净病变组织后,在根尖孔处备洞,作银汞合金充填,再作术区搔刮及缝合。手术结束时,调拌牙周塞治剂保护伤口。

3.术后护理

嘱患者保持口腔卫生,防止伤口感染,避免局部刺激,一周后复诊。

第十二节　急性咽炎

一、概述

急性咽炎是咽黏膜、黏膜下组织和淋巴组织的急性炎症,常为上呼吸道感染的一部分,多由急性鼻炎向下蔓延所致,也有开始即发生于咽部者。炎症可以波及整个咽部,或者仅仅局限于鼻咽、口咽或者喉咽。此病可以为原发性,也可以继发于急性鼻窦炎或者急性扁桃体炎之后。常发病于秋冬及冬春之交。

二、病情观察与评估

(一)生命体征

监测生命体征,观察有无体温异常。

(二)症状体征

(1)观察患者有无咽部疼痛、进食困难、张口受限等症状。

(2)观察有无寒战、高热、头痛、全身不适,口渴、食欲减退及便秘等全身症状。

(三)安全评估

评估有无因反复疼痛或高热导致的焦虑。

三、护理措施

(一)疼痛护理

(1)采用数字分级法(NRS)进行疼痛评估,NRS评分≥4分时,遵医嘱用药,并观察药物的反应及疗效。

(2)卧床休息减轻头部及肌肉酸痛,少讲话、采用听音乐等方法转移注意力,缓解疼痛,利于恢复。

(二)高热护理

(1)卧床休息,减少体力消耗。

(2)鼓励多饮水,给予温水擦浴、冰袋、冰枕等物理降温;必要时遵医嘱药物降温。及时协助患者擦干汗渍、更换衣物,避免受凉。

(三)饮食护理

鼓励患者进食蛋白质、维生素丰富的流质或半流质,进食量少者,根据患者摄入状况,遵医嘱及时补液。

(四)口腔护理

遵医嘱给予漱口液漱口。含漱时头向后仰,张口发"啊"音,使含漱液清洁咽后壁,注意勿将药液咽下。

四、健康指导

(一)住院期

(1)鼓励患者多饮水补充高热引起的体液丢失。

(2)用含漱液漱口保持口腔清洁,利于局部炎症消散,增进食欲。

(二)居家期

(1)指导患者保持居住环境温、湿度适宜,定时开窗通风,保持空气流通。

(2)告知患者加强锻炼,增强机体免疫力,防止上呼吸道感染。戒烟酒,少食辛辣、刺激性食物、避免与有害气体接触,以免诱发本病再次发生。

(3)告知患者咽部肿痛,体温持续超过 38.5 ℃,呼吸困难等情况及时就诊。

参考文献

[1] 宋彬,孟甜,訾艳红,等.常见护理技术与临床应用[M].北京:科学技术文献出版社,2023.

[2] 韩金萍,宋丽,李梅,等.基础护理技术与疾病护理[M].北京:科学技术文献出版社,2023.

[3] 于红,刘英,徐惠丽,等.临床护理技术与专科实践[M].成都:四川科学技术出版社,2021.

[4]胡玲玲,杨旭,王筱溪,等.新编实用临床护理指南[M].武汉:湖北科学技术出版社,2023.

[5] 姜雪,蒋玮,郎红娟.基础护理技术操作[M].西安:西北大学出版社,2021.

[6] 王秀琴,肖靖琼,王芃.护理技能综合实训[M].武汉:华中科技大学出版社,2021.

[7] 万霞,卢慧清,卢艳,等.现代专科护理及护理实践[M].郑州:河南大学出版社,2020.

[8] 邓金笑,等.临床护理技术规范与方法[M].天津:天津科学技术出版社,2022.

[9] 窦超,等.临床护理规范与护理管理[M].北京:科学技术文献出版社,2020.

[10] 陈肖敏,张琼,王华芬.临床护理技术规范[M].杭州:浙江大学出版社,2022.

[11] 孙丽博,等.现代临床护理精要[M].北京:中国纺织出版社,2020.

[12] 张霞,崔艳,朱利,等.临床常见疾病护理[M].哈尔滨:黑龙江科学技术出版社,2023.

[13] 王婷,等.实用临床护理技术与护理管理[M].北京:科学技术文献出版社,2020.

[14] 刘峥,等.临床专科疾病护理要点[M].郑州:河南大学出版社,2021.

[15] 李成芹,王文平,朱萌,等.临床护理技术与操作要点[M].天津:天津科技翻译出版有限公司,2023.

[16] 陈翠莉,张立艳,梁允芹,等.临床常见疾病护理实践解析[M].北京:科学技术文献出版社,2023.

[17] 章志霞.现代临床常见疾病护理[M].北京:中国纺织出版社,2021.

[18] 徐爱霞,张平,王志敏,等.现代护理实践与规范[M].天津:天津科技翻译出版有限公司,2023.

[19] 张俊英,王建华,宫素红,等.精编临床常见疾病护理[M].青岛:中国海洋大学出版社,2021.

[20] 张东方,朱先荣,赵晴,等.临床全科疾病护理[M].哈尔滨:黑龙江科学技术出版社,2023.